消化器ナーシング
2024秋季増刊

急性期から終末期まで がん看護の最新知識

消化器がん コンプリート BOOK

病態・検査・治療・ケア

監修

東京大学医科学研究所 フロンティア外科学分野 教授

志田 大

メディカ出版

はじめに

　私が医者になって 30 年近く経ちますが、30 年前の教科書を見直すと、現在とのあまりの違いにホントびっくり！します。「10 年ひと昔」とは言いますが、ほんの数年の間だけみても、消化器がん領域は劇的に変化し続けています。

　たとえば、外科手術。当時の消化器がん手術はすべて「開腹手術（開胸手術）」でした。それが 2000 年ごろに登場した「腹腔鏡手術（胸腔鏡）」が今や主役になりました。さらに 2018 年に「ロボット支援手術」が保険適用となり、急速に広まりつつあります。

　たとえば、内視鏡治療。「EMR」を進化させた「ESD」が開発されました。2000 年代から急速に普及した ESD により、内視鏡治療の守備範囲が大きく広がりました。

　たとえば、薬物療法。抗がん薬に加えて、さまざまな分子標的薬が毎年のように次々と開発されています。さらには、免疫チェックポイント阻害薬が使用され始めています。

　たとえば、放射線治療。化学療法との組み合わせでその効果が高まることが明らかになり、適応が広がりました。さらに、最近では粒子線という新たな治療方法も登場しました。

　本書では、「消化器がんに関する 2024 年秋の最新情報」を、第一線で活躍するエキスパートたちが詳細に解説しました。具体的には、

①消化器がんの病態・検査・治療はもちろん、急性期から緩和・看取りに至るケアについても網羅

②患者さんとその家族への指導や在宅ケアとの調整など、治療後のナースの役割にも言及

③ポイントアドバイス、用語解説、豆知識など、嬉しい補足解説も充実

新人ナースの皆さんは予習として、ベテランナースの皆さんは復習として、この本書をぜひご活用ください。患者さんにとってよりよい治療と看護を提供するために、ともに学びともに成長していきましょう。

　2024 年 8 月

東京大学医科学研究所 フロンティア外科学分野 教授　志田 大

急性期から終末期まで がん看護の最新知識

消化器ナーシング
2024 秋季増刊

表紙・本文デザイン：創基 市川竜
本文イラスト：姫田直希

消化器がん
コンプリートBOOK

監修
東京大学医科学研究所 フロンティア外科学分野 教授
志田 大

Contents

1章 食道がん

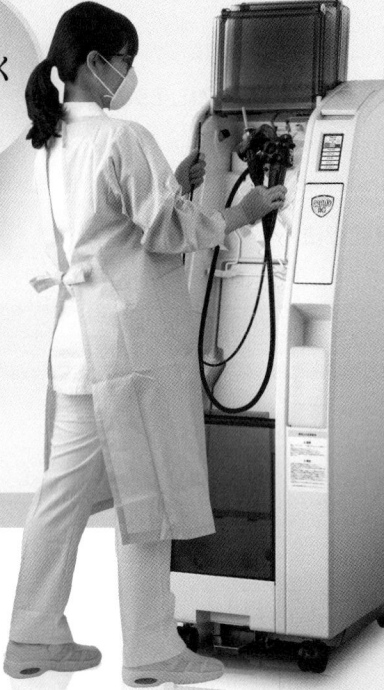 
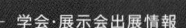

1章

食道がん

食道がんはどんな疾患?

日本大学病院 消化器外科　**山下裕玄**

食道がんの病態・症状の 3Point サマリー

Point 1 日本の食道がんの組織型は扁平上皮がんが多く、喫煙、飲酒がリスク因子で、罹患者は痩せ型の人が多いです。

Point 2 食道がんが進んでくると食道内腔が細くなり、食事の通過障害に関連した症状が出てきます。

Point 3 食道は大動脈、気管・左主気管支、心臓、肺といった重要臓器に接して存在しており、腫瘍の浸潤により致命的な合併症につながることがあります。

食道がんの病態

食道がんのリスク因子は？

　日本では食道がんの組織型の多くは扁平上皮がんですが➡豆知識、扁平上皮がんのリスク因子としては喫煙、飲酒が有名です。また、食道と同じく扁平上皮で覆われている臓器である咽頭、喉頭のがんを罹患している患者さんでは食道扁平上皮がんの合併が多いということもぜひ覚えておきたいところです。

　飲酒、つまりアルコール摂取が食道扁平上皮がんのリスクとなることについては、アルコールが代謝されて生じる「アセトアルデヒド」が発がん物質であることを知っておくと理解が容易かと思います。アセトアルデヒドを代謝する酵素、アルデヒドデヒドロゲナーゼ 2（aldehyde dehydrogenase；ALDH2）には、遺伝子多型として活性型の ALDH2 *1 と不活性型の

知っておきたい豆知識

日本では食道がんの組織型としては、扁平上皮がんが 9 割を占めます。一方で、欧米では扁平上皮がんは少なく、腺がんが多数を占めているのが現状です。食道腺がんは逆流性食道炎、バレット食道、肥満がリスク因子で、日本で多い食道扁平上皮がんとは全く異なっています。

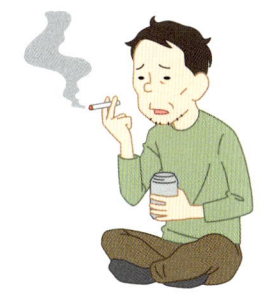

ALDH2＊2があります。日本を含めたアジア圏にはALDH2＊2を持つ人が多いですが、欧米ではほとんどいないことが知られています。ALDH2＊2のホモ接合型の人の場合、アセトアルデヒドの代謝が進みませんので、お酒が全く飲めないいわゆる"下戸"になります。お酒は飲めるけれどもアセトアルデヒドを十分に分解できずにお酒に弱いタイプはALDH2＊1とALDH2＊2の両方を持つヘテロ接合型の場合で、お酒を飲むとすぐ赤くなるタイプで、フラッシャーといわれます。このタイプは飲酒量に応じて食道扁平上皮がんのリスクが高くなります。

また食道扁平上皮がんの罹患リスクは、BMIが低いほうが高いです。肥満になると発症が増えるがん腫は複数ありますが食道扁平上皮がんは全くの逆で、痩せ型の方に多いということになります。喫煙、飲酒量が多く、栄養バランスが取れずに経過してしまうと、どちらかというと痩せ型になっていくイメージを持つことは容易なのではないでしょうか（図1）。そういった患者さんをみたら食道扁平上皮がんがないか？と、内視鏡検査で確認することを勧めてみるとよいかと思います。

図1 食道がんのリスクの高い人の特徴
喫煙、飲酒、痩せ型

食道がんの症状（図2）

早期がんの場合には、腫瘍のボリュームが小さいことがほとんどなので、多くの患者さんは自覚症状がありませんが、食道は細長い管状の臓器なので、腫瘍が大きくなってくると食道内腔が狭くなってきます。そうなると、食事の通過がスムーズではなくなってくるので、つかえ感が出てきたり、食後に嘔吐してしまったり、通過障害の症状がはっきり出てくるようになります。食事がとおっていかないと、当然ながら摂取栄養の総量は徐々に減ってくるので、結果として体重が減少してくることになります。

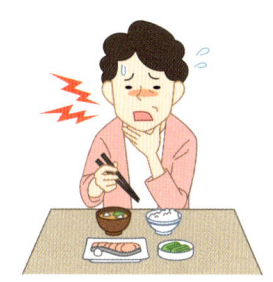

図2 食道がんの症状
食事を詰まらせる、嗄声

食道がんは進んでくるとリンパ節転移をきたすようになります。反回神経に沿ったリンパ節（リンパ節の番号はNo. 106rec）が特に転移が多い領域として知られています。反回神経リンパ節に転移し、それが増大していき反回神経に浸潤することもあります。反回神経は声帯の動きにかかわっているので、もしも腫瘍が反回神経に浸潤してこの神経が麻痺してしま

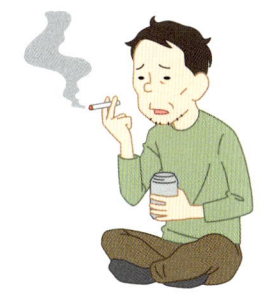

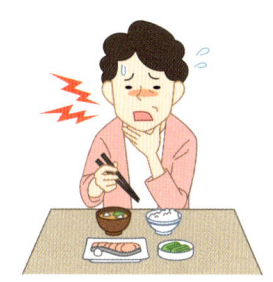

うと、声帯の動きが悪くなることになります。声はかすれ（嗄声）、嚥下時の声帯閉鎖が悪くなると水分摂取でむせやすくなります（誤嚥）。左反回神経は、大動脈弓で反回してから食道に沿って長く存在しているので、転移リンパ節の浸潤ではなく食道がんそのものが浸潤して麻痺に至ることもあります。声のかすれが気になって胃カメラを受けたら食道がんがみつかった、という患者さんは少なくありません。声の変調、咳込みやすくなったなど、反回神経麻痺を想起する症状を訴える患者さんを診たら、ぜひ食道がんの否定はしておきたいところです。

食道は重要臓器に囲まれている

食道は、胸腔内で重要臓器と接して存在しています（図3）。大動脈、気管や左主気管支にも接していますし、胸膜を介してではありますが肺にも近接しています。したがって、腫瘍が高度に進行していくと、これら隣接臓器に浸潤してしまうことがあり得るということになります。そういった高度進行がんに対しては、食道がんの場合には放射線照射を併用することがよくあります（p.35「食道がん放射線療法」参照）。その場合、穿孔や穿通といった合併症を発症することがあります。隣接する重要臓器に孔が開いてしまうと、大動脈の場合には大動脈食道瘻といって、大動脈と食道が孔を介してつながった形となるので、大動脈から食道に向かって大量の動脈血が流れ出ることになります。大量吐血からあっという間にショック状態、致死的になることは容易に想像できるかと思います。

また、気管、左主気管支に浸潤している場合には、食道と気管がつながった形となるので（食道気管瘻、食道気管支瘻という）、食事を取ると一部が食道から気管に流れていくことになります。食止めにしても、飲み込んだ唾液が気管に流れていくので、肺炎は必発となります（常に誤嚥しているのと同じ状態）。食道肺瘻は食道気管瘻、食道気管支瘻と比較すると頻度は少ないですが、気道系への影響を反映して咳嗽、発熱といった症状から診断につながることが多いです。

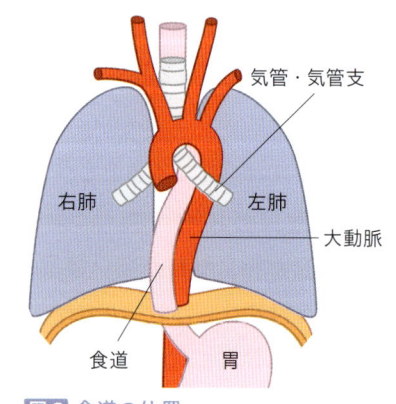

図3 食道の位置

どんな検査を行う? どう診断する?

社会福祉法人 三井記念病院 消化器外科　**森 和彦**

食道がんの検査と診断の 3Point サマリー

Point **1**　食道がんは消化器のがんでは比較的症状が出やすいものの、狭窄が高度となって受診となることはまれではありません。

Point **2**　食道がんと診断された後の検査としては、内視鏡治療の適用を決めるための内視鏡検査、リンパ節転移、周囲臓器への浸潤を知るための CT、切除再建方法を決めるためのバリウム透視検査が大切です。

Point **3**　PET 検査は必須ではありませんが、遠隔転移の疑われる病変への精密検査、放射線治療後の効果判定などに用いられます。

食道がんを発見する

　食道がんの自覚症状は意外と現れにくく、食事がつかえることに気付いて診断を受けたときにはかなりの狭窄となっていることが多く、また診断後の問診で、「いわれてみればその 2、3 カ月前から症状があった」と思い出す患者さんが多いです（**図1**）。

　食道がんを発見する機会となる検査は多くの場合、上部消化管内視鏡（＝胃カメラ）です。最近はかなり少なくなりましたが、以前は圧倒的に健診などの経口バリウム検査で発見されることが多かったです。当時は、胃カメラは症状のあるかたやバリウムで指摘されたかたに行う検査でしたが、最近は健診で胃カメラを行う機会が多くなり、バリウムで描出できないような早期病変の比率が以前より増加しています。

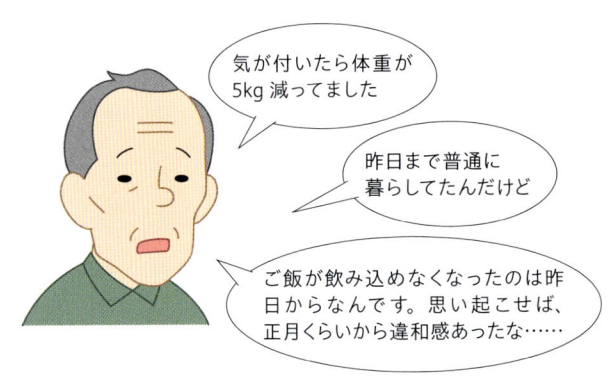

図1 患者は意外と初発症状発現時に受診しない

食道がんを診断する

　発見された食道がんの病期（Stage）を診断するためには、内視鏡と CT が必要となります。手術をする場合は、食道の切除範囲を決めるうえでバリウムなど経口の造影剤を用いた食道透視検査が有用です。さらに、核医学検査である FDG-PET を行うこともあります。保険適用とはいえ高額な検査であり、用途は限局されますが、放射線治療後の病変消失を確認したい症例、遠隔転移の可能性を考慮すべき症例などにおいて積極的に適用されます。MRI は補助的に適用されますが、それほど汎用されていません。

食道がんの各検査

内視鏡検査

　進行がんに関しては見逃しのリスクは高くありませんが、表在がん（粘膜や粘膜下層にとどまるもの）は平坦なものが多く、大腸がんなどポリープ形態をとるものが少ないので見逃されやすくなっています。このような平坦な病変を見逃さないようにルゴール液（ヨードグリセリン）を塗布し、食道粘膜に付着したグリコーゲンを茶色に染めることで、不染帯の形でがんを浮き彫りにすることができます（図2）。ただし、全員の検査にルゴール液が使用されるわけではなく、近年は狭帯域光観察（narrow band imaging；NBI）が用いられています。NBI とは青色と緑色の波長の光のみで観察範囲を照らして、血色素（ヘ

モグロビン）の波長のみを吸収して反射する画像を得ることが可能で、毛細血管の赤色が茶色く強調されます。大腸がんの検査などにも汎用され、内視鏡機材に広く装備されるようになりました。ごく早期の食道がんでも毛細血管の異常が茶色っぽい領域（brownish area）として指摘できるため、最近はルーチンに行われています（図3）。

　表在がんのなかでも食道粘膜のごく表層に限局したものは、転移をきたさないことが知られています。この診断基準に相当する病変（上皮内がん）は内視鏡（胃カメラ）を用いた病巣切除により根治することが可能であり、多くの場合、外科手術も放射線治療も不要となります。

　つまり、NBI やルゴール液を用いた内視鏡により病変の深さの診断を正確に行うことで、表在がんで最適な治療法を選択す

染色前

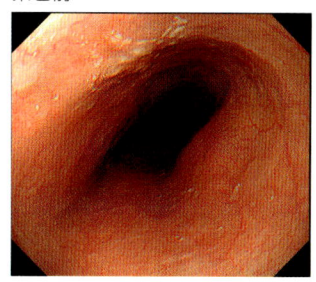

染色後

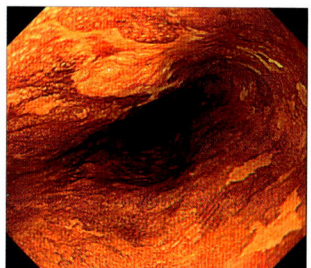

図2 ルゴール染色
食道上皮のグリコーゲンがルゴール液により茶褐色に染まるが、病変部ではグリコーゲン不在のため染まらない、つまりルゴール不染となる。

広域光観察

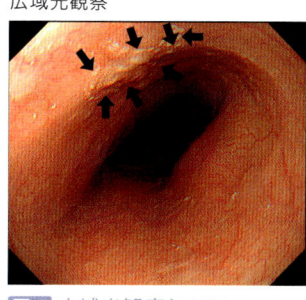

NBI

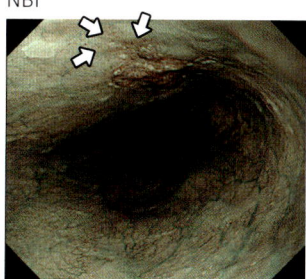

図3 広域光観察と NBI
図2と同じ病変。NBI では毛細血管のうち特に細いものが強調され、表在がんでは粘膜面に小さなツブツブとして観察される。肉眼的な凹凸（➡）のほかに、異常な小血管がツブツブ（⇨）に描出されている。広域光観察より広い病変として、ルゴール液同様に指摘できる。

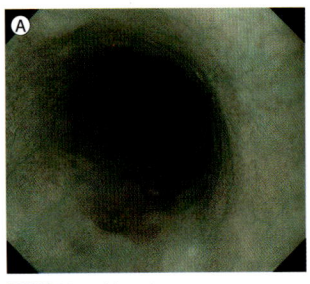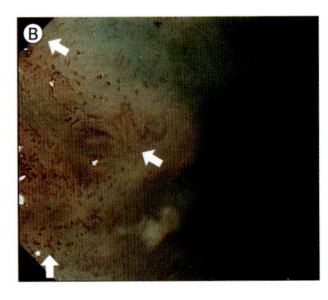

図4 拡大鏡による NBI

A の通常観察部で茶色く見える部分を拡大すると、茶色の正体は太くなった毛細血管であるとわかる。がんまたは前がん病変に特徴的な血管のパターンとして精密な診断が可能となる。

Ⓐ左主気管支に浸潤した食道がん　　Ⓑ化学療法後縮小した病変

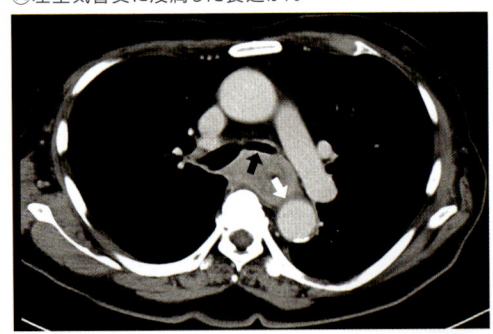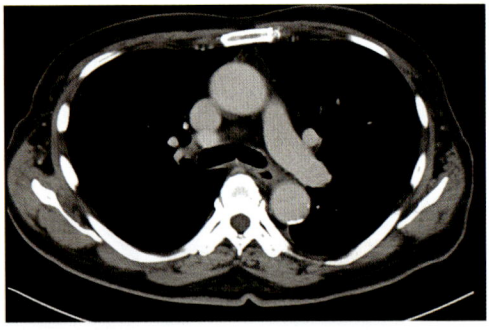

図5 左主気管支に浸潤した食道がんおよび化学療法後縮小した同じ病変

A：治療前、左主気管支に浸潤し（➡）、大動脈にも密接（⇨）な食道がん
B：化学療法により縮小傾向である。ただし、病変は明確な辺縁をなぞることができないので周囲臓器との密接度は正確に知ることができない。

ることが可能です。拡大機能のついた内視鏡で NBI を行うと、 図4 のように顕微鏡の弱拡大レベルで病変が観察できます。

CT 検査

表在がんは CT で指摘することはかなり困難です。しかし、内視鏡が食道の内側のみの観察であるため、食道の壁の厚みおよびその外側を評価するためには CT が必須となります。気管や大動脈など周囲臓器（図5）への浸潤の有無、密接さ、さらに転移しやすいことが知られている領域のリンパ節（図6）を CT で評価し、進行度（臨床病期）を診断します。

食道のリンパ節転移は食道の主病変からかなり離れたところにも起こることが知られているため、頸部から胸部、腹部に至るまでかなり広い領域のリンパ節の評価が必要です。ほかのが

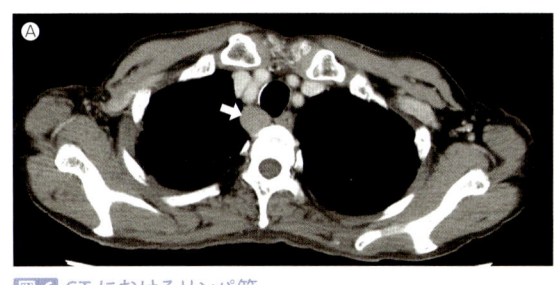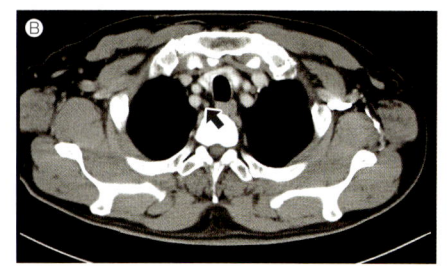

図6 CT におけるリンパ節

A：かなり大きなリンパ節転移が描出されている（⇨）。
B：別の患者の同じ領域のリンパ節だが、指摘はできるもののサイズが小さく、転移を伴わないリンパ節と診断された（➡）。

ん同様、肺や骨、肝臓など腫瘍の転移をきたしやすい臓器の観察にも有用かつ不可欠です。

バリウムによる食道透視検査

表在がんは CT で指摘できないこともあり、食道の切除範囲を決めるうえではバリウムによる食道透視検査を適応します。ただ、食道透視検査でも指摘できないことも多く、あらかじめ内視鏡検査の際に病変の近くに金属クリップを留置してバリウム検査を行うことが必要です（図7）。特に頸部食道の病変の場合、咽喉頭にどのくらい近接しているかにより咽喉頭を温存して食道を切除できるのか、あるいは逆に、食道と胃の境目（食道胃接合部）の病変の場合、胃がん手術に準じた腹部手術のみの適応とするのか、といった手術方法の決定にかかわる重要な検査となります（図8）。

PET 検査

核医学検査と呼ばれる放射性同位体（ラジオアイソトープを出す物質）を用いた検査で、扱う検査薬が放射性物質でなおかつ検査の当日に調合する必要があるため、限られた医療施設でしか行えません。したがって食道がん治療におけるルーチンの検査ではありません。

細胞が利用する糖質にアイソトープ原子を組み込んで、糖の利用の盛んな細胞に取り込ませ、40 分ほど患者さんに安静を指示して、ゆっくりスキャンします。この結果、がんの病巣は

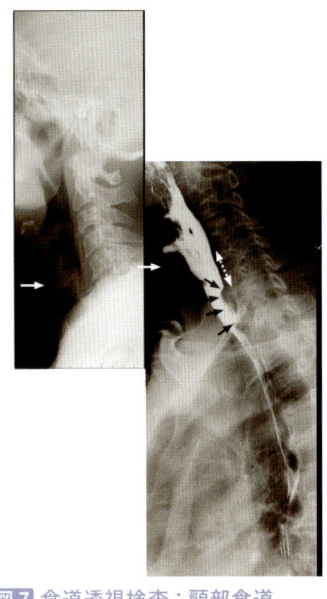

図7 食道透視検査：頸部食道

➡はバリウムでがんの隆起による食管の壁の変形を描出している。⇨は気管の上縁にあたる喉（喉頭）のレベル。このレベルと食道がんの上縁の距離にあたる◁◁◁▷の長さが、食道がんを切除する際に咽喉頭を残せるかを検討するうえで大切になる。

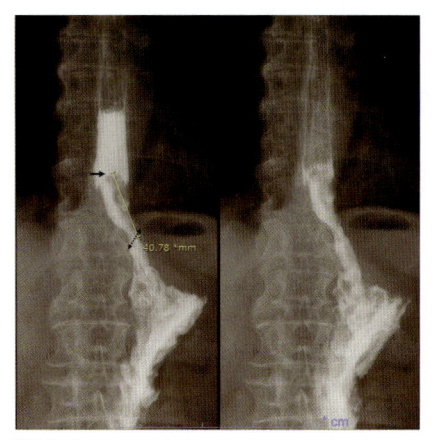

図8 食道透視検査：食道胃接合部

➡は、バリウムでがんの隆起による食道の壁の変形の上縁を描出している。◀┄┄▶は胃と食道の境界を描出しており、このレベルと食道がんの上縁の距離にあたる 40.78mm と示された長さが食道に伸びるがんの長さである。食道がんを切除する際に胃がんに準じた手術方法を適応できるかどうかの判断材料になる。

画像上明るい色調で描出されます（図9）。ただし検査の原理上、悪性の細胞がいないところでも、たとえば脳や心筋、腸管にはその活動度に応じて取り込まれ、また骨折部や感染巣など炎症のあるところにも取り込まれます。

　よって、CT で指摘された肺や骨の腫瘤、腫れているリンパ節が遠隔転移といい切れない場合などの補助的な診断に使われることが多いです。がん検診で PET を行う場合、食道がんでは表在がんであってもしばしば指摘が可能で、CT より鋭敏な検査ともなり得ます。一方でがんの種類や大きさによっては、描出がないことも多いです。医師が検査病院など外部施設にPET をオーダーしている場合は、遠隔転移の疑いのある病変をすでに指摘している、または放射線治療後の治療効果判定に適応している、と推測してもよいかもしれません。

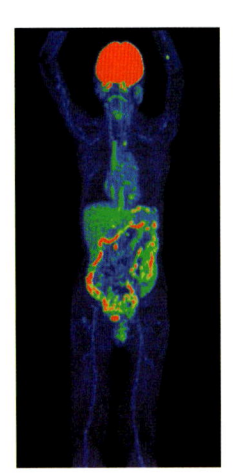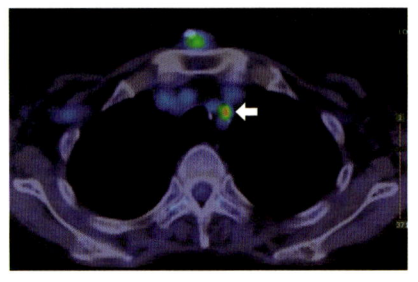

図9 PET 検査

脳、消化管、肝臓などのほかに、食道がんの再発であるリンパ節が描出されている（⇨）。この症例は胸壁前胃管再建なので胸骨の前に胃も大腸同様に描出されている。

食道切除術

社会福祉法人 三井記念病院 消化器外科 **森 和彦**

食道切除術の3Point サマリー

Point
1　食道がんの危険因子は喫煙、飲酒です。顔が赤くなるのに飲酒する人は特にリスクが高いです。

Point
2　食道は心臓と脊椎、左右の肺に囲まれ手術の際、到達困難な場所にあります。さらに食道がんはリンパ節転移の再発が多く、頸部、胸部、腹部それぞれのリンパ節郭清が必要です。このため手術には専門性が要求され、近年では鏡視下手術で行われることが多いです。

Point
3　食道がん手術の頻度の高い合併症として肺合併症、反回神経麻痺、縫合不全が挙げられます。

食道がんのリスク

　喫煙、飲酒が危険因子として挙げられます。飲酒に関しては、アルコールを分解するのに必要な酵素（アルコール・アルデヒド脱水素酵素）の遺伝子が、父母両方から受け継がれて揃っている、いわゆる大酒家（たくさん飲む割に顔が赤くならない）よりも、遺伝子が片方の親から受け継がれず片方しかない飲酒家（少量の飲酒で顔が赤くなる）のほうが、リスクが高くなります。これはアルコールの代謝物であるアルデヒドに発がん性があり体に残りやすいからです。この遺伝子が両方欠損している人は一滴も飲めないタイプの人なので最もリスクが低いです。

　胃との境目となる食道胃接合部 ➡用語解説① がんも食道がんとして扱われますが、逆流性食道炎により慢性的に接合部の食道粘膜が炎症を抱えることにより発がんします。

用語解説①

食道胃接合部
食道は横隔膜にある孔（食道裂孔）を通り抜けて胃につながりますが、食道と胃の境目は食道裂孔の近くにあり、同部を食道胃接合部と呼びます。食道胃接合部にできるがんは多くが腺がんで欧米人に多いですが、日本人でも増加傾向にあります。

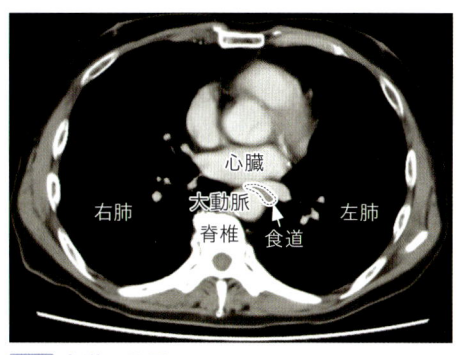

図1 食道の位置

心臓、大動脈、左右の肺、脊椎に囲まれる。

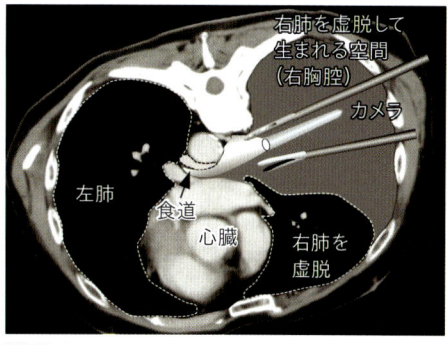

図2 腹臥位での右胸腔鏡手術

脊椎が上、つまり腹臥位として、心臓は自然に腹側に移動し、脊椎の前にある大動脈や食道が見えやすくなる。

食道がんの手術

体の深部にある食道を切除

　食道は気管、左主気管支、心臓、大動脈などとかなり密接です（図1）。このため、食道は手術にあたりそもそも到達することが困難であり、腹臥位や左側臥位として右肺を虚脱させ、右側胸部からのアプローチで右肺の背側から切除に取り掛かります（図2）。

　高度に進行すると周囲の切除不能な臓器に浸潤し、その場合は Stage 4 に分類され手術適応になりにくくなります。また粘膜の浅い層にとどまるがんはリンパ節転移の可能性がないものもあり、内視鏡（胃カメラ）で病巣を切除することにより、手術しなくても治癒します。手術でがんを切除する場合は、多くの場合、頸部食道を数 cm 残して亜全摘し、胃管 ➡用語解説② で再建します（後述「食道の再建」の項参照）。

リンパ節郭清

　手術では食道を切除するのと同じくらいリンパ節郭清が重要となります。転移の形式が、肝臓、肺、骨などへの血行性転移が多い乳がんなどのほかのがんに比べ、==食道がんは術後、リンパ節だけの再発がしばしばみられるためです==。そして転移の起こりやすい領域リンパ節は頸部から気管、大動脈の周り、さらには腹部まで広く分布します。つまり、食道の手術では頸部、

> **用語解説②**
>
> **胃管**
> 胃を食道切除の再建臓器として挙上したものを胃管と呼びます。経鼻で挿入するカテーテルと同名なので混乱しやすいです。

胸部、腹部の3領域に手術手技が必要となります。とりわけ、反回神経 ➡用語解説③ の周囲のリンパ節に転移が起こりやすいです。

手術のアプローチ

かつて右開胸手術は肋骨を切除するなどして広げた開胸創から胸部手術操作を行うのが一般的でしたが、現在では右胸部にポート孔を4個ないし5個設け、人工気胸の形で右肺を虚脱させて行う胸腔鏡下手術が主流です。さらに近年では頸部と腹部から手術用のカメラを挿入し、肺を虚脱させずに頸部腹部の操作のみで食道亜全摘、リンパ節郭清を行う縦隔鏡下手術も行われています（図4）。

いわゆる右開胸手術は視野が不良なため、助手や見学者から見えづらく、習熟の難しい手術でしたが、胸腔鏡下手術が一般的となり、若手医師や看護師も手術の詳細を見学することができるようになったため、食道手術の技術の共有が進みました。

食道の再建

短くなった食道と腹部の距離は20〜30cm あり、胃または大腸、小腸を用いて再建します（図5、6）。再建経路は元の

用語解説③

反回神経
咽喉頭（のど）の機能を司る神経で、右は鎖骨下動脈、左は大動脈弓に巻き付き反転するため、「反回」という名がついています。食道に密接で周囲にリンパ節転移をきたしやすいです。嚥下と発声にかかわる神経であるため、手術時には細心の注意を払って温存します（図3）。

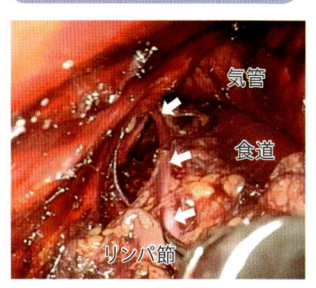

図3 左反回神経
➡は、左反回神経。反回神経と食道、リンパ節は密接に存在する。

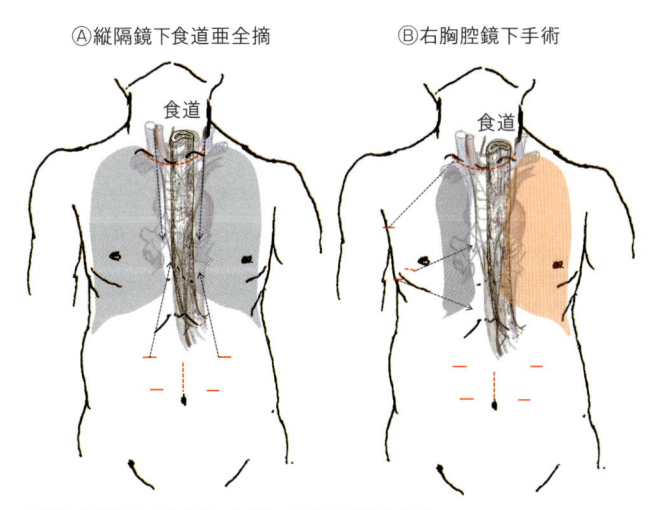

図4 縦隔鏡下食道亜全摘と右胸腔鏡下手術
A：頸部と腹部の手術創から食道に沿って（┈┈➤）リンパ節とともに食道を切除する。
B：図2でも示したように、側胸部から（┈┈➤）操作するので右肺を縮めて食道を切除する。

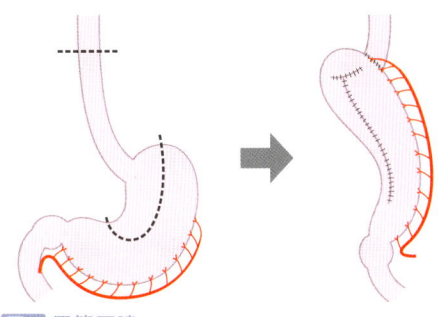

図5 胃管再建
細長くなった胃を代用食道とする。

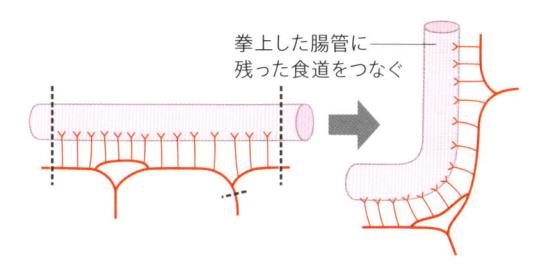

拳上した腸管に残った食道をつなぐ

図6 小腸または大腸による再建
腸を血管ごと持ち上げ、代用食道とする。
終末回腸と盲腸、上行結腸を用いる回結腸再建が一般的である。

食道のあった後縦隔経路（脊椎と心臓の間）、胸骨後経路、胸壁前経路の3種類があります（**図7**）。

　後縦隔経路は残った食道が真っすぐに走行し、周囲に組織の隙間が少ないので縫合不全が少ないですが、縫合不全が起こると気管や大血管に消化液が接触する可能性が高く、重症化するリスクが比較的高いです。胸骨後経路は最近最も頻用される再建経路ですが、心臓手術の可能性が高い狭心症の患者さん、逆にすでに胸骨正中切開の手術の既往がある患者さんには適用しにくく、胸壁前経路は透析患者など再建臓器の虚血壊死の可能性が高い場合に採用されることが多いです。

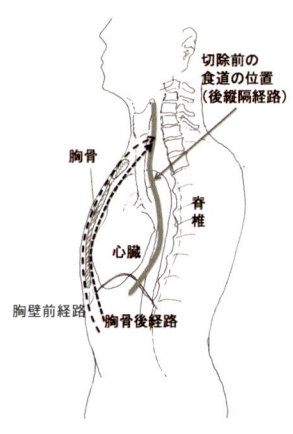

切除前の食道の位置（後縦隔経路）

胸骨

脊椎

心臓

胸壁前経路

胸骨後経路

図7 3種類の再建経路

食道がんの手術の合併症

肺炎

　右側胸部からの手術の際には右肺を虚脱させて（押しつぶして）、左肺のみの換気での麻酔、手術となります。このため<mark>食道がんの術後の肺炎は重症化しやすい</mark>です。胸部操作の時間が長い、出血量が多い場合は、サイトカインストームと呼ばれる免疫反応が起きて自己免疫により間質性肺炎をきたすこともあります。また逆流防止に関与する食道胃接合部がなくなるため、十二指腸液の逆流が容易に胃管から咽頭部まで及ぶこともあり、<mark>嘔吐後の誤嚥性肺炎は重症化しやすく、術後の嘔吐には特に注意が必要です</mark>➡豆知識。

知っておきたい豆知識

なぜ、食道の術後の嘔吐は危険なのでしょうか？
ほかのケースでの嘔吐に比べ、食道の術後（特に1週間以内）の嘔吐は重症な誤嚥性肺炎をきたすことが多いです。吐物中の細菌も懸念されますが、食道の術後には再建胃管に十二指腸液が逆流して貯留しています。腸閉塞のときの嘔吐もそうですが、十二指腸液は膵液、胆汁が含まれアルカリ性でもあるためか、誤嚥した場合に肺組織の障害が非常に顕著となることが知られています。患者さんの吐物が茶褐色や緑色の場合は、その後重症の肺炎が起こることが懸念されます。

縫合不全

　血管処理により血流が減少した腹部臓器（胃や腸）を使用して長い距離での再建を行うため、腹部から遠い吻合部は血流不足に陥りやすいです　→ポイント　。このため縫合不全は全国的には 10〜13％報告されています。

反回神経麻痺

　反回神経の周囲のリンパ節は転移の頻度が高く、リンパ節郭清を省略しにくいです。反回神経を露出するように手術操作を行うため、多くは不全麻痺ですがしばしば麻痺を認めます。左右の一対があり、それぞれ左右の声帯を支配しており、声帯の間にある声門は嚥下や発声、息止めのときに閉鎖、大きく息を吸うときに開大します（図8、9）。

　左のほうが長く、食道との接点も広いため麻痺が多いです。片方の麻痺の場合、症状がないこともありますが、声が枯れる（嗄声：ささやくような声）、誤嚥といった症状につながります。永久の麻痺になることは比較的まれで、麻痺が復調するまで、とろみのついた食事を訓練して摂取するなど、嚥下訓練が必要となります。両側の麻痺の場合は、声門の広さが狭い状態で固定されるため、吸気に十分開大せず気道狭窄、呼吸困難となることが多いです。この場合、術直後より数時間経って気道狭窄が進行することが多く、術直後に吸気摩擦音（吸気性喘鳴[stridor]、吸気時のヒューヒュー音）が聞かれた場合はしばらくして再挿管が必要となるケースも多いため早めの対応、十分な経過観察が必要になります。

ポイントアドバイス

吻合部縫合不全
食道の再建では腹部臓器（胃または腸）からいくつかの血管を切り離して再建臓器として頸部まで持ち上げるため、つなぎ合わせる先端部分は血行不良となりやすいです。このため食道がんの縫合不全は他領域に比べて高頻度となります。また、再建臓器の壊死も低頻度ながら起こり、致死的な合併症となることもあります。症例によっては顕微鏡手術で再建臓器の先端近くの血管を頸部の血管につなぎ合わせて血流を確保することもあり、付加的血行再建と呼びます。
食道術後の縫合不全は術後1週間前後で発症することが多く、食事を開始してからみられることもあります。

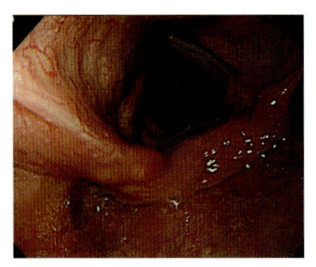

図8 声帯が開いているとき

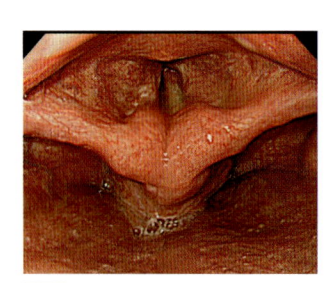

図9 声帯が閉じているとき

食道がん EMR（内視鏡的粘膜切除術）、ESD（内視鏡的粘膜下層剝離術）

国際医療福祉大学市川病院 消化器内科　**石橋史明**

食道がん EMR・ESD の 3 Point サマリー

Point 1 食道がんの内視鏡治療の適応は、病変が粘膜にとどまりリンパ節転移の確率の低い表在がんに限られます。EMR は短時間で済むメリット、ESD は病変の大きさにかかわらず実施できるメリットがあります。

Point 2 食道がんの内視鏡治療中および治療直後の合併症として、穿孔や出血、低酸素血症、誤嚥性肺炎、咽頭損傷などに注意する必要があります。

Point 3 食道がんの内視鏡治療後・退院後に起こり得る合併症として、食道狭窄に注意する必要があります。

食道がんの内視鏡治療の適応と実際

　内視鏡治療の適応となる食道がん **➡豆知識** は、その部位の病変を取りきれば治癒し得る病変、すなわち周囲のリンパ節への転移リスクの低い病変に限られます。病変が粘膜にとどまる場合はリンパ節転移が 0% であるのに対し、粘膜下層深くに浸潤すると 36% であると報告されています[1]。内視鏡治療 **➡ポイント①** の際には、内視鏡的粘膜切除術（endoscopic mucosal resection；EMR）あるいは内視鏡的粘膜下層剝離術（endoscopic submucosal dissection；ESD）が行われます。EMR は病変直下に局注液を注入し病変を浮かせた後、通電スネアを用いて病変の一括切除を行う方法です。この方法は短時間で治療が終わるメリットがありますが、病変が大きいとスネアで病変全体を把持できず治療が失敗するリスクがあります。一方で ESD は、病変直下に局注液を注入した後、専用の通電ナイフを

知っておきたい豆知識

日本でよくみる食道がんは、欧米でみるものと病理組織学的に異なります。日本の食道がんの多くは喫煙や飲酒を背景に発生する扁平上皮がんですが、欧米では、逆流性食道炎を背景に食道胃接合部に発生するバレット腺がんが多いです。

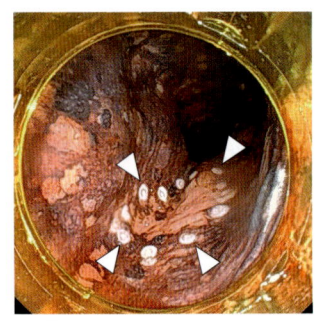

図1 食道がんに対するESD直前のマーキングの画像

どの部位を切除するかわかるようにマーキング（▷）を行う。

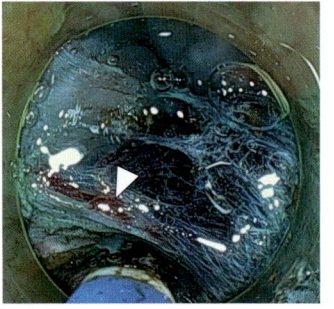

図2 食道がんに対するESD実施中の画像

粘膜下層に青く着色した局注液を局注し視野を確保する。血管（▷）を適宜通電ナイフで処理しながら剥離を進める。

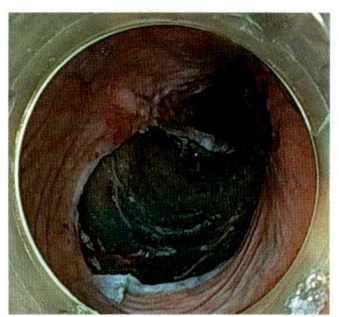

図3 食道がんに対するESD実施後

切除後は人工的な潰瘍となる。

用いて病変を周囲の健常粘膜から剥離する方法です（**図1〜3**）。ESDはEMRよりも手技の難易度が高く治療に時間を要するデメリットがありますが、病変が大きくても一括切除可能なメリットがあります。

　食道がんに対する内視鏡治療は、内視鏡室で実施可能です。ただし治療時間が長くなることが予想される場合には治療中の誤嚥のリスクを考慮し、気管挿管したうえでの全身麻酔が選択されることがあります。全身麻酔は麻酔科医師の管理のもと手術室で行われることが多く、入室・帰室の手順は手術室の規則に準じます。

<aside>

ポイントアドバイス①

「内視鏡手術」という用語は、医師や看護師はEMRやESDなどを想定して使用することが多いですが、説明を受ける患者さんは腹腔鏡下手術を想定していることがあります。患者さんと会話する際に誤って理解されていないか注意する必要があります。

</aside>

食道がん内視鏡治療にまつわる合併症

内視鏡治療中に起こり得る合併症

　内視鏡治療中に発生し得る合併症として、出血や穿孔が挙げられます。大量出血の場合は緊急輸血の必要もあり、病棟や内視鏡室、検査室、輸血部など各部署間での連携が必要です。また、筋層・外膜を誤って損傷すると食道穿孔をきたします。穿孔部が大きいと内視鏡による縫縮ができず、緊急手術が必要となる場合があります。この場合、外科医師、内視鏡室、手術室、麻酔部、看護部など多職種の連携が遅滞なく行われる必要があり、日ごろから緊急手術移行時のシミュレーションをしておくことが重要です。

内視鏡治療直後に起こり得る合併症

術直後の合併症として、麻酔からの覚醒遅延、低酸素血症、内視鏡挿入による咽頭血腫や咽頭損傷、誤嚥性肺炎、術中穿孔部からのリークによる縦隔炎・縦隔気腫などがあります。これら合併症の多くは、術中記録や帰室後のバイタルサイン、患者さんの訴えから気付くことができます。内視鏡室からの伝達内容のうち、治療時間、麻酔時間、麻酔薬の合計使用量、合併症の有無に注意します。麻酔薬の合計使用量が多くなると、覚醒遅延や低酸素血症が予見されます。この場合は、帰室後にも（経皮的）動脈血酸素飽和度（SpO_2）モニタの装着などの対処が必要です。帰室後に患者さんから咽頭痛の訴えがある場合は咽頭血腫や咽頭損傷を、呼吸苦の訴えがある場合には誤嚥性肺炎を、胸痛の訴えがある場合には縦隔炎・縦隔気腫を疑うきっかけとなります。

退院後に起こり得る合併症

退院後に注意すべき合併症として重要なのは、食道狭窄です。切除部位が食道の半周以上に及ぶ場合には術後に食道狭窄をきたしやすいです[2]。狭窄リスクがある場合、切除後の潰瘍底にステロイドの局注や、術後からステロイドの内服を行うことがあります。ステロイド内服は通常数週～数カ月間行うため、退院時に内服方法の指導も重要です。また、食道胃接合部に近い部位の病変を治療した後にも狭窄症状が出やすく、狭窄症状の多くは退院後数週間経過後に出現するため、退院した患者さんからの病院や病棟への問い合わせで気付くことがあります。食道狭窄の症状として、固形物などを嚥下した際の前胸部痛やつかえ感、食事中の嘔吐が出現します。退院時の患者さんへの指導として、これらの症状が出現する際には食事を流動体に変更するか、改善がない場合には病院へ問い合わせや受診をするよう伝えます（➡ポイント②）。

> **ポイントアドバイス②**
>
> 食道狭窄による狭窄症状を起こしやすい食事には、もちろん固形物が該当しますが、軟らかくても麺類は狭窄部につかえやすいです。麺類はよく咀嚼しても食道内腔では束になって閉塞しやすいことを患者指導時に伝えておきましょう。

引用・参考文献
1) Liu, L. et al. Significance of the depth of tumor invasion and lymph node metastasis in superficially invasive (T1) esophageal adenocarcinoma. Am. J. Surg. Pathol. 29 (8), 2005, 1079-85.
2) Yamamoto, Y. et al. Management of adverse events related to endoscopic resection of upper gastrointestinal neoplasms: Review of the literature and recommendations from experts. Dig. Endosc. Suppl 1, 2019, 4-20.

食道がん薬物療法

国立研究開発法人 国立がん研究センター中央病院 17A 病棟　**柿本英明、浅井望美**

同 頭頸部・食道内科　**加藤 健**

食道がん薬物療法の 3Point サマリー

Point 1 食道がんに対する薬物療法について、各病期に応じた治療内容について概説します。

Point 2 食道がんに対する薬物療法で主に使用されるレジメンについて、投与スケジュールや主な副作用について解説します。

Point 3 各治療における主な副作用に対して、看護の支援のポイントについて解説します。

治療としては、切除可能な局所進行食道がんに対する術前・術後化学療法（図1）と、cStage IVB または再発食道がんに対する緩和的化学療法（図2）が一般的に用いられます →豆知識① 。

術前化学療法

切除可能な局所進行食道がんに対しては、術前に DCF（ドセタキセル＋シスプラチン＋フルオロウラシル［5-FU］）療法を行い、食道亜全摘術と2領域以上のリンパ節郭清術を行うことが標準治療となっています。

術後化学療法

欧米では、日本と手術方式や組織型などが異なることもあり、術前化学放射線療法と手術を行うことが一般的です。その後手術により病理学的完全奏効とならなかった症例に対しては、術後化学療法としてニボルマブを1年間投与することで再発リスクを減らすことができるということが、欧米を中心に行われた臨床試験で報告されています。一方、日本の標準治療である術

> **知っておきたい豆知識①**
>
> 近年、化学療法の進歩により高い腫瘍縮小効果を有する治療が開発され、切除不能局所進行食道がんに対して導入化学療法を行い、切除不能因子を解除したうえで根治手術を行う治療開発が行われています。

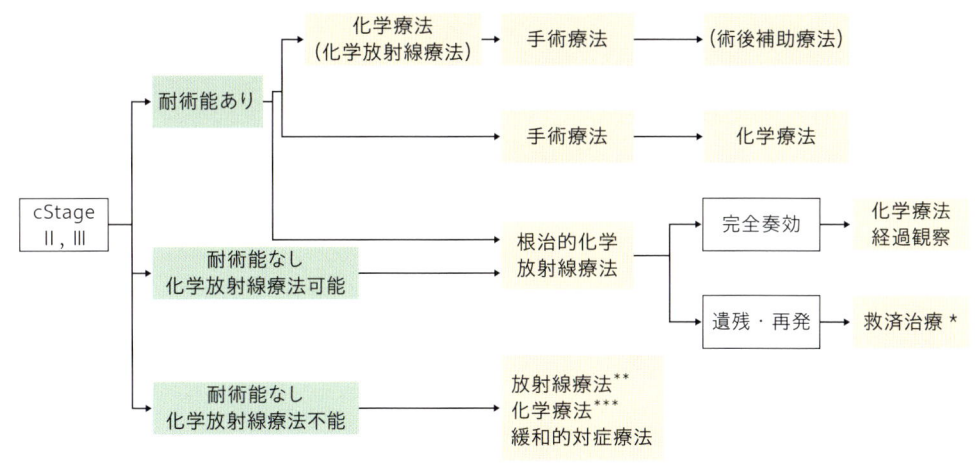

図1 cStage II、III 食道がん治療のアルゴリズム（文献 1 より転載）

＊：内視鏡的切除、手術、　＊＊：腎機能低下症例、高齢者など、　＊＊＊：放射線照射歴のある患者など

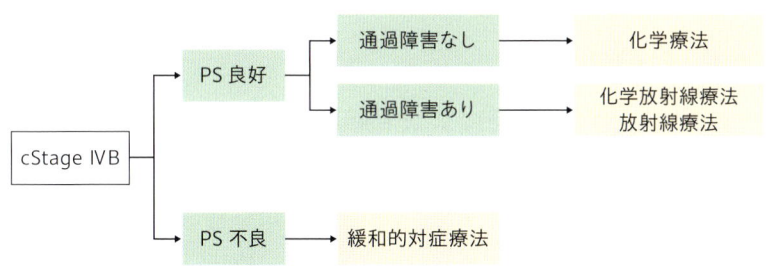

図2 cStage IVB 食道がん治療のアルゴリズム（文献 1 より転載）

前化学療法と手術を受けた後に術後化学療法としてニボルマブを投与することで再発リスクを減らすことができるかどうかは、現時点では明らかにはなっていません。

化学放射線療法

　cT1bN0M0 の食道がんの場合や、がんが周辺臓器に浸潤して切除不応な局所進行食道がんに対しては、CF（シスプラチン + 5-FU）療法と 60Gy の放射線照射（RT）を組み合わせたCF-RT 療法が標準治療の一つとなっています。

　また切除可能な局所進行食道がんで、手術を拒否された場合や耐術能を有さない場合に、CF 療法と 50.4Gy の RT を組み合わせた CF-RT 療法が標準治療となっています。

緩和的化学療法

　標準的な一次治療は、CF 療法、CF 療法とペムブロリズマブ

用語解説

PS
全身状態の指標の一つで、患者さんの日常生活の制限の程度を示します。PS は 0 〜4 までに分類され、スコアが上がるほど日常生活が自分でできないことを意味します。薬物療法のメリットがあるのは、PS 0〜2 程度までといわれています。がんの治療と患者さんの QOL を考慮する際に非常に重要です。

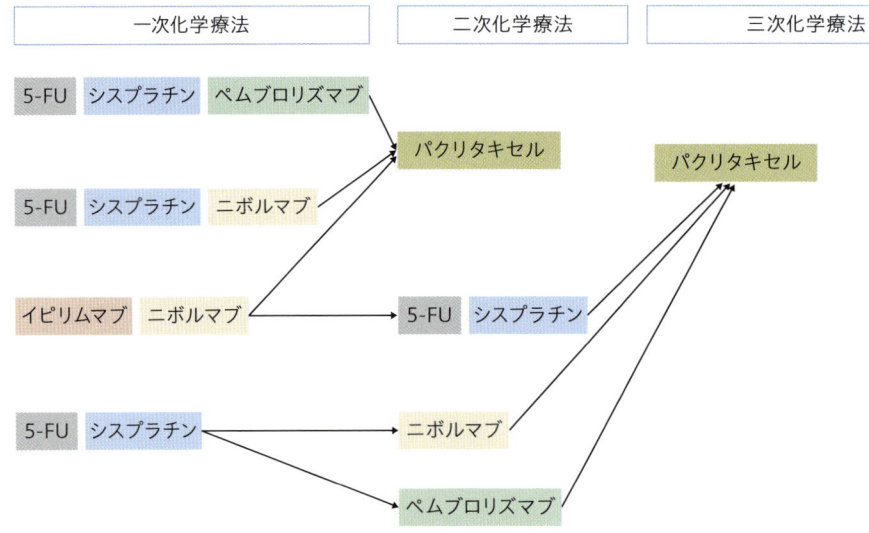

図3 cStage IVB 食道がんに対する化学療法レジメン（文献1より一部改変）

の併用療法、CF 療法とニボルマブの併用療法、ニボルマブと
イピリムマブの併用療法です（**図3**）。二次治療はタキサン系
薬剤が用いられます。なお、シスプラチンが不適な場合（腎機
能障害や心機能障害など）には、オキサリプラチンを用いた
FOLFOX（5-FU ＋ オキサリプラチン＋レボホリナート）療法
や、ネダプラチンを併用する FN（ネダプラチン＋ 5-FU）療法
が行われます。

主なレジメンと支援のポイント

DCF 療法 ➡ポイント①

投与スケジュール

　ドセタキセル（70mg/m^2）Day 1 ＋ シスプラチン（70mg/
m^2）Day 1 ＋ 5-FU（750mg/m^2）Day 1〜5 持続静注を 3 週間
ごと行います ➡ポイント②。術前治療として行う場合には、3
コース後に手術を行います。

主な副作用

悪心・嘔吐、食欲不振

　高用量のシスプラチンを用いるため、DCF 療法は高度催吐
性レジメンです。シスプラチンは 90%に急性、30〜50%に遅
発性の悪心・嘔吐の発現があり得ます。そのため、高度催吐性

ポイントアドバイス①

DCF 療法は、術前化学療法
として行われることも多いで
す。侵襲の大きい手術を前
に、身体的負担も大きい治
療となります。手術に向けて
体力を落とさず、可能な限り
良い状態で手術に望めるよう
に支援していく必要がありま
す。禁酒・禁煙はもちろんの
こと、適度な運動や呼吸訓
練、口腔ケアの徹底、栄養
状態を保つための食事内容
の工夫など、セルフケア能力
を高めていけるよう継続的な
支援をしていきましょう。

リスクへの対策として 5-HT$_3$ 受容体拮抗薬、NK$_1$ 受容体拮抗薬、デキサメタゾンの3剤を併用します。それに加えて、糖尿病の既往がない場合にはオランザピンを追加します（➡ポイント③）。

また食道がんに伴う通過障害も相まって、食事摂取不良となる場合もあります。症状に応じた食事内容の検討、栄養剤の活用、退院後の食事の工夫なども説明していく必要があります。

好中球減少

Grade 3 以上の好中球減少が 85.2% と高頻度であり、発熱性好中球減少症（febrile neutropenia；FN）の頻度も 16〜20% 程度と高くなるため、Day 5〜15 にかけてキノロン系抗菌薬の予防投与を行います。また高齢者や嚥下困難の場合には、FN のリスクが高まるため、持続型 G-CSF 製剤を投与することも検討します。

腎機能障害

シスプラチンによる腎機能障害を予防するために、大量の補液を行います（Day 1 では約 3L、Day 2〜5 には約 2L 程度）。体重・尿量測定を行い、利尿が不十分な場合には、適宜利尿薬の投与を行います。

CF＋ペムブロリズマブ療法

投与スケジュール

ペムブロリズマブ（200mg/body）Day 1 ＋ シスプラチン（80mg/m^2）Day 1 ＋ 5-FU（800mg/m^2）Day 1〜5 持続静注を3週ごとに不応・不耐となるまで継続します。

主な副作用

免疫関連有害事象 (immune-related adverse events；irAE)

免疫チェックポイント阻害薬は、自己免疫疾患に類似した有害事象を引き起こします。代表的な症状として、皮疹、間質性肺疾患、重症筋無力症、大腸炎、1型糖尿病、肝機能障害、甲状腺機能障害など多岐にわたります。従来型抗がん薬のように好発時期は十分にはわかっていません。ペムブロリズマブ単剤では発生頻度は低いですが、発症初期には無症状である有害事象もあるため、さまざまな臨床検査値を継続的に確認する必要があります。また症状を理解したうえで、患者さんの身体変化

ポイントアドバイス②

5-FU を含むレジメンは多剤併用化学療法であることも相まって、口腔粘膜障害を生じやすいです。また、悪心や味覚障害・口腔乾燥・疼痛なども重なり、経口摂取量の低下や何よりも患者さん本人の苦痛が大きくなります。①口腔内の観察、②口腔内の清潔を保つ（ブラッシング）、③保湿（含嗽や口腔用保湿剤）などを行い、可能な限り予防・悪化させないようにセルフケア支援を行っていく必要があります。

さらに、5-FU により下痢も生じやすいです。悪心や口内炎などによる経口摂取不良に加えて、下痢によりさらに脱水となり入院加療が必要となることがあります。下痢出現時の薬物療法や病院受診の目安、飲水励行などあらかじめ指導を行うことも重要です。

ポイントアドバイス③

オランザピンは糖尿病の既往がある患者さんに使用すると、高血糖となる可能性があり禁忌です。またオランザピンを併用することで悪心・嘔吐抑制に有効ですが、その作用から眠気やふらつきなどを生じることがあります。大量補液により頻回な排尿となっているため、夜間のふらつきや転倒には留意する必要があります。

に留意して観察し、患者さんや家族にも症状のモニタリングなどの指導を行っていく必要があります。

そのほか、DCF療法と同様に悪心・嘔吐、食欲不振、腎機能障害などの副作用が起こり得ます。

CF+ ニボルマブ療法

投与スケジュール

ニボルマブ（480mg/body）Day 1 + シスプラチン（80mg/m^2）Day 1 + 5-FU（800mg/ m^2）Day 1〜5 持続静注を4週ごとに不応・不耐となるまで継続します。

主な副作用　➡豆知識②

CF+ ペムブロリズマブ療法の副作用とほぼ同様です。

ニボルマブ+イピリムマブ療法

投与スケジュール

ニボルマブ（3mg/kg）Day 1、22 + イピリムマブ（1mg/kg）Day 1を6週ごとに不応・不耐まで継続します。シスプラチン含有レジメンと比べ、hydration が不要で血球減少や腎機能障害の頻度は低く、外来で投与可能なレジメンです。

主な副作用

免疫関連有害事象（irAE）

免疫チェックポイント阻害薬を2剤併用するため、単剤投与と比較し irAE の頻度が高くなります。irAE である内分泌障害や消化管毒性、肝機能障害、皮膚障害などが少なくとも10％は発生することから、時期を問わず発現に注意する必要があります。非特異的な“倦怠感”が初発症状であったりすることもあるので、患者さん、家族への教育も重要です。

パクリタキセル（PTX）療法

投与スケジュール

パクリタキセル（100mg/m^2）を1回/週、6週間連続投与、1回休薬を不応・不耐まで継続します。

主な副作用

アナフィラキシー反応

初回投与時はアレルギー出現率が高いため、パクリタキセル ➡ポイント④ 投与開始から5分間は必ずベットサイドで観察し、

知っておきたい豆知識②

頻度は少ないですが、化学療法中の患者さんに急にせん妄様の症状が出た！と思ったら、5-FUによる白質脳症だったというケースもあります。歩行時のふらつき、呂律が回らない、物忘れ、動作緩慢、意識レベルの低下などの症状が出たら医師にすぐに報告を！

ポイントアドバイス④

パクリタキセルは、溶剤として無水アルコールが含有されているため、酒酔いのような症状が起こる可能性を患者さんに説明します。初回投与時はふらつきやトイレ移動時に注意し、付き添いの有無や当日の運転の有無を確認します。事前にアルコール不耐の確認が必要です。パクリタキセルの標準投与量におけるエタノールは10mLで、ビールに換算すると200mL程度になります。それに加えてアレルギー予防の抗ヒスタミン薬の使用により眠気を催し、数時間続く場合があることも説明しておき、車の運転は控えてもらいます。

アレルギー症状の有無を確認します。パクリタキセルによる過敏反応（発疹、掻痒感、顔面紅潮、体熱感、動悸、呼吸困難感、腰背部痛、血圧低下など）を少しでも感じたら、ただちにナースコールをしてもらうよう説明します。

末梢神経毒性

回数を経るごとに、蓄積性に増強します。ボタンが掛けづらい、ペンや包丁が握りづらい、スリッパが脱げる、階段昇降が困難になるなど日常生活に支障をきたすようになれば、減量や中断の相談を医師と行います。家で転倒しそうになったなどのエピソードにも十分注意を払う必要があります。薬物療法中止後、少しずつ軽減することもありますが、時間がかかるため早めの介入が重要です。

FOLFOX（＋RT）療法

投与スケジュール

オキサリプラチン（85mg/m^2）Day 1 ＋ レボホリナート（200mg/m^2）Day 1 ＋ 5-FU（400mg/m^2）Day 1急速静注 ＋ 5-FU（2,400mg/m^2）（RTとの併用の場合には、1,600mg/m^2）Day 1〜3 46時間持続静注を2週ごとに不応・不耐まで継続します。RTとの併用の場合には計6回行います。

主な副作用

骨髄抑制

投与後、7〜14日で白血球が減少してくるため、感染予防が重要（3〜4回目の投与から要注意）です。一般に体温が38℃以上になるときは細菌感染の可能性を考え、抗菌薬の服用を開始するように説明します。抗菌薬内服開始後2〜3日経過しても解熱しない場合は、病院へ連絡するように伝えます。

アレルギー

オキサリプラチンのアナフィラキシー様の過敏反応は累積投与回数依存性に出現し、過敏反応出現時の最頻投与回数は7〜9回です。投与前にアレルギーの出現リスクが高いことを患者さんへ注意喚起し、投与中に咽頭の閉塞感、顔・手足などに発赤や掻痒感といったアレルギー症状が出現した場合はただちに投与を中止とし、担当医に連絡します。

蓄積性の神経障害

　オキサリプラチンの蓄積性神経障害は累積投与量と相関しており、$680mg/m^2$ を超えると Grade 2 以上の神経毒性が 30% 以上出現します。投与後、口唇・手・足など末梢神経にしびれや痛みといった感覚異常が出現します。治療当初は可逆性であり、投与中もしくは 2～3 日経過して出現することがあり、約 1 週間程度で緩和されることが多いです。特に治療中は冷感刺激によって症状が悪化しやすいため、冷たい空気や冷たいものに触れないよう指導します。冷たいものに触れる際は、手袋やタオルを使用してもらいます。

引用・参考文献
1) 日本食道学会編. "Ⅲ食道癌治療のアルゴリズムおよびアルゴリズムに基づいた治療方針". 食道癌診療ガイドライン 2022 年版. 東京, 金原出版, 2022, 24-57.
2) 山本駿. "食道がん". あらゆる症例に対応できる! 消化器がん薬物療法. 第3版. 室　圭 ほか編. 東京, 羊土社, 2023, 53-64.
3) 日本癌治療学会編. "Ⅲ急性期・遅発期の悪心・嘔吐予防". 制吐薬適正使用ガイドライン. 第3版. 東京, 金原出版, 2023, 49-55.
4) 佐藤淳也ほか. "消化器毒性". がん薬物療法:副作用対策&曝露対策. 東京, 南山堂, 2021, 22-33.
5) 前掲書 4), "免疫チェックポイント阻害薬特有の副作用". 132-51.
6) 日本臨床腫瘍薬学会監修. "食道がん". がん化学療法レジメンハンドブック. 改訂第 7 版. 東京, 羊土社, 2022, 449-94.

食道がん放射線療法

昭和大学医学部 放射線医学講座放射線治療学部門　**伊藤芳紀**

食道がん放射線療法の 3Point サマリー

Point 1 食道がんに対する放射線療法には根治と緩和目的の適応があり、根治目的では化学療法が施行可能な全身状態の場合は化学放射線療法が標準で、食道温存を図ることができます。

Point 2 治療期間の後半では食道炎によって経口摂取が困難になる頻度も高く、治療期間中の禁酒、禁煙の指導、支持療法と栄養管理が重要です。

Point 3 照射範囲に皮膚炎が生じ得るため、症状に応じて保湿剤、軟膏による支持療法を行い、びらんを生じた場合には非固着性ガーゼの使用が有用です。

適応

　表在がん（T1a、b）の内視鏡治療後、リンパ節転移の可能性がある場合に手術の代替として予防的化学放射線療法追加が考慮されます[1]。切除可能例として、わが国の標準治療はⅠ期が手術、Ⅱ/Ⅲ期が術前化学療法＋手術ですが、食道温存希望の場合に根治的化学放射線療法が治療選択肢となります[1]。

　T4例（隣接臓器に浸潤）や離れたリンパ節への転移例などの切除不能局所進行例（ⅣA期）は根治的化学放射線療法が標準治療として行われます[1]。高齢や合併症、臓器機能低下、全身状態（PS）がよくない場合でも、放射線単独療法で治療が行えます[1]。遠隔転移例（ⅣB期）には全身化学療法が標準ですが、食道狭窄による通過障害がある場合に緩和的放射線療法が行われます[1]。また、手術後の局所領域再発例に根治を目指して化学放射線療法が行われます[1]。

治療計画と照射方法

　外部照射として、1 回 1.8～2 Gy、週 5 回の通常分割照射が一般的です[1,2]。根治目的では化学放射線療法の場合は 50～60 Gy/25～30 回 /5～6 週、放射線単独療法の場合は 60～70 Gy/30～35 回 /6～7 週が用いられます[2]。内視鏡治療後の予防照射では、41.4 Gy/23 回 /4.5 週が用いられます[2]。症状緩和目的では放射線単独療法で 30 Gy/10 回 /2 週、化学療法併用にて 40～50 Gy/20～25 回 /4～5 週などが用いられます[2]。

　照射範囲は、腫瘍（原発巣、転移リンパ節）と原発巣の占居部位に応じた所属リンパ節領域を含めることが多く（図1A～C）、40～44 Gy/20～23 回照射後に腫瘍に絞って照射します[2]。I 期や高齢者などでは初回から腫瘍に絞って照射します（図1D）。

　照射方法として、三次元原体照射（3D-CRT）➡用語解説①が標準的に行われています[2]。頸部食道がんでは脊髄を耐容線量に抑えつつ、腫瘍全体をカバーして確実に予定線量を投与できる強度変調放射線治療（IMRT）➡用語解説②が普及してきています。

併用療法

　化学療法が施行可能な全身状態の場合、併用化学療法の標準はシスプラチンと 5-FU（フルオロウラシル）の 2 剤併用です[1,2]。化学放射線療法のスケジュールは図2 のとおりです。化学療法期間中は入院ですが、<mark>経口摂取が可能で、全身状態が</mark>

<aside>

用語解説①

三次元原体照射
治療が必要な範囲の形に合わせた照射範囲を CT や MR などの検査画像をもとに三次元治療計画装置で作成し、照射したいがん病巣に正確に照射し、周囲の正常臓器への影響をなるべく少なくするように工夫した照射方法。

用語解説②

強度変調放射線治療
放射線の照射中に、照射野内に放射線の強さの強弱をつけることで、腫瘍に沿った複雑な形状の作成を可能とし、腫瘍に対して放射線を集中しつつ、周囲の正常臓器への照射線量を減らすことができる高精度照射技術。

</aside>

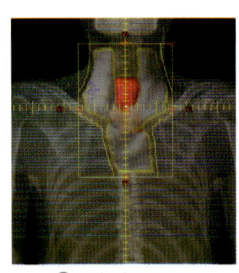
Ⓐ頸部食道 (Ce)

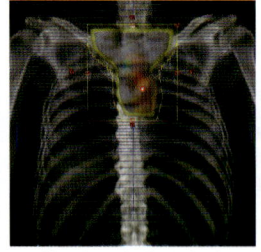
Ⓑ胸部上部食道 (Ut)

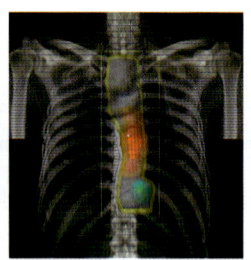
Ⓒ胸部中部・下部食道 (Mt・Lt)

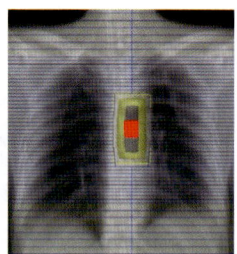
Ⓓ腫瘍のみ

図1 放射線治療の照射範囲

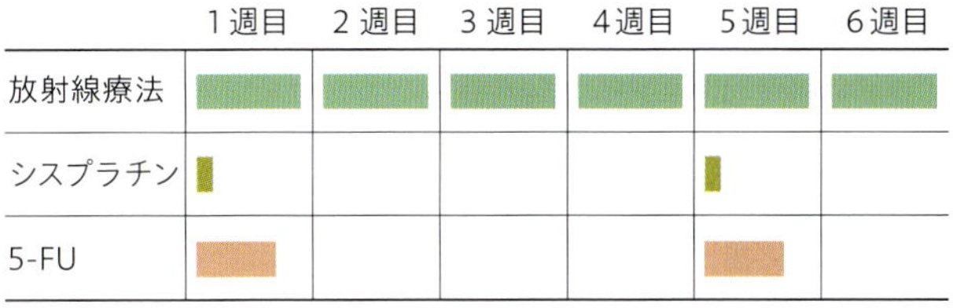

	1週目	2週目	3週目	4週目	5週目	6週目
放射線療法	■	■	■	■	■	■
シスプラチン	■				■	
5-FU	■				■	

放射線療法：1日1回（10-15分）、週5回

図2 化学放射線療法のスケジュール

良好であれば、放射線療法のみの期間は外来での放射線療法を行うことも多いです。

有害事象

急性期

食道炎

食道炎は必発であり、治療開始後2〜3週ごろから嚥下時違和感、嚥下時痛が生じ、徐々に増強します。治療終了後2週〜数週で改善します。治療開始後は禁酒、禁煙とし、からい食べ物など刺激のあるものや熱いものは避け、よく噛んで食べてもらうよう指導します ➡豆知識 。症状の程度に応じて、常食から軟飯食などに変更し、粘膜保護薬、鎮痛薬、栄養補助剤にて支持療法を行います。経口摂取が困難になると、外来の場合は治療前に胃瘻造設をしていれば胃瘻からのみの栄養摂取とし、胃瘻造設がなければ入院対応にて中心静脈栄養管理などを行います。

皮膚炎

照射範囲内の皮膚に治療開始後2週ごろから皮膚発赤が生じ、徐々に乾燥感、掻痒感、ヒリヒリ感といった症状を自覚します。治療終了後2〜4週程度で改善します。症状の程度に応じて、保湿剤、軟膏にて支持療法を行います ➡ポイント 。頸部や鎖骨上窩などで皮膚びらんが生じた場合には、非固着性ガーゼを使用します。治療している照射方向から照射範囲の皮膚を確認することが重要です（図3）。

肺臓炎

治療終了後2〜3カ月後から照射範囲の肺に陰影が生じ、ほ

知っておきたい豆知識

治療期間中の禁酒、禁煙は食道炎の増強を防ぐためですが、食道がんの主な発症要因は飲酒、喫煙であり、食道温存療法後に禁酒、禁煙を続けた人と飲酒を再開した人では後者で異時性の食道がんの発生のリスクが高くなります。

ポイントアドバイス

皮膚炎が強くならないための患者側の対策として、治療開始前に無意識に掻かないように手の爪を切っておく、頸部食道がんでは顎の下の髭を剃る際はかみそりを使用せずに電気かみそりで押さえつけず軽く剃るようにする、などの工夫を説明します。保湿剤、軟膏を開始する際には擦らず上からのせるように塗布するように指導する。また保湿剤、軟膏の厚みにより皮膚炎が増強することを避けるために、放射線療法直前には塗らないように指導することが重要です。

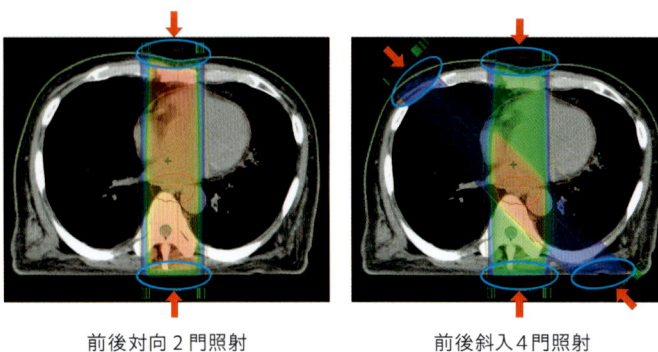

前後対向2門照射　　　　　　前後斜入4門照射

図3 照射方向と皮膚炎の範囲

とんどは無症状のまま数カ月で改善します。軽い症状の場合は経過観察や鎮咳薬などの対症療法を行い、息切れ感や咳などの症状が進行する場合にはステロイド薬を使用します。治療終了後もその可能性について説明しておくことが重要です。

そのほかの有害事象

頸部食道がんの場合、喉頭も照射範囲に含まれるため、治療開始後2〜3週ごろから声がれを生じます。治療終了後数カ月で改善します。

化学療法併用の場合、悪心・嘔吐、食欲不振、骨髄抑制、シスプラチン併用の場合に腎機能障害などがあります。

遅発性

肺線維症、胸水貯留、心嚢水貯留、食道狭窄、頸部への照射の場合に甲状腺機能低下などが起こる可能性があります。近年の照射内容の工夫などで症状のある肺線維症、胸水貯留、心嚢水貯留の頻度は5%未満に低下しています[3, 4]。

引用・参考文献

1) 日本食道学会編. 食道癌診療ガイドライン2022年版. 第5版. 東京, 金原出版, 2022, 176p.
2) 日本放射線腫瘍学会編. 放射線治療計画ガイドライン2020年版. 第5版. 東京, 金原出版, 2020, 456p.
3) Kato, K. et al. Parallel-Group Controlled Trial of Surgery Versus Chemoradiotherapy in Patients With Stage I Esophageal Squamous Cell Carcinoma. Gastroenterogy. 161 (6), 2021, 1878-86.
4) Takeuchi, H. et al. A Single-Arm Confirmatory Study of Definitive Chemoradiation Therapy Including Salvage Treatment for Clinical Stage II/III Esophageal Squamous Cell Carcinoma (JCOG0909 Study). Int J Radiat Oncol Biol Phys. 114 (3), 2022, 454-62.

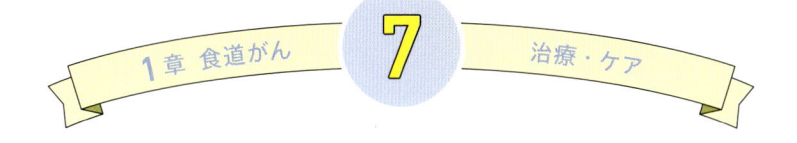

食道がん症状への対症療法

社会福祉法人 三井記念病院 消化器外科　**森 和彦**

症状別対症療法

嚥下困難

食道内腔が高度に狭窄すると、唾液を飲み込んでも戻ってくるため吐くための袋を持ち歩くほどになります。

→バイパス手術、食道ステント、緩和照射

食道気管瘻

食道が気管や気管支とがんを通じてつながり、唾液が定常的に気管や気管支に流れ込むため頑固な咳と発熱をきたします。

→バイパス手術、ステントによる食道内腔拡張術

気道狭窄

食道がんによる圧迫や浸潤のため気管または左気管支が狭窄します。

→気管ステント、気管切開

吐血

食道がんは胃がんなどと異なり、がんの病巣そのものの出血は多くありません。大量に吐血した場合は大動脈との瘻孔の可能性を考えなければならず、救命できないことも多いです。

→大動脈ステント

治療法別対症療法

バイパス手術

仰臥位のまま頸部で食道を切り離し、さらに腹部で胃を Y 型となるように改造して頸部まで持ち上げてつなぐ手術です（**図1**）。ほかの病変がなく全身状態が良好な場合に検討します。

食道ステント

食道専用のステントを狭窄部で広げて内腔を確保します。

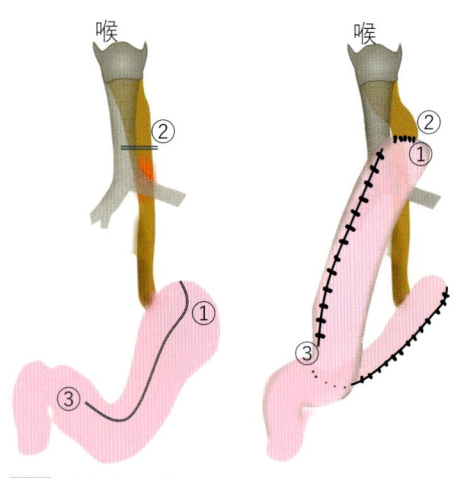

図1 バイパス手術

①胃を縦に切り離し、Y型に改変する。②病変の近くで食道を離断する。③Y型となった胃の股にあたる部分。食道と胃のつながりは残しておき、喉とつながる食道と胃をつなぐ。

緩和照射

　食道がんの放射線治療には、がんの消失を目指す根治照射のほか、がんが消失することを目指さない緩和照射があります。根治照射では5週間以上かけて50Gy以上の線量を照射しますが、緩和照射では多くの場合2週間で30Gyとします。

気管ステント

　気管支鏡を用いて、気管支にステントを挿入します。気管支の枝分かれにかからないように挿入しなければならず、適用可能な症例はそれほど多くありません。

大動脈ステント

　大出血に至る直前か直後の食道大動脈瘻に適用されます。救命できれば大動脈壁も合併切除する食道切除が可能なケースもあり、必ずしも対症療法にとどまりません。

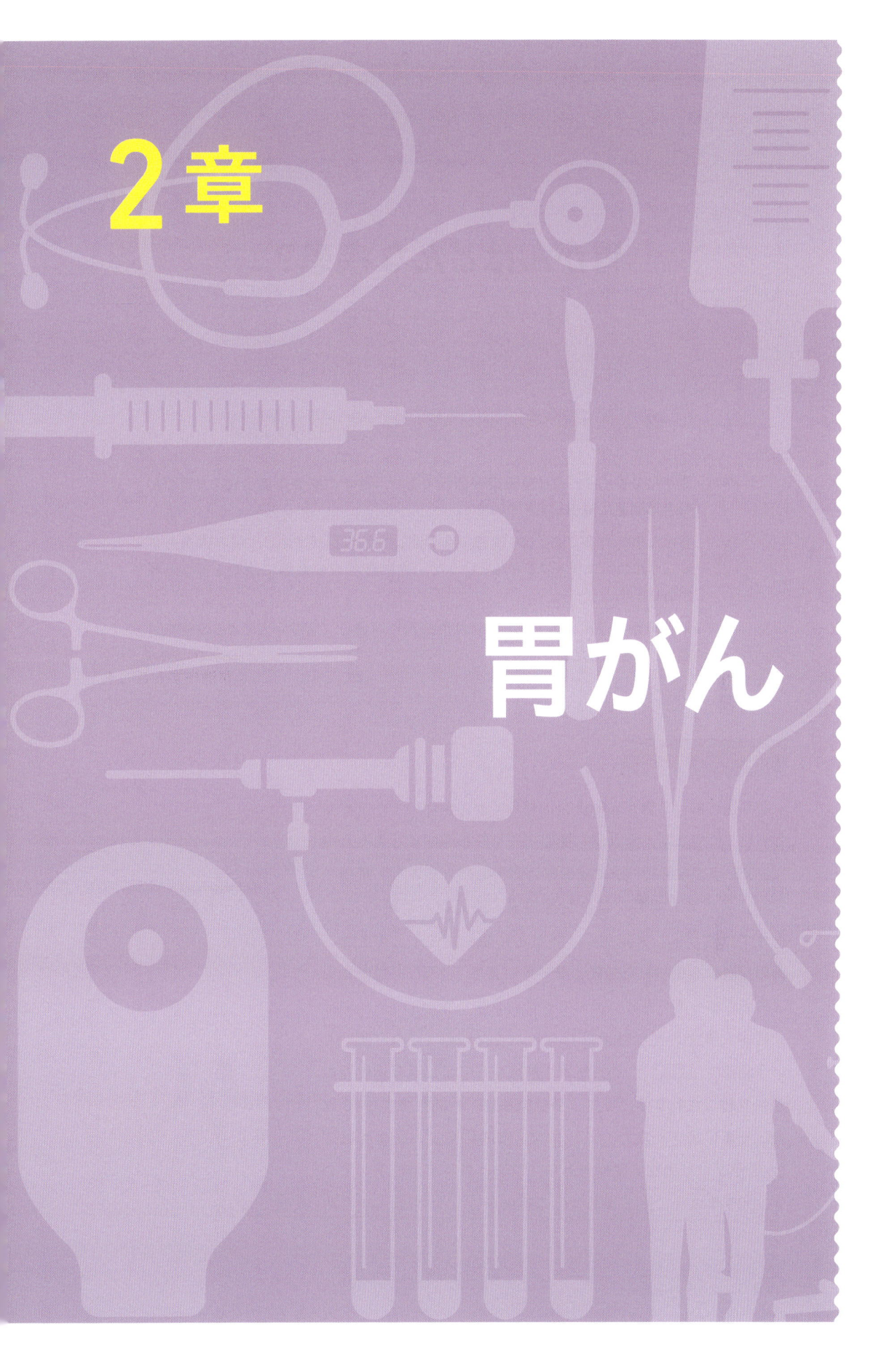

2章

胃がん

胃がんはどんな疾患?

日本大学病院 消化器外科　**山下裕玄**

胃がんの病態・症状の 3Point サマリー

Point 1 胃がんの多くはピロリ菌感染が原因であり、近年の感染率減少により胃がん患者は顕著に減少してきています。

Point 2 胃がん患者の多くはピロリ菌感染率の高い高齢者世代であり、併存疾患も多く、サルコペニア・フレイルといった、高齢者独自の病態に注意を払う必要があります。

Point 3 栄養評価、サルコペニアの有無は治療前に評価し、治療介入による改善を図ることを推進したいです。

胃がんの病態

　わが国における胃がん罹患数は長らくがん全体のなかで男女ともに1位でした。全国がん罹患データを参照すると男女ともに 2016 年ごろをピークに罹患数は減少してきており、最新データに基づくと男性では前立腺がん、大腸がんに続く3位、女性では乳がん、大腸がん、肺がんに続く4位と、患者数の顕著な減少を反映した結果となっています[1]。現在、胃がんによる死亡数も明らかに減少してきています。

　胃がん発生の主な原因は *Helicobacter pylori*（ピロリ菌）という細菌で（図1）、これが胃へ感染することにより慢性胃炎が引き起こされます。ピロリ菌感染率は、戦前戦後（1940 年代）を境に大きく変わっています。戦前に生まれた世代は約 80% がピロリ菌感染陽性であり、以後は感染率が低下していき 2000 年以降に生まれた世代の感染率は 10% 未満ときわめ

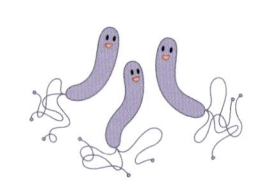

図1 ピロリ菌

て低いです。結果として、胃がんがみつかるのはピロリ菌感染率の高い世代に多く、これは現在の高齢者世代に一致します。一方、若年層の胃がん患者は減少傾向が顕著です。年齢別胃がん死亡数をみると、増加しているのは80歳以上の高齢者世代のみで、そのほかの年代はすべて減少傾向に転じています。胃がんの治療対象として高齢者が実際に多く、サルコペニア・フレイルといった、高齢者独自の病態に注意を払う機会が多いのが現状です（図2）。また高齢者では併存疾患が多く、複数の薬剤を内服していることも非常に多いです。抗血小板薬、抗凝固薬を内服している患者さんの場合には、胃がん原発巣から出血することにより貧血が進行する可能性がないかを確認しておきたいところです。

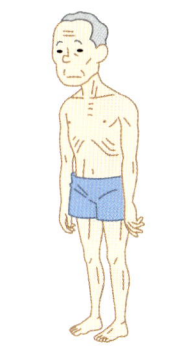

図2 サルコペニア・フレイル

胃がんの進行度別の症状

病期分類

　胃がんの進行度は原発巣の深達度（T因子）、リンパ節転移の個数（N因子）、遠隔転移の有無（M因子）の3つで決まり、これらをあわせたTNM分類が広く用いられています。わが国においては現行の『胃癌取扱い規約（第15版）』[2]に従って病期分類がされますが、病期分類は臨床分類（治療前）、病理分類（切除後の病理診断に基づいた病期分類）いずれにおいても海外で用いられるTNM分類と共通したものになっています。

進行度別の症状（図3）

　臨床分類でのStage I はT1/2、N0M0であり、原発巣の大きさも限られたものが多く、胃内腔を占めるような大きな腫瘍であることは少ないです。したがって胃内腔の狭窄による症状を呈することはきわめてまれで、ほとんどの患者さんが無症状に近く検診によって発見されることが多いです。T因子がT3/4になってくると大きな腫瘍である頻度が増え、腫瘍による狭窄があれば経口摂取不良、結果として栄養状態が悪化し体重減少を伴うことがあります。潰瘍形成が明らかな症例も少なくなく、腫瘍からの出血による貧血があるかどうかに注意を払う必要があります。遠隔転移を伴うStage IVBになると、遠隔転移臓器

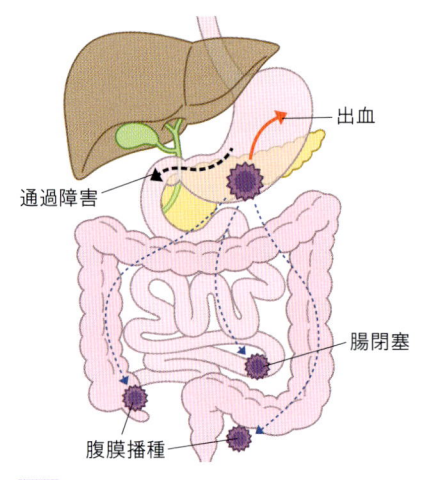

図3 胃がんにより発生する症状

（ラベル：出血、通過障害、腸閉塞、腹膜播種）

によっても呈する症状が変わってきます。特に胃がんの場合には腹膜転移が多く、がん性腹水貯留に伴う腹部膨隆、小腸や大腸への播種結節が増大し腸閉塞に至ることも少なくありません。

進行度別の治療

深達度の低い T1 の場合には内視鏡的な切除（p.62「胃がん EMR（内視鏡的粘膜切除術）、ESD（内視鏡的粘膜下層剝離術）」参照）の適応かどうかの判断が重要で、適応外となると根治治療のために外科的切除が求められることになります。現在は T3 以深の進行がんを含めて多くが腹腔鏡や手術支援ロボットを用いた低侵襲手術の対象となってきています（p.52「胃切除術」参照）。一方、遠隔転移を有する場合には根治的な外科的切除は難しく、初期治療としては化学療法が最良です（p.66「胃がん薬物療法」参照）。

胃がん患者が治療に臨む前に確認しておきたいこと

内視鏡的治療、外科手術、化学療法のいずれを行うにしても、治療前の状態はそれぞれの患者さんのベストコンディションであってほしいところです。そのためには改善を図れるものがあればぜひとも介入しておきたいところです。

『静脈経腸栄養ガイドライン（第 3 版）』には「SGA（subjective

global assessment：主観的包括的栄養評価）による栄養スクリーニングをすべての患者さんに対して実施することを推奨する」と記載されており [3]、<mark>栄養評価は普遍的に重要である</mark>ことが示されてあります。特に、胃がんにより経口摂取が制限され体重減少傾向を訴える患者さんを担当した際には、栄養評価を確実に行い、ぜひ改善を図りたいところです。また、InBodyに代表される体組成計も普及してきており、体重以外にも筋肉量、体脂肪量を含めた詳細データが結果用紙に同時に表示され、筋肉量低下の評価に有用です。<mark>サルコペニア ➡用語解説 を合併した患者さんは高齢者で特に多く、術後合併症リスクが高く、化学療法の有害事象の頻度も高いことを認識しておく必要があります</mark>。これをふまえて、より細やかな看護観察が望ましい対象であると考えられます。サルコペニアを合併すると運動機能が落ちていることがほとんどで、日常動作の様子、歩行の様子が緩慢の印象を持った場合にはサルコペニア・フレイルの可能性をすぐ念頭に置くようにしたいところです。特に高齢者の場合には、筋肉量がすぐに回復することは期待しがたいところではありますが、歩行励行、リハビリテーション介入を提案することにより少なくとも現状維持以上にするようにぜひご留意ください。

引用・参考文献
1) がん情報サービス. 最新がん統計.
https://ganjoho.jp/reg_stat/statistics/stat/summary.html（2024 年 8 月最終閲覧）
2) 日本胃癌学会編. 胃癌取扱い規約. 第 15 版. 東京, 金原出版, 2017, 88p.
3) 日本静脈経腸栄養学会編. 静脈経腸栄養ガイドライン. 第 3 版. 東京, 照林社, 2018, 488p.

用語解説

サルコペニア

サルコ＝筋、ペニア＝減少の意味で、サルコペニアは筋肉が減少した状態のことを意味します。一次性、二次性に分けられますが、一次性は加齢に伴うもの、二次性は活動・疾患・栄養に関連したものです。数日レベルの活動低下でも筋力は低下します。筋力の低下に続いて筋肉量が減少してくることが多く、手術翌日からの歩行・リハビリがとても大切であることがご理解いただけるかと思います。

どんな検査を行う？　どう診断する？

京都大学医学部附属病院 消化管外科　北野翔一、小濵和貴

胃がん検査・診断の 3Point サマリー

Point 1 胃がんの検査には、血液検査（腫瘍マーカー）、CT 検査、FDG-PET 検査、上部消化管内視鏡検査、超音波内視鏡検査（EUS）などがあります。

Point 2 生検検体を用いた病理検査により確定診断が行われます。

Point 3 術前の腹膜播種の正確な診断および治療方針の決定を目的とした審査腹腔鏡が行われる機会も増えました。

血液検査（腫瘍マーカー）

腫瘍マーカーとは？

　がん細胞やがん細胞により反応した細胞がつくり出す、特徴的な物質です。血液や尿から測定することができ、体への負担はほとんどなく、簡便に行える検査ですが、がんがなくても検査値が高くなること（偽陽性）や、がんがあっても検査値が低くなること（偽陰性）があるため、画像検査と組み合わせて解釈する必要があります。

腫瘍マーカーの測定意義

診断の補助

　腫瘍マーカー（CEA、CA19-9、CA125）（表1）が高いことは、胃がんの存在を示唆しますが、腫瘍マーカーだけで胃がんを診断することはできず、画像検査や病理診断と組み合わせる必要があります。

表1 胃がんの腫瘍マーカー

項目名	対象がん種	基準値	単位	説明	偽陽性
CEA	**胃がん**、大腸がん、膵がん、胆道がん、肺がん、乳がん、甲状腺がん	0〜5	ng/mL	がん胎児性抗原と呼ばれ、幅広いがん種で測定されるマーカーであるが、臓器特異性は低い	喫煙、加齢、糖尿病など
CA19-9	**胃がん**、大腸がん、膵がん、胆道がん、卵巣がん、肺がん、子宮体がん	0〜37	U/mL	がん細胞が産生する糖タンパクLewis陰性者と呼ばれる患者では、検査として使用できない	胆石症、膵炎、肝硬変、糖尿病など
CA125	**胃がん**、卵巣がん、子宮頸がん、膵がん	0〜35	U/mL	胃がんでは腹膜播種との関連が強いとされている	腹膜炎、胸膜炎、子宮内膜症など

治療効果の評価

　胃がんの治療効果を評価するために、腫瘍マーカーが用いられることがあります。手術により胃がんを切除したり抗がん薬治療が奏効したりすれば、腫瘍マーカーは低下しますが、逆に胃がんが進行すれば腫瘍マーカーは上昇します。

再発の早期発見

　再発をいち早く検出するために、定期的に腫瘍マーカーの測定を行います。腫瘍マーカーが上昇していた場合には、再発の可能性があるため、CT検査などの画像検査を行います。

CT 検査

CT 検査とは？

　CT（computed tomography）とは、X線を用いて体の断層画像を撮影する検査です。CT検査は、X線を使用するため被曝のリスクがあり、特に妊娠中の女性や子どもへの検査は、被曝によるリスクを考慮して慎重に検討する必要があります。また、造影剤を使用する造影CT検査では、体内の状態をより詳細に観察することができますが、==造影剤によるアレルギー反応や腎機能障害、ビグアナイド系糖尿病薬を服用している患者では乳酸アシドーシスを引き起こす場合があるので、注意が必要==です。

知っておきたい豆知識①

胃がんの遺伝子検査とは？
根治切除（がんを完全に取り除くこと）不能な進行・再発胃がん患者を対象として、血液や腫瘍組織から遺伝子検査を行い、胃がんの遺伝的特徴に合わせて、一人ひとりに適した抗がん薬治療（個別化治療）を行うことで治療効果を最大限に引き出すことが期待されています。胃がんでは、HER2検査、MSI検査などが行われ、これらの遺伝子情報をもとに抗がん薬を選択します。

CT 検査の意義

局在診断

胃がんが、胃の中のどこに（上部、中部、下部、前壁、後壁、大彎、小彎）（図1）存在するかを調べることができます（図2A）。

リンパ節転移、遠隔転移の診断

胃周囲リンパ節（所属リンパ節）への転移や、離れたリンパ節（遠隔リンパ節）への転移、肝臓や肺（遠隔臓器）への転移の有無を調べることができます。ただし、病変が転移かどうかを詳しく調べるためには、造影 CT 検査や FDG-PET/CT 検査 ➡用語解説① （図2B）を併用する必要があります。

他臓器浸潤の診断

胃がんが周囲の臓器（膵臓、横行結腸など）に直接浸潤していないか調べることができます。これにより、手術で切除可能

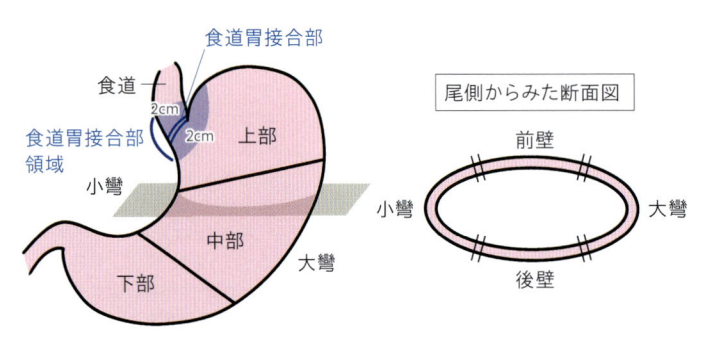

図1 胃の解剖学的部位に関する用語

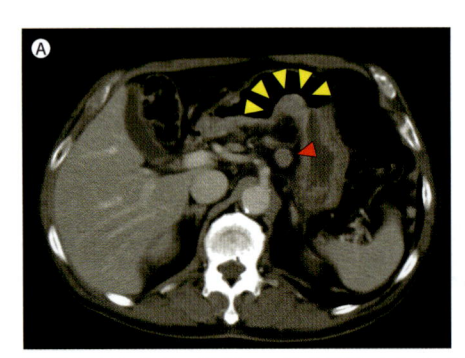
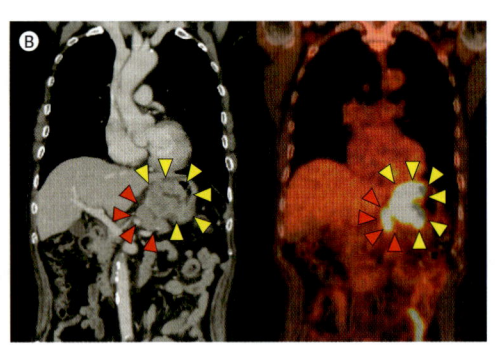

図2 胃がん患者の造影 CT 検査画像（A）と FDG-PET/CT 検査画像（B）
A：胃体部の進行胃がん（▷）、所属リンパ節転移（▶）
B：胃体部の進行胃がん（▷）、傍大動脈リンパ節転移（▶）

ながんなのか事前に診断します。

上部消化管内視鏡検査

上部消化管内視鏡検査とは？

経鼻内視鏡または経口内視鏡を用いて、食道、胃、十二指腸の中を直接観察する検査です。異常な部位があれば、組織を採取（生検）して病理検査に提出します。また、早期胃がんの治療方針決定に胃がんの壁深達度の診断が重要とされ、この診断に超音波内視鏡検査（endoscopic ultrasonography；EUS）➡用語解説② が用いられることもあります。

上部消化管内視鏡検査の意義

存在診断

胃がんの有無を確認するために必須の検査です（図3）。異常な部位から組織を採取（生検）して病理検査に提出し、胃がん細胞が検出されれば確定診断となります。

範囲診断

胃がんの局在（上部、中部、下部、前壁、後壁、大彎、小彎）および口側・肛門側へのがんの進展範囲を診断します。これは、術式（噴門側胃切除術、幽門側胃切除術、胃全摘術など）の決定において重要な情報となります。

深達度診断

早期胃がんの治療方針の決定に、粘膜内がんと粘膜下層浸潤がんとの鑑別が重要とされ、胃粘膜ヒダの肥大や癒合、辺縁隆起などの内視鏡像をもとに判定します。また EUS が、胃がんの壁深達度の補助的診断に有用との報告がなされています（図4）。

審査腹腔鏡

審査腹腔鏡（staging laparoscopy）とは？

審査腹腔鏡は、腹膜播種 ➡用語解説③ が疑われる高度進行胃がん患者に、腹膜播種の有無と程度を診断する目的で行う手術です（図5）。全身麻酔下に小さな傷から腹腔鏡と鉗子を挿入して、腹膜播種の有無を観察し、疑わしい部位は生検を行い

用語解説②

超音波内視鏡検査（EUS）
先端に高解像度の超音波を備えた内視鏡検査法です。胃がんの診断では、胃壁の断層像を描出することで、がんの壁深達度の判定に役立てられます。特に早期胃がんの治療方針を決定する際には、粘膜内がんと粘膜下層浸潤がんとの鑑別が重要ですが、EUS がこの鑑別に有用との報告がなされています。

用語解説③

腹膜播種
進行した胃がんが胃壁を突き破り、種を撒いたようにがん細胞が直接腹腔内に散らばり、そこで転移巣を形成したものをいいます。腹膜播種を認めた場合は、Stage Ⅳ と診断されます。

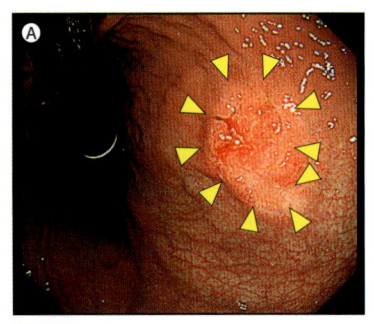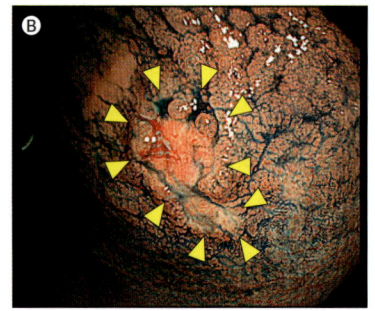

図3 胃がんの内視鏡像

A：白色光観察。内視鏡でみた早期胃がん（▷）。
B：色素散布後。色素散布後は胃がんの辺縁がより明瞭となる（▷）。

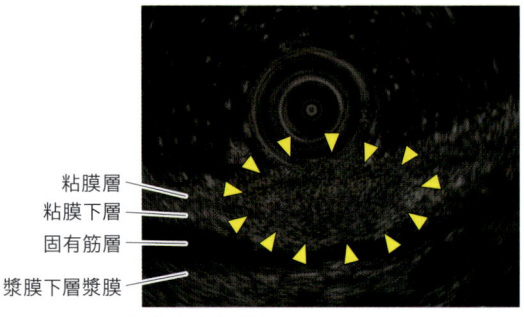

粘膜層
粘膜下層
固有筋層
漿膜下層漿膜

図4 早期胃がんの超音波内視鏡像

低エコー領域が腫瘍である（▷）。一部で、粘膜下層の菲薄化を認め、
粘膜下層浸潤がんが疑われる所見である。

ます。また、腹水や腹腔内を洗浄した液を採取して腹腔細胞診を行い、がん細胞が腹腔内に散布されていないか確認します。CT検査による腹膜播種の診断率は高くないことから、より正確な進行度と治療方針を決定するために必要な検査です。

審査腹腔鏡の適応

現状では、審査腹腔鏡を行う適応についてのコンセンサスは得られていませんが、以下のような症例に対して審査腹腔鏡を行うことが一般的です。

①大型3型胃がん（腫瘍径8cm以上）

②4型胃がん

③高度リンパ節転移（巨大なリンパ節転移、傍大動脈リンパ節転移）を伴う胃がん

④CT検査で腹膜播種が疑われる胃がん

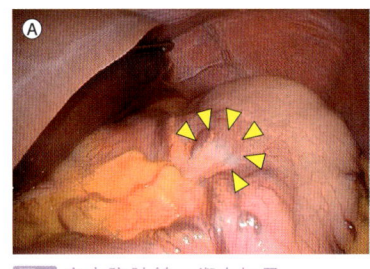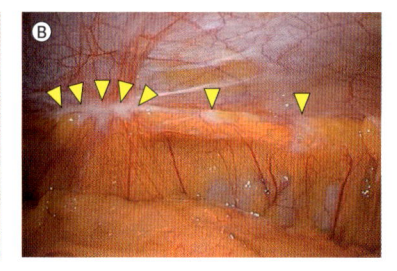

図5 審査腹腔鏡の術中初見

A：胃体部小弯の漿膜外浸潤を伴う進行胃がん（▷）
B：腹膜播種（多数の白色結節）（▷）

審査腹腔鏡の意義

　これまでの臨床試験の結果から、腹膜播種を伴う高度進行胃がんに対する胃切除は、治療効果が乏しいことが示されています。現在、このような高度進行胃がんに対しては、術前化学療法を行い、その後に審査腹腔鏡で治療効果を判定したうえで、手術適応および治療方針を決定することが一般的です。

引用・参考文献
1) 柴田近. "胃癌の診断". 消化器外科専門医の心得（上）. 消化器外科専門医テキスト制作委員会監. 日本消化器外科学会, 2020, 301-5.
2) 日本胃癌学会編. 胃癌取扱い規約. 第15版. 東京, 金原出版, 2017, 3-4.
3) 金光高雄ほか. 画像診断と内視鏡治療. 消化器外科. 44 (6), 2021, 692-700.
4) 日本消化器内視鏡学会早期胃癌の内視鏡診断ガイドライン委員会. 早期胃癌の内視鏡診断ガイドライン. 日本消化器内視鏡学会雑誌. 61 (6), 2019, 1310-1.
5) 久森重夫ほか. 切除不能進行胃癌に対する conversion surgery. 消化器外科. 45 (6), 2022, 685-91.
6) 野村尚ほか. 審査腹腔鏡の現状. 外科. 79 (10), 2017, 9259.

胃切除術

京都大学医学部附属病院 消化管外科　**北野翔一、小濵和貴**

胃切除の 3Point サマリー

Point **1** 胃がんの手術には、開腹手術、腹腔鏡手術、ロボット支援手術の3つのアプローチ方法があります。

Point **2** 主な術式は、幽門側胃切除術、噴門側胃切除術、胃全摘術の3つです。

Point **3** 本項目では、これらの特徴について解説するとともに、注意すべき合併症と看護師の観察ポイントやケアについて解説します。

アプローチ方法

胃がん手術のアプローチ方法

　胃がんの手術には、主に以下の3つのアプローチ方法があり、病状や術式に応じて最適なアプローチ方法が選択されます（ 表1 ）。

開腹手術

　お腹を開けて、直接手で臓器に触れながら行う手術です。主

表1 胃がん手術のアプローチ方法による特徴

	開腹手術	腹腔鏡手術	ロボット支援手術
傷口	大きい	小さい	小さい
痛み	強い	少ない	少ない
出血量	多い	少ない	さらに少ない
手術時間	短い	やや長い	長い
入院日数	長い	短い	短い

に、進行胃がんで標準治療とされているアプローチ方法です。

腹腔鏡手術

　お腹に5カ所程度の小さな穴を開けて、そこからカメラ、鉗子、電気メスなどの手術器具を挿入して行う手術です（図1A）。早期胃がんだけでなく、最近では進行胃がん（Stage ⅡまたはⅢ）に対する幽門側胃切除術においても標準治療とされているアプローチ方法です。

ロボット支援手術 ➡豆知識①

　小さな穴からカメラ、鉗子、電気メスなどの手術器具を挿入して手術を行う点は腹腔鏡手術と同じですが、術者は手術台から離れた「サージョンコンソール」と呼ばれる操縦席に座り、遠隔で手術器具を操作して手術を行います（図1B、図2）。一定の施設基準を満たした施設で採用されているアプローチ方法で、近年普及傾向にあります。

主な術式

幽門側胃切除術

　一言でいうと、胃の幽門側3分の2と周囲のリンパ節を切除する術式です。「ディスタール」とは、この術式を指す言葉です。

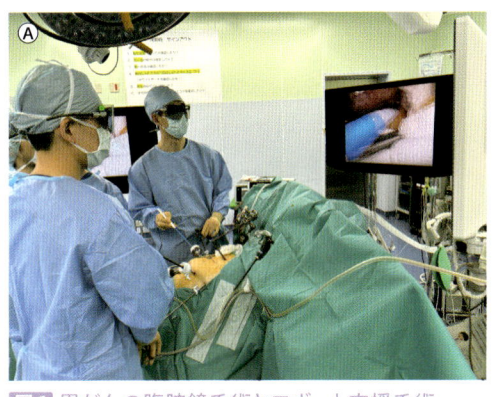
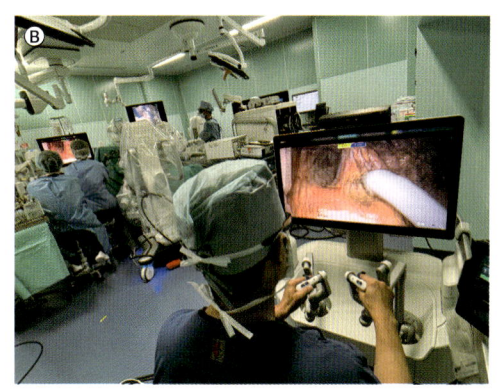

図1 胃がんの腹腔鏡手術とロボット支援手術

A：3D内視鏡を用いた腹腔鏡手術。術者と助手は3Dメガネを装着してモニターを見ながら手術を行う。
B：HugoTM（Medtronic社）を用いたロボット支援手術。手前が術者（サージョンコンソール）、奥が患者と助手（ペイシェントカート）

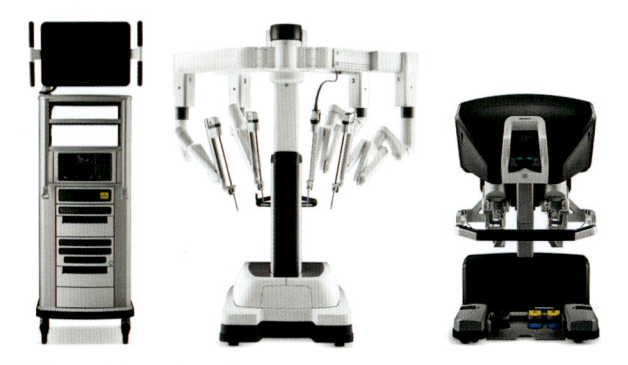

図2 手術支援ロボット（Da Vinci Xi サージカルシステム ©2024 Intuitive Surgical）

左：ビジョンカート、中：ペイシェントカート、右：サージョンコンソール

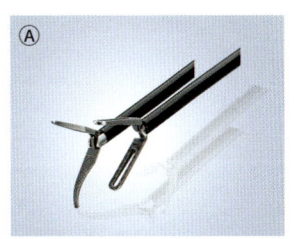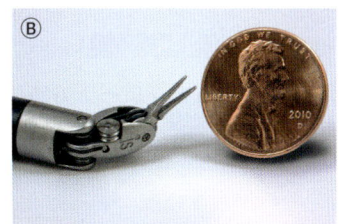

図3 腹腔鏡手術およびロボット支援手術で用いる鉗子

A：腹腔鏡手術で用いる鉗子
（画像提供：オリンパスマーケティング株式会社）
B：ロボット支援手術で用いる鉗子（©2024 Intuitive Surgical）

適応

病変が胃の中部〜下部に存在し、噴門側3分の1程度を温存することができる症例

切除する臓器

胃の幽門側3分の2、十二指腸の一部、大網、小網、リンパ節（図4A）

再建方法

ビルロートⅠ法（図4B）：残胃と十二指腸を吻合（胃十二指腸吻合）➡豆知識②

ビルロートⅡ法（図4C）：残胃と空腸を吻合（胃空腸吻合）、ブラウン吻合（空腸空腸吻合）

ルーワイ法（図4D）：残胃と挙上空腸を吻合（胃空腸吻合）、空腸同士を吻合（空腸空腸吻合）

A. 切除範囲

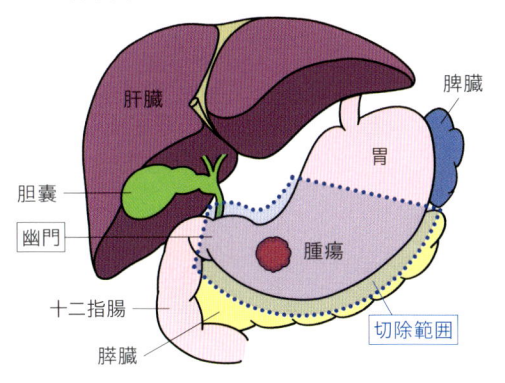

肝臓
胆嚢
幽門
十二指腸
膵臓
脾臓
胃
腫瘍
切除範囲
膵臓

B. ビルロートⅠ法

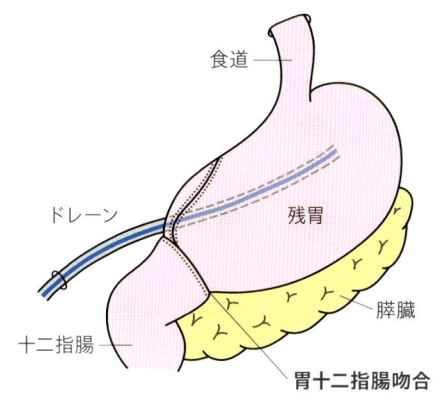

食道
ドレーン
残胃
十二指腸
膵臓
胃十二指腸吻合

●メリット
・手術手技が簡便（吻合部が1カ所のみ）
・食物が十二指腸を通る最も生理的な再建方法のため、消化管ホルモンの分泌動態や消化吸収能の維持に優れる

●デメリット
・残胃炎や逆流性食道炎を起こしやすい
・食道裂孔ヘルニアを有する患者には不適

C. ビルロートⅡ法

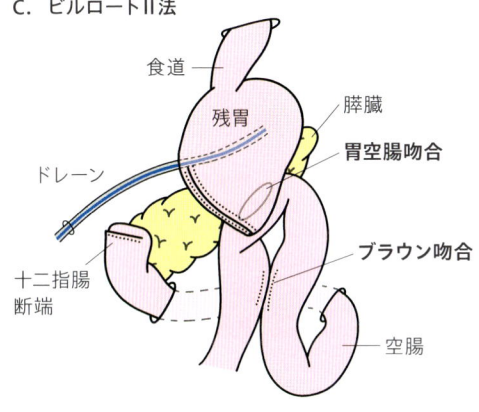

食道
残胃
膵臓
胃空腸吻合
ドレーン
ブラウン吻合
十二指腸
断端
空腸

●メリット
・手術手技が比較的簡便
・縫合不全を起こしにくい
・リスクの高い患者に向いている

●デメリット
・十二指腸液の残胃への流入による残胃炎や残胃がんのリスクが示唆されている
・輸入脚症候群のリスクがある

D. ルーワイ法

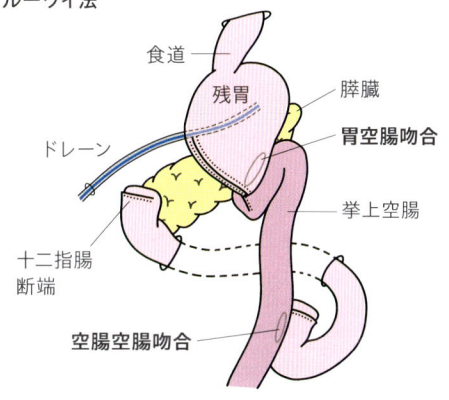

食道
残胃
膵臓
胃空腸吻合
ドレーン
挙上空腸
十二指腸
断端
空腸空腸吻合

●メリット
・残胃炎や逆流性食道炎になりにくい
・食道裂孔ヘルニアを有する患者に適する

●デメリット
・ルーワイ症候群がみられる（頻度20〜30%）
・内ヘルニアのリスクがある
・輸入脚症候群のリスクがある

図4 幽門側胃切除術の切除範囲と再建方法

噴門側胃切除術

一言でいうと、胃の噴門側 3 分の 1〜2 分の 1 と周囲のリンパ節を切除する術式です。

適応

胃の上部に存在する早期がんで、幽門側 2 分の 1 を温存することができる症例

切除する臓器

胃の噴門側 3 分の 1〜2 分の 1、食道の一部、大網、小網、リンパ節（図 5A）

再建方法

食道残胃吻合法（図 5B）：食道と残胃を直接吻合（食道残胃吻合）

ダブルトラクト法（図 5C）：食道と挙上空腸を吻合（食道空腸吻合）、挙上空腸と残胃を吻合（空腸残胃吻合）、空腸同士を吻合（空腸空腸吻合）

空腸間置法（図 5D）：食道と間置空腸を吻合（食道空腸吻合）、間置空腸と残胃を吻合（空腸残胃吻合）、空腸同士を吻合（空腸空腸吻合）

胃全摘術

一言でいうと、胃のすべてと周囲のリンパ節を切除する術式です。「トタール」とは、この術式を指す言葉です。

適応

病変が胃の上部または全体に存在するような進行胃がんで、胃の一部を温存できない症例

切除する臓器

胃のすべて、十二指腸の一部、食道の一部、大網、小網、リンパ節（図 6A）

再建方法

ルーワイ法（図 6B）：食道と挙上空腸を吻合（食道空腸吻合）、空腸同士を吻合（空腸空腸吻合）。このほかに、ダブルトラクト法や間置空腸法もありますが、ほとんどの施設でルーワイ法が採用されており、最も広く行われている吻合方法です。

ポイントアドバイス①

噴門機能と幽門機能

噴門と幽門は、それぞれ胃の入口と出口の解剖学的名称です。噴門は、食物や胃酸が食道に逆流するのを防ぐ機能があります。そのため、噴門を切除する噴門側胃切除術や胃全摘術は逆流性食道炎に注意が必要です。また幽門は、食物を十二指腸へゆっくり送り出す機能があります。そのため、幽門を切除する幽門側胃切除術や胃全摘術は、ダンピング症候群（「注意すべき周術期合併症と胃切除後障害および観察・ケアのポイント」参照）に注意が必要です。

A. 切除範囲

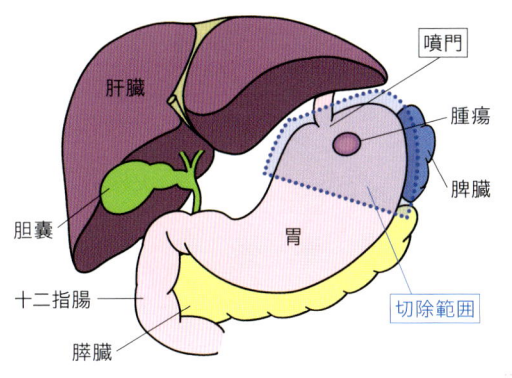

噴門

肝臓

腫瘍

脾臓

胆嚢

胃

十二指腸

膵臓

切除範囲

B. 食道残胃吻合法

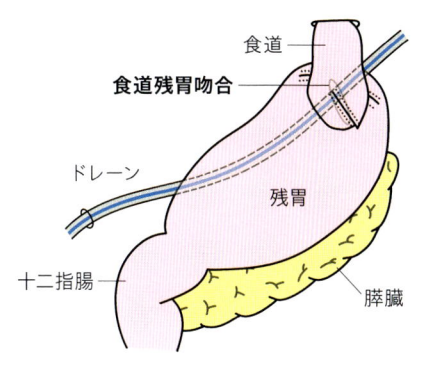

食道

食道残胃吻合

ドレーン

残胃

十二指腸

膵臓

●メリット
・最もシンプルな吻合方法（吻合が 1 カ所のみ）
・食物が幽門を通るので、ダンピング症候群になりにくい

●デメリット
・逆流性食道炎を起こしやすい
（そのため、逆流防止手技の付加が不可欠）

C. ダブルトラクト法

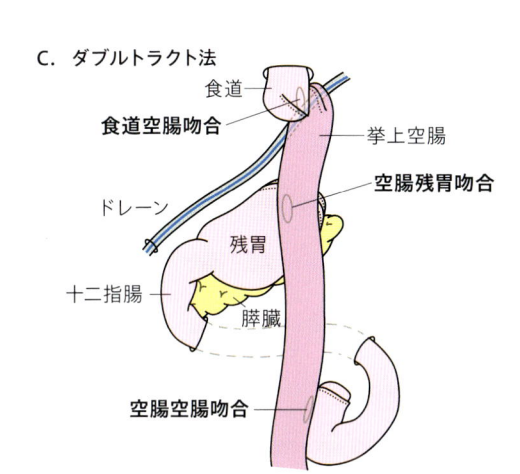

食道

食道空腸吻合

挙上空腸

空腸残胃吻合

ドレーン

残胃

十二指腸

膵臓

空腸空腸吻合

●メリット
・逆流性食道炎になりにくい
・食物の通り道が 2 つあるため、食物のうっ滞や通過障害が起こりにくい

●デメリット
・手技が煩雑（吻合部が 3 カ所あり）
・内ヘルニアのリスクがある

D. 空腸間置法

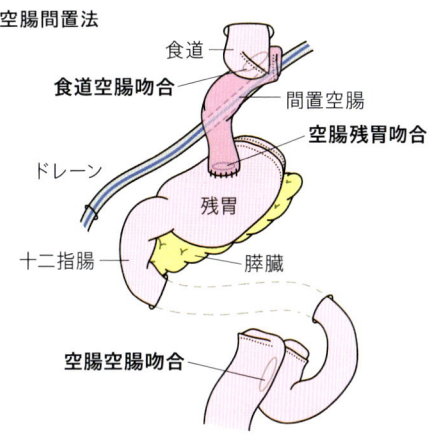

食道

食道空腸吻合

間置空腸

空腸残胃吻合

ドレーン

残胃

十二指腸

膵臓

空腸空腸吻合

●メリット
・逆流性食道炎になりにくい
・食物が幽門を通るためダンピング症候群になりにくい

●デメリット
・手技が煩雑（吻合部が 3 カ所あり）
・間置空腸内に食物が停滞し、腹部膨満や腹部不快を生じることがある

図5 噴門側胃切除術の切除範囲と再建方法

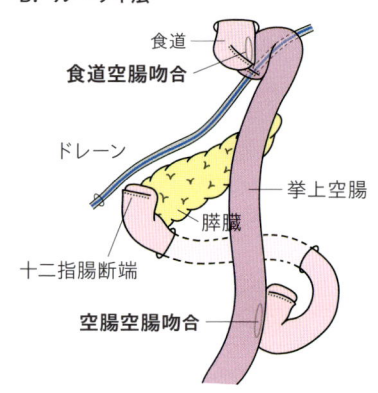

A. 切除範囲

肝臓
胆嚢
十二指腸
膵臓
脾臓
腫瘍
胃
切除範囲

B. ルーワイ法

食道
食道空腸吻合
ドレーン
十二指腸断端
空腸空腸吻合
膵臓
挙上空腸

●メリット
・空腸間置法やダブルトラクト法に比べて手術手技が簡便

●デメリット
・輸入脚症候群のリスクがある
・内ヘルニアのリスクがある
・ルーワイ症候群のリスクがある

図6 胃全摘術の切除範囲と再建方法

注意すべき周術期合併症と胃切除後障害および観察・ケアのポイント

　胃切除後の合併症には、術後早期に発症する周術期合併症（表2、3）と、胃切除後障害（post-gastrectomy syndrome；PGS）と呼ばれる胃切除術後に特有の合併症があります（表4）。特に PGS は、生活の質（QOL）の低下を引き起こすため、適切な治療・ケアが重要です。

胃切除後の食事摂取の工夫について

　胃切除後は、ダンピング症候群、消化不良などの予防のため、ゆっくりよく噛んで食べるように指導します。咀嚼回数を増やすことで、唾液分泌が促され消化吸収を助けてくれます。また、残胃の貯留能が低下しているため、1回あたりの食事摂取量を減らし、補食（食事回数を増やす）で補います。

胃切除後に不足しやすい栄養素

　胃切除後は、ビタミン B$_{12}$、鉄、カルシウムが不足しやすいため、栄養指導をとおして、これらの栄養素を多く含む食生活を心掛ける必要があります（表5）。

表2 術後早期に発症する周術期合併症

合併症	主な発症時期	症状	観察ポイント	検査	治療
縫合不全	術後 2〜7 日目	発熱 腹痛	バイタルサイン 腹部所見 ドレーン排液性状（膿性）	CT 検査 消化管造影検査	抗菌薬 ドレナージ 手術
十二指腸 断端破裂	術後 2〜7 日目	発熱 腹痛	バイタルサイン 腹部所見 ドレーン排液性状（胆汁性）	CT 検査	抗菌薬 ドレナージ 手術
膵液漏	術翌日〜7 日目	発熱 腹痛	バイタルサイン 腹部所見 ドレーン排液性状 （ワインレッド、膿性）	ドレーン排液 AMY 値 CT 検査	抗菌薬 ドレナージ
術後出血	術直後〜2 日目 （膵液漏に伴う出血 は術後 7 日目以降）	腹痛 腹部膨満	バイタルサイン 腹部所見 ドレーン排液性状（血性）	CT 検査 血管造影検査	カテーテル治療 手術
創部感染	術後 5〜7 日目	発熱 創部痛	創部所見 （創部の痛み・発赤） 混濁した滲出液	創部培養検査	抗菌薬 創部洗浄
腸閉塞	原因によりさまざま	嘔吐 腹痛 腹部膨満	バイタルサイン 腹部所見 排ガス・排便の停止	X 線検査 CT 検査	経鼻胃管 イレウス管 手術

表3 ドレーン排液性状の違いと注意すべき合併症

色調						
性状	漿液性〜 淡々血性	淡血性	血性	膿性	胆汁性	ワインレッド
注意すべき 合併症	正常	正常	術後出血	縫合不全 腹腔内膿瘍	十二指腸 断端破裂 縫合不全	膵液漏

「ワインレッド」の画像は京都大学医学部附属病院肝胆膵・移植外科 / 小児外科 穴澤貴行先生のご厚意により提供
「血性」「膿性」の画像は文献 1 より転載

表4 胃切除後障害（PGS）

合併症	原因	症状	ケア・指導	治療
早期ダンピング	食物が急速に小腸に排出されることにより消化管ホルモンが分泌され、食後30分以内に発症	腹痛、嘔吐、下痢、眠気、冷汗、動悸、めまい、倦怠感	食事指導（分割摂取）低糖質・高タンパク・高脂肪食	薬物治療
後期ダンピング	食物が急速に小腸に排出されることによりインスリンが過剰に分泌され、食後2～3時間後に発症	冷汗、動悸、めまい、失神、倦怠感、空腹感、頭痛、呼吸促迫	食事指導（分割摂取）低血糖時には糖分摂取	薬物治療
逆流性食道炎	噴門機能の低下（消失）、食道裂孔ヘルニア、胃内圧上昇などが原因	胸焼け、胸痛、喉のつかえ感、呑酸	食後の体位（すぐ横にならない）	薬物治療まれに手術
ルーワイ症候群	ルーワイ法に用いた挙上空腸の運動異常により食物の通過が停滞することが原因	腹痛、腹部膨満、悪心、嘔吐	食事指導（分割摂取）	絶食薬物治療
輸入脚症候群	ビルロートII法やルーワイ法で、胆汁や膵液が流れてくる側の空腸（輸入脚）が屈曲や捻転により閉塞することが原因	腹痛、背部痛、悪心、嘔吐	食事指導（分割摂取）	経鼻胃管内視鏡治療手術
胃内容排泄遅延	胃の変形、手術による迷走神経の離断、幽門の血流低下などが原因	腹部膨満、腹痛、食思不振、悪心、嘔吐	X線検査 CT検査 上部消化管内視鏡検査	絶食経鼻胃管薬物治療
内ヘルニア	ビルロートII法やルーワイ法による再建後に生じる腸管膜の隙間に小腸がはまり込むことが原因	腹痛、腹部膨満、悪心、嘔吐	特になし（初回手術時に腸管膜の隙間を非吸収糸で閉鎖することで予防）	手術
消化吸収障害	胃の貯留能低下、胃酸分泌減少および小腸を食物が急速に通過することが原因	体重減少、フレイル、サルコペニア	食事指導（分割摂取）栄養指導	薬物治療
貧血	胃酸分泌低下による鉄吸収障害（鉄欠乏性貧血）、内因子低下によるビタミンB_{12}吸収障害（巨赤芽球性貧血）が原因	動悸、息切れ、易疲労感、めまい	栄養指導（鉄分、ビタミンを含む食事）	薬物治療
骨粗鬆症	ビタミンD、ビタミンKの吸収障害によるカルシウムの吸収低下が原因、ビルロートII法やルーワイ法で起こりやすい	易骨折性	栄養指導（ビタミン、カルシウムを含む食事）運動リハビリ指導	薬物治療

表5 ビタミン B12、鉄、カルシウムを多く含む食品

ビタミン B12 を多く含む食品	レバー（牛）、秋刀魚、いくら、しじみ、たらこ
鉄を多く含む食品	レバー（豚・鶏）、油揚げ、納豆、卵黄
カルシウムを多く含む食品	牛乳、ヨーグルト、小松菜、しらす干し

引用・参考文献

1) 滝沢一泰ほか. ドレーン排液まるわかりノート. 消化器外科ナーシング. 21 (6), 2016, 510-20.

2) 木下敬弘. 胃癌に対する手術アプローチ法の変遷. 消化器外科. 45 (6), 2022, 659-66.

3) Etoh, T, et al. Five-Year Survival Outcomes of Laparoscopy-Assisted vs Open Distal Gastrectomy for Advanced Gastric Cancer: The JLSSG0901 Randomized Clinical Trial. JAMA Surg. 158 (5), 2023, 445-54.

4) 小濵和貴ほか. 今，なぜ胃癌にロボット支援手術を行うのか――胃癌に対するロボット支援手術のエビデンス. 臨床外科. 77 (4), 2022, 384-7.

5) 久森重夫ほか. ロボット支援腹腔鏡下胃切除術. 臨床外科. 78 (8), 2023, 943-51.

6) 日本胃癌学会編. 胃癌治療ガイドライン 医師用. 第 6 版. 東京, 金原出版, 2021, 16-24.

7) 市川大輔. "胃癌に対する幽門側胃切除術（再建）". 消化器外科専門医の心得（上）. 日本消化器外科専門医テキスト制作委員会監. 日本消化器外科学会, 2020, 327-330.

8) 黒川幸典. "胃癌に対する胃全摘術（再建）". 消化器外科専門医の心得（上）. 日本消化器外科専門医テキスト制作委員会監. 日本消化器外科学会, 2020, 336-8.

9) 中村公紀. "胃癌に対する噴門側胃切除術". 消化器外科専門医の心得（上）. 日本消化器外科専門医テキスト制作委員会監. 日本消化器外科学会, 2020, 342-4.

10) 「胃癌術後評価を考える」ワーキンググループ / 胃外科・術後障害研究会編. 外来診療・栄養指導に役立つ胃切除後障害診療ハンドブック. 東京, 南江堂, 2015, 11-63.

11) 前掲書 10), 115.

用語解説

フレイル・サルコペニア
フレイルは、健康と要介護の中間のことで、身体機能・認知機能の低下がみられる状態のことを指します。特に、筋量や筋力が低下した状態をサルコペニアと呼び、胃がん術後ではフレイルやサルコペニアに注意が必要です。

2章 胃がん

3 胃切除術

胃がん EMR（内視鏡的粘膜切除術）、ESD（内視鏡的粘膜下層剥離術）

新潟県厚生農業協同組合連合会けいなん総合病院 院長　平野正明

胃がんの内視鏡治療とケアの 3Point サマリー

Point 1 胃がんの内視鏡治療には、EMR と 2000 年代から急速に普及した ESD があります。最近は、一括切除できる ESD が治療のメインです。

Point 2 治療前には、インフォームドコンセントをふまえた同意書が取得されていることを確認し、必要な問診を行うとともに、患者さんの不安軽減に努めることが大切です。

Point 3 治療および帰室後は、患者さんの状態を観察し、異常の早期発見に努めることが重要です。

胃がんの ESD とはどんな治療か？ ➡豆知識①

　内視鏡治療の適応は、リンパ節転移の可能性がほとんどなく、病変が粘膜にとどまる早期の胃がんです。内視鏡的粘膜切除術（endoscopic mucosal resection；EMR）では、病変の下に生理食塩液などを局注した後に、スネアという金属の輪を使って切除します。スネアに入りきらない大きな病変は、分割切除になることがあります。

　一方、内視鏡的粘膜下層剥離術（endoscopic submucosal dissection；ESD）は粘膜下層を局注液で膨らませ、その後、病変の周囲を全周切開し、高周波ナイフを使って剥離する治療です（図1）。大きな病変でも一括切除できることが大きな利点です。病変を取り残すことが少なく、一括切除した良好な切除標本が得られるので、正確な病理診断が可能であり、根治性に優れています。さらに外科手術に比べて、体に対する負担が

知っておきたい豆知識①

分化型と未分化型
胃がんは「腺がん」と呼ばれるタイプのがん細胞で、塊として増殖する分化型とパラパラと広がる未分化型があります。ESD の適応は分化型粘膜がんですが、最近では未分化型の一部も ESD 適応になっています。

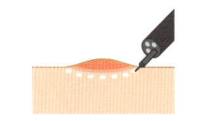 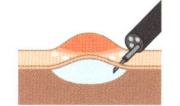 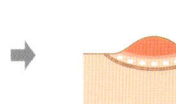  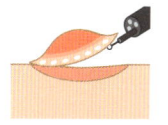

①病変周囲にマーキング　②病変直下に局注　③高周波ナイフで全周を切開　④粘膜下層を剥離

図1 ESD の手技

少なく、臓器機能が温存されることも大きな利点です。

　一方、技術的難易度が高く、治療時間が EMR より長いこと（1〜3 時間程度）、偶発症のリスクが比較的高いことが欠点です。

　代表的な偶発症には、術中および術後の出血と筋層損傷による穿孔があります（図2）。また鎮静薬使用による副作用にも注意が必要です ➡豆知識②。

　体に負担が少ないとはいえ、全身状態が不良で、偶発症の発生時に処置・治療が困難な患者さんには、ESD は禁忌になります。

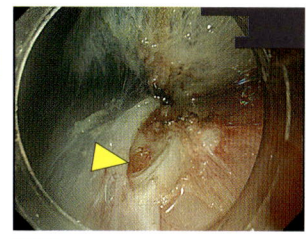

図2 ESD の治療中、剥離操作中に穿孔した写真

画面中央の穴（▷）が穿孔部位で、黄色く見えるのが小網（胃の壁外の脂肪組織）である。

ESD 治療前の看護のポイント

　まず、患者さんの基本情報を確認します。

　ESD は、出血や穿孔などの偶発症により、輸血や緊急手術になる可能性や、術後の病理診断で追加手術が必要になる可能性もあります。これらをふまえた同意書が取得されているか確認しましょう。

　既往歴で大切なのは、ペースメーカの装着や心疾患、緑内障や前立腺肥大がないか、糖尿病で治療薬を服用していないかをチェックすることです。糖尿病治療薬を内服している場合は、低血糖を避けるため、治療当日は内服を中止します。また抗血小板薬や抗凝固薬を服用している場合は、いつから休薬しているか確認しましょう。さらに、常用薬を当日内服するかどうか担当医に確認しておきましょう。義歯の有無や薬剤アレルギーも確認が必要です。血圧や脈拍などのバイタルサイン、血液型や感染症、全血球計算（complete blood count；CBC）や血液生化学検査についてもチェックしてください。

　治療に際しては、高周波電流を使用します。指輪やブレスレ

> **知っておきたい豆知識②**
>
> **鎮静の評価**
> 鎮静薬には呼吸抑制や血圧低下などのリスクがあります。鎮静度の評価には、鎮静状態が 6 段階に分けられるラムゼイ鎮静スコア、呼吸状態や酸素飽和度など 5 項目からなる Aldrete スコアがあり、活用されています。

ットなどの金属類を身に付けていないか確認することが必要です ➡豆知識③。

　また患者さんは、病気や治療そのものに不安を抱えていることが多く、治療前に患者さんの不安を軽減させる対応が大切です。

ESDから帰室後の看護のポイント

　苦痛や不快感を和らげるために、鎮静薬や鎮痛薬を使用して治療を行います。鎮静薬を投与すると、呼吸抑制や血圧低下などの副作用が生じたり、誤嚥を生じたりすることがあります。帰室後は覚醒状態を確認し、安定するまでモニタを装着することが望ましいです。

　申し送りでは、術中の経過や鎮静薬などの使用薬剤、バイタルサインの変動や偶発症の有無を確認してください。また担当医からの指示変更の有無についても確認しましょう。

　意識状態の確認を行い、覚醒状態が悪ければ拮抗薬の使用について担当医に尋ねましょう。覚醒していれば、治療が終了したことを伝え、ねぎらいの言葉を掛けましょう。覚醒後に移動する場合は、ベッドからの転落や転倒に気を付けなければなりません。必ず付き添うようにします。

　また、<mark>出血や穿孔などの偶発症が発症していないか、全身状態の観察をすることが大切</mark>です。出血が起こると、血圧低下、頻脈などの変化が現れ、冷汗、悪心・嘔吐や吐血・下血をきたすことがあります。便の性状にも注意が必要です。穿孔の場合は、腹痛や発熱、腹部膨満などの症状が出現します（図3）。特に、遅発性穿孔（図4）　➡豆知識④ では汎発性腹膜炎を合併し、緊急手術が必要になることもあります。異常の早期発見に努めてください。

退院後の生活と食事

　治療に伴う大きな潰瘍ができている場合があるので、退院後に注意が必要です。まず、退院後2週間程度は禁酒が必要で、喫煙者は禁煙が望ましいです。出血の危険性があるので、激しい運動、旅行や出張を控えるよう指導しましょう。食事は、刺

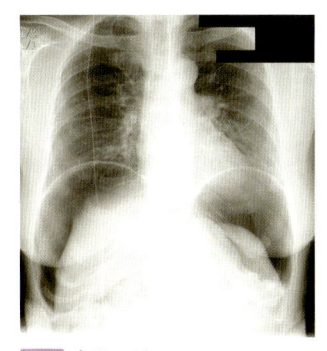

図3 穿孔フリーエア

術中穿孔をきたした際に、腹部膨満が高度となった症例。気腹を確認後、サーフロー針で脱気した。

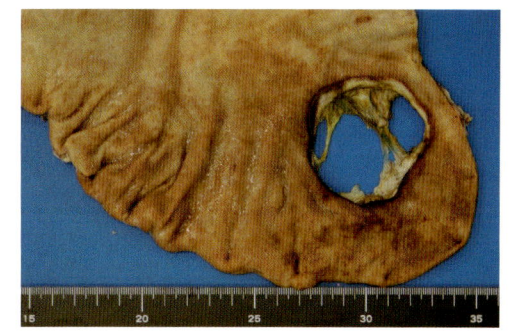

図4 遅発性穿孔症例（術後の標本写真）

ESD後、2日目の遅発性穿孔の症例。汎発性腹膜炎を合併し、緊急手術を施行。胃体上部後壁のESD後潰瘍の潰瘍底の筋肉のほとんどが壊死脱落している。

激物を避け、一度に食べ過ぎることなく、規則正しい食生活を心掛けるよう伝えてください。乳製品や鶏肉、柔らかく煮た穀物などがお勧めです。もしも、めまい、腹痛・発熱、黒色便や吐血・下血があった場合は、病院に連絡するよう伝えましょう。

引用・参考文献
1) 日本胃癌学会編. 胃癌治療ガイドライン 医師用. 第6版. 東京, 金原出版, 2021 p164.
2) 小野裕之ほか. 胃癌に対するESD/EMRガイドライン（第2版）. Gastroenterological Endoscopy. 62 (2), 2020, 273-90.
3) 後藤田卓志ほか. 内視鏡診療における鎮静に関するガイドライン（第2版）. Gastroenterological Endoscopy. 62 (9), 2020, 1635-81.

胃がん薬物療法

独立行政法人 地域医療機能推進機構 横浜中央病院 総合診療科　**谷江智輝**

東京大学医科学研究所附属病院　腫瘍・総合内科　**馬場啓介、朴 成和**

胃がん薬物療法の 3Point サマリー

Point 1 薬物療法は、根治切除可能な胃がんの術後に行う周術期補助化学療法と切除不能な進行・再発胃がんに対して行う全身薬物療法に分かれます。

Point 2 薬物療法は、主に「殺細胞性抗がん薬」「分子標的薬」「免疫チェックポイント阻害薬」を使用します。

Point 3 患者さんの問診をもとに生活の質に配慮して、抗がん薬による副作用に対する支持療法を丁寧に行います。

　胃がんのうち、遠隔転移を伴う症例や他臓器への浸潤が強く外科的切除が困難な症例は、延命を目的として抗がん薬を用いた全身薬物療法を行います。また、術中の検体で行った病理組織診断で微小転移の可能性がある症例（pStage Ⅱ／Ⅲ胃がん）に対しては術後補助化学療法を行います。胃がんの術前の補助化学療法はわが国ではまだ一般的ではありません。

　薬物療法のレジメンは、病期分類と患者さんの全身状態を考慮してガイドラインに則って検討します（2024年2月現在の最新のガイドラインは『胃癌治療ガイドライン 医師用 第6版（2021年7月改訂）』[1]）。ガイドラインに記載されている治療法は、第Ⅲ相試験のエビデンスに基づいた「標準治療」 ➡ポイント だけではありませんが、可能な症例では標準治療を実施し、標準治療が行えない場合にはその理由を明確にして、リスク・ベネフィットを考慮し治療法を選択することが大切です。

ポイントアドバイス

患者さんに「標準治療を行います」と言うと、「"標準"じゃなくて"特別"な治療を受けたい！」と思われるかもしれませんが、そうではありません。標準治療とは、今まで行われた臨床試験（ 表1 ）[2]を勝ち進んできたいわば「チャンピオン」の治療なのです。

表1 臨床試験（文献2を参考に作成）

試験の相	目的
第I相	安全性の把握、次相での推奨用量の決定
第II相	第I相で決定した推奨用量における有効性と安全性の評価
第III相	現在の標準治療との比較

使用する主な薬剤と主なレジメン

薬物療法で使用する主な薬剤を **表2** [3]、切除不能進行・再発例に対する薬物療法を **表3** [1]、術後補助化学療法を **表4** [1, 4] に示します ➡ **用語解説①、②**。

原則として、化学療法は外来で行いますが、シスプラチン（CDDP）を用いる場合などは入院での治療となります。

表2 使用する主な薬剤（文献3を参考に作成）

	分類	一般名	商品名
注射薬	代謝拮抗薬	フルオロウラシル	5-FU
	プラチナ製剤	シスプラチン	ランダ®
		オキサリプラチン	エルプラット®
	トポイソメラーゼ阻害薬	イリノテカン	カンプト®
	微小管阻害薬	パクリタキセル	タキソール®
		ドセタキセル	タキソテール®
	抗HER2抗体	トラスツズマブ	ハーセプチン®
	血管新生阻害薬	ラムシルマブ	サイラムザ®
	免疫チェックポイント阻害薬	ニボルマブ	オプジーボ®
経口薬	代謝拮抗薬	テガフール・ギメラシル・オテラシルカリウム	ティーエスワン®
		カペシタビン	ゼローダ®
		トリフルリジン・チピラシル	ロンサーフ®

表3 切除不能進行・再発例に対する薬物療法（文献1を参考に作成）

一次治療

	レジメン	使用する薬剤
HER2 陽性の場合	SOX+T-mab 療法	S-1+ オキサリプラチン+トラスツズマブ
	CapeOX+T-mab 療法	カペシタビン+オキサリプラチン+トラスツズマブ
	SP+T-mab 療法	S-1 +シスプラチン+トラスツズマブ
	XP+T-mab 療法	カペシタビン+シスプラチン+トラスツズマブ
HER2 陰性の場合	FOLFOX 療法	フルオロウラシル+レボホリナート+オキサリプラチン
	CapeOX 療法	カペシタビン+オキサリプラチン
	SOX 療法	S-1 +オキサリプラチン
	SP 療法	S-1 +シスプラチン
	XP 療法	カペシタビン+シスプラチン

二次治療

	レジメン
MSI-High の場合	ペムブロリズマブ
	weekly PTX +ラムシルマブ
MSI-High 以外の場合	weekly PTX +ラムシルマブ

三次治療

	レジメン
HER2 陽性の場合	T-DXd
HER2 陰性の場合	これまで使用歴のない CPT-11 や FTD/TPI、ニボルマブの単剤療法

S-1：テガフール・ギメラシル・オテラシルカリウム、PTX：パクリタキセル、T-DXd：トラスツズマブ デルクステカン、CPT-11：イリノテカン、FTD/TPI：トリフルリジン・チピラシル

表4 術後補助化学療法（文献1、4を参考に作成）

レジメン	スケジュール
S-1 単剤療法	6 週間 / サイクルを 8 サイクル投与
S-1+DTX 療法	3 週間 / サイクル を 7 サイクル投与後、S-1 のみ 6 週間 1 サイクルで投与
SOX 療法	3 週間 / サイクル を 8 サイクル投与
CapeOX 療法	3 週間 / サイクル を 8 サイクル投与

DTX：ドセタキセル

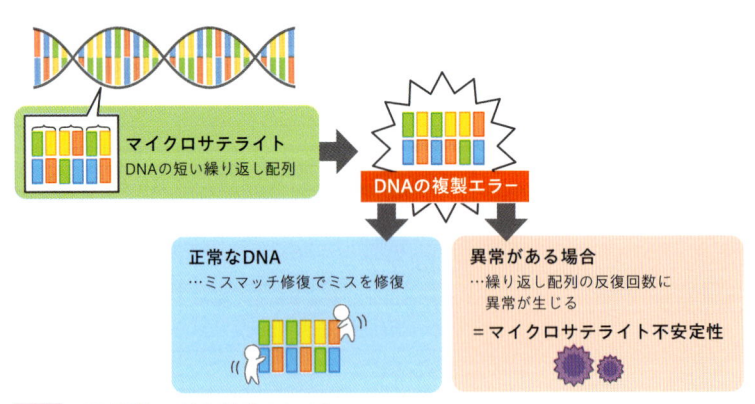

図1 MSI 陽性のがん発症のしくみ

化学療法の実際

SOX+T-mab 療法のレジメンを 表5 に示します。

・1 コースは 3 週間です。増悪（progressive disease；PD）➡豆知識① 、重篤な副作用の出現、患者さんが治療継続を拒否するまで継続します。

・化学療法の代表的な副作用に、悪心・嘔吐があります。制吐療法はがん薬物療法を完遂するうえで重要な支持療法であり、悪心・嘔吐を抑制することは、患者さんの QOL を向上させると同時に化学療法の継続に重要です。制吐薬として、急性期に有効な 5-HT_3 受容体拮抗薬、急性期と遅発期の両方に有効な NK_1 受容体拮抗薬、副腎皮質ホルモン（デキサメタゾン）が使用されます ➡豆知識② 。わが国では 2017 年に非定型抗精神病薬のオランザピンが「抗悪性腫瘍剤（シスプラチンなど）投与に伴う消化器症状（悪心、嘔吐）」に対して保険適用になり、急性期・遅発期ともに新たな制吐薬として使用可能になりました。しかし、オキサリプラチンを含む中等度催吐性抗がん薬に対するオランザピンの追加・併用については十分なエビデンスがなく、催吐リスクを考慮して使用を検討する必要があります[9]。

・オキサリプラチンの代表的な副作用に、末梢神経障害があります。神経障害は、投与開始後数時間以内に出現する急性神経障害と、累積投与量の増加に伴う蓄積性神経障害に分けられます[10]。急性神経障害は一過性ですが、蓄積性神経障害はオキサリプラチンの累積投与量が 800mg/m^2 を超えると感覚性の機能障害を伴う神経障害の頻度が高くなることが知られています[11]。「字が書きにくくなった」「箸が持ちにくくなった」といった症状は末梢神経障害を疑うきっかけになります ➡豆知識③ 。

知っておきたい豆知識①

治療効果判定

臨床試験における腫瘍縮小効果の判定基準の指針である RECIST（Response Evaluation Criteria in Solid Tumors）ガイドライン[7]に従って、治療効果（寛解、維持、増悪）を判定します。現行の治療を継続するか否かは、画像診断のみに頼らず、患者さんの全身状態や採血所見なども加味し総合的に判断します。

知っておきたい豆知識②

超遅発期悪心・嘔吐

抗がん薬による悪心・嘔吐が出現する可能性のある期間は化学療法開始から約 5 日間とされていましたが、より長期間（投与開始 120 時間後以降）持続する患者さんがいることが知られています[8]。これを超遅発期悪心・嘔吐といい、より丁寧な制吐薬の調整が必要になります。

知っておきたい豆知識③

オキサリプラチンによる末梢神経障害

オキサリプラチンによるしびれは、冷感刺激がきっかけになることがあります。オキサリプラチンを使用していたある胃がんの患者さんは、食器を木製にしたところしびれが軽減されたと仰っていました。

表5 SOX+T-mab 療法

Day	1	8	15	21
S-1 1回 40mg/m^2 1日2回経口	→		→	
OHP 100mg/m^2 点滴静注（2時間）	→			
T-mab 初回：8mg/kg 点滴静注（90分） 2回目以降：6mg/kg 点滴静注（30分）	→			
嘔気対策				
5-HT$_3$ 受容体拮抗薬 点滴静注	→			
副腎皮質ホルモン 点滴静注	→ （Day 2、3は内服）			
選択的 NK$_1$ 受容体拮抗薬 点滴静注	→			

S-1 投与量	
体表面積	**S-1 初回基準量**
1.25m^2 未満	40mg/回
1.25m^2 以上 1.5m^2 未満	50mg/回
1.5m^2 以上	60mg/回

OHP：オキサリプラチン、T-mab：トラスツズマブ

引用・参考文献

1) 日本胃癌学会編. 胃癌治療ガイドライン 医師用. 第6版. 東京, 金原出版, 2021, 30-9.
2) 日本臨床腫瘍学会編. 新臨床腫瘍学：がん薬物療法専門医のために. 改訂第6版. 東京, 南江堂, 2021, 126-9.
3) 棚橋利行ほか. 胃癌化学療法の現状と展望. 日本消化器病学会雑誌. 115 (6), 2018, 500-6.
4) 角埜徹. "胃がん". がん診療レジデントマニュアル. 第9版. 国立がん研究センター内科レジデント編. 東京, 医学書院, 2022, 145.
5) 安井久晃. 遺伝子関連検査. 消化器ナーシング. 28 (10), 2023, 981-6.
6) 森俊太ほか. コンパニオン診断, MSI検査とはどのようなものですか？ YORi-SOU がんナーシング. 10 (4), 2020, 342-43.
7) 固形がんの治療効果判定のための新ガイドライン（RECIST ガイドライン）―改訂版 version 1.1―日本語訳 JCOG版 ver1.0.
https://jcog.jp/assets/RECISTv11J_20100810.pdf (2024年7月最終閲覧)
8) Tamura, K. et al. Testing the effectiveness of antiemetic guidelines: results of a prospective registry by the CINV Study Group of Japan. Int. J. Clin. Oncol. 20 (5), 2015, 855-65.
9) 日本癌治療学会編. 制吐薬適正使用ガイドライン. 第3版. 東京, 金原出版, 2023, 38-9.
10) 堤理恵ほか. 化学療法に伴う味覚・嗅覚障害への対応. 日本静脈経腸栄養学会雑誌. 33 (4), 2018, 1019-24.
11) 荒川和彦ほか. 抗がん剤による末梢神経障害の特徴とその作用機序. 日本緩和医療薬学雑誌. 4 (1), 2011, 1-13.

胃がん症状への対症療法

日本大学病院 消化器外科　**山下裕玄**

腹膜播種による症状

　胃がんの遠隔転移形式として腹膜が多数を占めていることは、長らく全く変わっていません。腹腔内に胃がんの転移が撒布された状態である「腹膜播種」により、さまざまな管腔臓器が狭窄してくることによって症状が出現してきます。腸管狭窄に伴う腸閉塞の場合、腹痛、嘔吐といった典型的な症状がみられ、腹部単純写真や CT 画像で拡張した腸管が確認されます。胆管狭窄の場合には血液検査で肝胆道系酵素値の上昇が認められ、徐々に血清ビリルビン値が上昇していき閉塞性黄疸を呈するようになります。尿管狭窄の場合には CT 画像や超音波検査で拡張した腎盂が観察され、血清クレアチニン値が上昇し腎後性腎不全に至る場合もあります。また、管腔臓器の狭窄がなくても、がん性腹水が貯留し腹部膨満が顕著となってくることも多いです。

症状への対応

　腸管狭窄は多発していることが少なくなく、初期治療としてはイレウス管を留置することによる腸管減圧になります。腸管バイパス手術やストーマ造設によって経口摂取が可能となるかどうかがきわめて重要で、これが難しい場合には長期に腸管内容のドレナージが必要となります。経鼻チューブを長期に留置することにより患者さんの苦痛が強い場合には、経皮経食道的なチューブに変更することも選択肢となります。胆管狭窄、尿管狭窄に対してはステント留置により狭窄が解除されればよいですが、ステント留置が難しい場合には経皮経肝胆道ドレナージや腎瘻造設が選択肢となります。腹水増加に伴う腹部膨満感増強に対して、腹腔穿刺により貯留腹水をドレナージすることが症状改善に有効ですが、抜き続けるよりも腹水濾過濃縮再静注療法（cell-free and concentrated ascites reinfusion therapy；CART）（図1）を検討し、血清アルブミン値を維持して浮腫が増悪しないようにしたいところです。

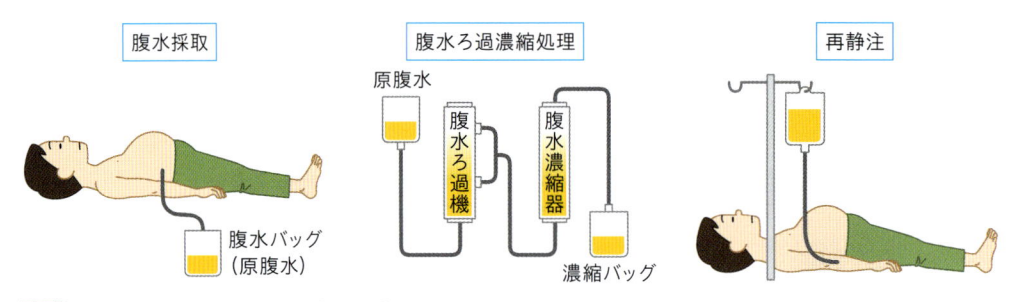

図1 腹水濾過濃縮再静注療法（CART）

腹水採取

腹水バッグ
（原腹水）

腹水ろ過濃縮処理

原腹水

腹水ろ過機

腹水濃縮器

濃縮バッグ

再静注

3章

肝臓がん

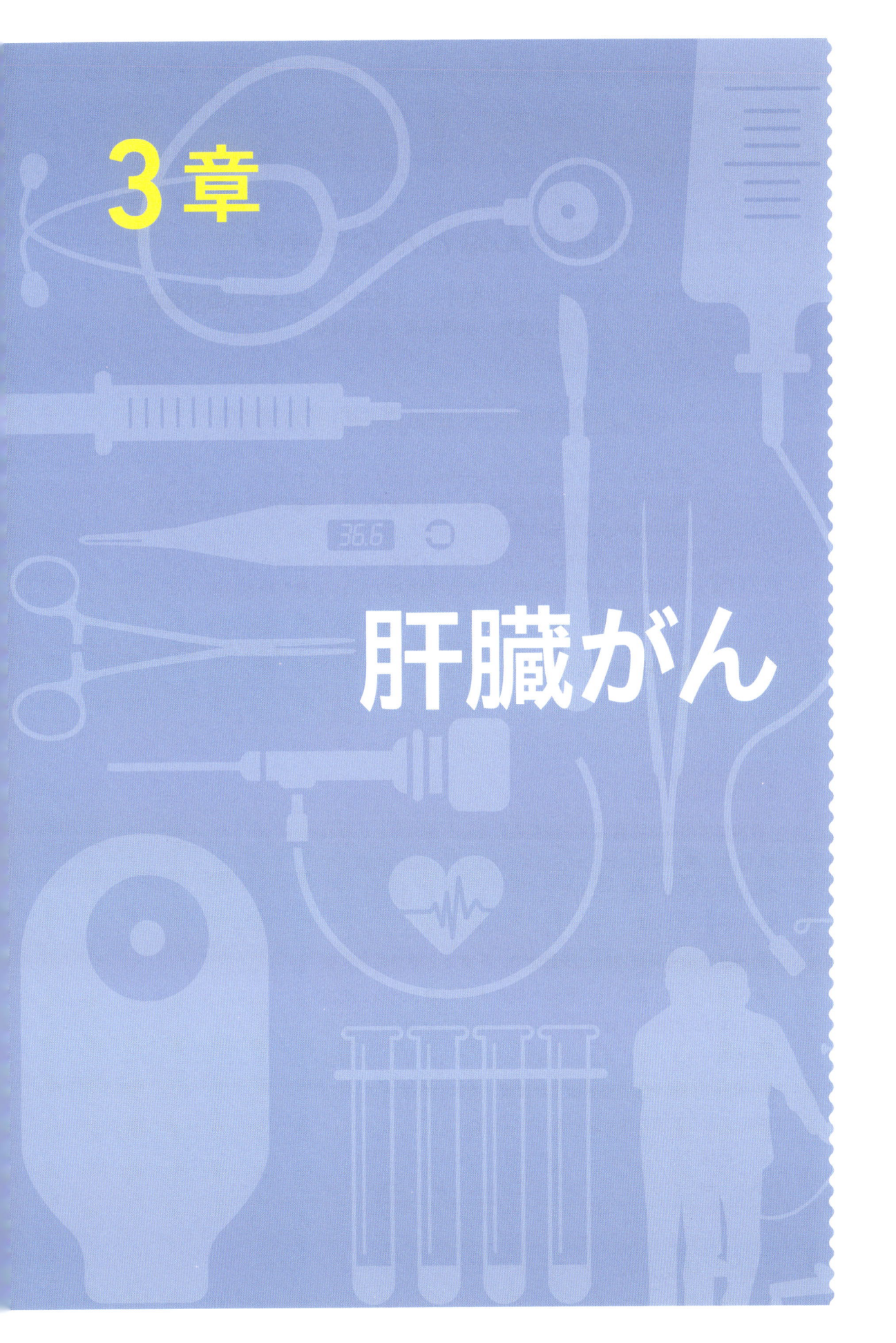

肝臓がんはどんな疾患？

杏林大学医学部付属病院 肝胆膵外科　**百瀬博一、工藤翔平、吉田智幸、蓮井宣宏、松木亮太、小暮正晴、阪本良弘**

肝臓がんの病態・症状の 3 point サマリー

Point 1　肝臓がんは大きく肝細胞がんと肝内胆管がんに分けられますが、一般的に肝臓がんといえば、前者を指します。肝細胞がんは、肝臓の主な細胞である肝細胞ががん化したものです。

Point 2　肝細胞がんの原因となる肝障害は、B 型肝炎ウイルス感染や C 型肝炎ウイルス感染によるものが大半でしたが、現在はアルコール性肝障害や非アルコール性脂肪肝炎による割合が増えてきています。

Point 3　肝細胞がんによる症状は、実はほとんどありません。肝硬変がある場合は、腹水や黄疸がみられることがあります。

肝臓の解剖

　肝臓は体内最大の臓器で、体重の約 2% を占めるといわれています。解剖学的には、レックス・カントリー線（胆嚢と下大静脈を結ぶ線）を境に左肝と右肝に分かれます（図1）。「左葉と右葉」という呼びかたをすることもあります。

　肝臓に注ぐ血管は門脈と肝動脈で、肝臓は 2 種類の流入血支配を受けます。門脈は、肝臓への血液供給の 3 分の 2 を担っています。門脈血には酸素のほかに消化管から運ばれる多くの栄養素が含まれています。肝動脈は残りの 3 分の 1 の血液供給を担っています。肝動脈血には酸素が豊富に含まれており、肝臓に必要な酸素の約半分を運んでいます。

　また肝臓内では、胆管といわれる胆汁が流れる管と門脈、肝動脈が、束となり走行しています（グリソン鞘）。肝臓での代

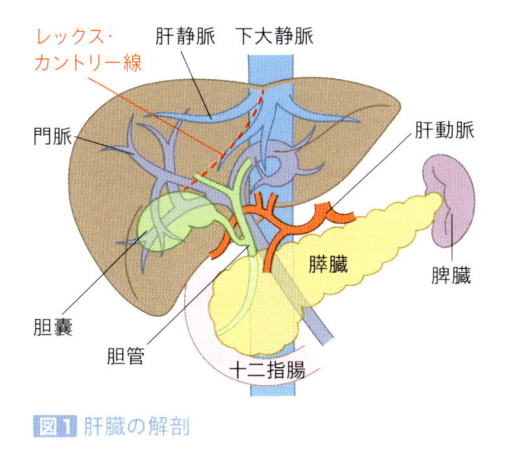

図1 肝臓の解剖

レックス・カントリー線 / 肝静脈 / 下大静脈 / 肝動脈 / 門脈 / 膵臓 / 脾臓 / 胆嚢 / 胆管 / 十二指腸

謝が終わると、肝内の血流は肝静脈を通って下大静脈から心臓に戻ります。

肝臓の役割

　肝臓は多くの仕事をしていますが、主なものは3つあります。

胆汁の産生と分泌

　胆汁は、脂肪成分を消化するために必要な消化液の一つであり、黄褐色の液体です。肝細胞で産生され、1日に500～1,000mLほど分泌されています。胆汁の流れが滞ったり、肝細胞の障害が起こったりすると黄疸（➡ポイント）になります。

栄養素の貯蔵と代謝

　人間が食べたものは、そのままでは吸収されません。そのため、栄養素として体に吸収できるように肝臓で代謝されます。たとえば、食事に含まれたアミノ酸をアルブミンに変化させて血液に送り出したり、ブドウ糖をグリコーゲンに変えて肝臓に貯蔵し、必要な際にエネルギー源として体内へ送り出したりします。

解毒

　体内に入った毒物を分解しています。たとえば、アルコール成分やたばこなどに含まれるニコチンを中和したり、運動後に筋肉から産生される乳酸をグリコーゲンに変えたりします。

ポイントアドバイス

黄疸を見逃さないポイントは？
黄疸によりさまざまな症状が出ます。外見では、眼球結膜や皮膚が黄色に変化し、全身の痒みが強くでる患者さんもいます。また、排泄物の確認も重要で、便が白く変化したり、尿が茶色に濃くなったります。これらの症状は、本来消化管に流れる胆汁が、血液中に過剰に吸収されることで起こります。

肝臓がんとは

　肝臓がんは、肝臓にできるがんの総称です。このうち、肝臓の主な細胞である肝細胞ががん化したものを、肝細胞がんと呼びます。同じ肝臓にできたがんでも、肝臓の中を走る胆管ががん化したものは肝内胆管がんと呼ばれ、異なるがんとして区別されます（図2）。

　日本で発症する肝臓がんの90%は肝細胞がん、8%が肝内胆管がんであるため、一般的に肝臓がんといえば、肝細胞がんを意味することが多いのです。

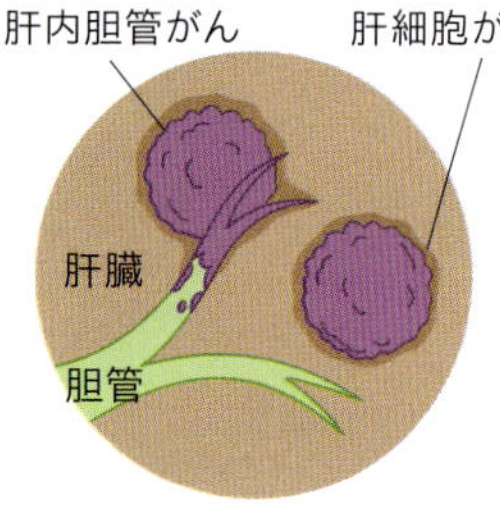

肝臓がんの原因

　日本の肝臓がんの死亡数は、1970年代半ばに急速に増加し、2005年ごろにピークを迎え、その後はゆっくりと減少しています。しかし、国立がん研究センターのがん統計2019によると、2009〜2011年に診断された肝臓がん患者の5年相対生存率 ➡用語解説① は、男性が36.2%、女性が35.1%であり[1]、難治性のがんであることがわかります。

　肝臓がんの原因には、①B型肝炎ウイルスの感染、②C型肝炎ウイルスの感染、③アルコール性肝障害、④非アルコール性脂肪肝炎（nonalcoholic steatohepatitis；NASH）などによる、肝臓の慢性炎症や肝硬変が影響しているといわれています。③アルコール性肝障害と④NASHを合わせて非B非C型と分類することもあります。また、そのほかに原発性胆汁性胆管炎、自己免疫性肝炎、Wilson病などの疾患も肝臓がんの原因として知られています。

背景肝疾患の変化

　現在、肝臓がんを発症した患者さんの背景肝疾患は変化しています。1990年代はB型肝炎ウイルスやC型肝炎ウイルスの感染が原因の90%程度を占めていましたが、2019年にはその割合が50%程度まで減少しています[2, 3]。これはC型肝炎ウイルスに対する有効な治療薬が開発されて、持続的ウイルス陰性化（sustained virologic response；SVR） ➡豆知識① が

図2 肝細胞がん、肝内胆管がんのイメージ

肝細胞がんは肝細胞ががん化したがんで、境界がはっきりしていることが多い。一方、肝内胆管がんは胆管ががん化し周囲に浸潤するので、境界がはっきりしていないことが多い。

用語解説①

5年相対生存率
がんと診断された人の5年後の生存割合が、その人と同じ性別・年齢の日本人全体と比べて、どれくらい低いかをみる指標です。100%に近いほど、治療によって生存ができるがんになります。

知っておきたい豆知識①

SVRについて
C型肝炎ウイルスが体内から排除されたかどうかは、血液検査によるHCV-RNAが陰性になることで判断します。通常は、治療終了時と終了後12週または24週で検査を行い、両方の検査で陰性化が確認できればSVRと判定されます。

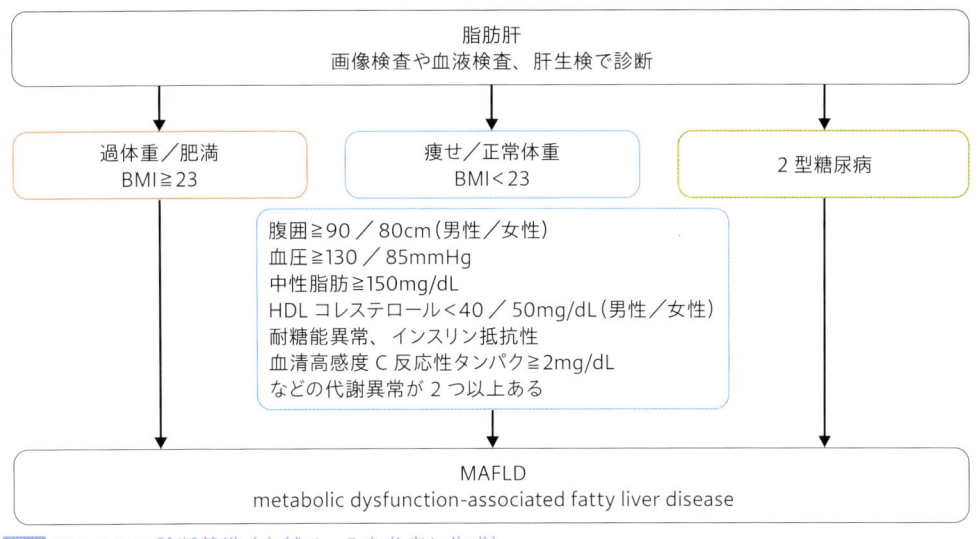

図3 MAFLD の診断基準（文献 4、5 を参考に作成）

100% 近く得られるようになったからです。<mark>SVR によりウイルスによる慢性的な炎症は抑えられ、C 型肝炎ウイルス感染による肝臓がんの発症率は低下</mark>しています。

　しかし、B 型肝炎ウイルス感染は核酸アナログ製剤 ➡用語解説② の投与により病勢のコントロールは良好に行えるようになってきていますが、ウイルスを体内から完全に排除することはできていません。さらに<mark>B 型肝炎ウイルスの増殖が抑えられても肝臓がんの発症は完全に抑えられない</mark>ことがわかっています。そのため、B 型肝炎ウイルス感染による肝臓がん発症の割合は変化していません。

　一方で、<mark>ウイルス感染以外のアルコール性肝障害や NASH による肝臓がんの発症が近年増加</mark>しています。最近では、NASH のなかで、肥満や 2 型糖尿病、メタボリックシンドロームなど生活習慣に関連している脂肪肝を MAFLD（metabolic dysfunction-associated fatty liver disease）と呼ぶ疾患概念が提唱されています（**図3**）[4, 5]。MAFLD の診断には肝臓の組織検査が必要ないため、健診などでも診断ができます。MAFLD が原因とされる肝臓がんを調べた研究では、今後は MAFLD が原因となる肝臓がんが増加していくと報告されています[6]。

用語解説②

核酸アナログ製剤
B 型肝炎ウイルスは、核酸という体内にある物質を使って増殖していきます。その増殖の過程で核酸が使用され B 型肝炎ウイルスが増殖しないようにする内服薬です。核酸と類似した構造を持っているため核酸アナログといいます。

肝臓がんの症状

　肝臓は「沈黙の臓器」と呼ばれており、炎症やがんがあっても初期には自覚症状がほとんどありません。しかし、肝硬変や病状が進行した場合に症状がみられます。

　肝硬変では門脈圧が高くなること（門脈圧亢進症 ➡用語解説③）で以下の症状がみられます（図4）。

①食道や胃、直腸に静脈瘤を形成し、静脈瘤の破裂による消化管出血を起こす危険があります。

②脾臓が大きくなり（脾腫）、脾臓の機能亢進による汎血球減少のため、貧血や易感染性、出血傾向になります。

③血液中の栄養素（アルブミン）の低下により胸水や腹水が貯留します。また、手足の浮腫がみられます。

④腸内細菌により産生されるアンモニアなどの毒性物質が肝臓で解毒されず、中枢神経に移動し肝性脳症による症状 ➡豆知識② を起こします。

⑤肝不全になり黄疸を発症します。

　病状が進行した場合は、がんそのものの大きさにより腹部にしこりや圧迫感、痛み、食欲不振、栄養状態の悪化などにより体重減少などが現れることがあります。なお、肝硬変による症

用語解説③

門脈圧亢進症
正常な門脈圧は、100〜150mmH₂Oですが、これが常時200mmH₂O以上に上昇した場合を、門脈圧亢進症と定義しています。

知っておきたい豆知識②

肝性脳症による症状として、意識障害、異常行動、羽ばたき振戦などの神経症状があります。羽ばたき振戦は、両腕を前に伸ばして手のひらを前に向けて反らすと指が羽ばたくような震えを起こす症状です。

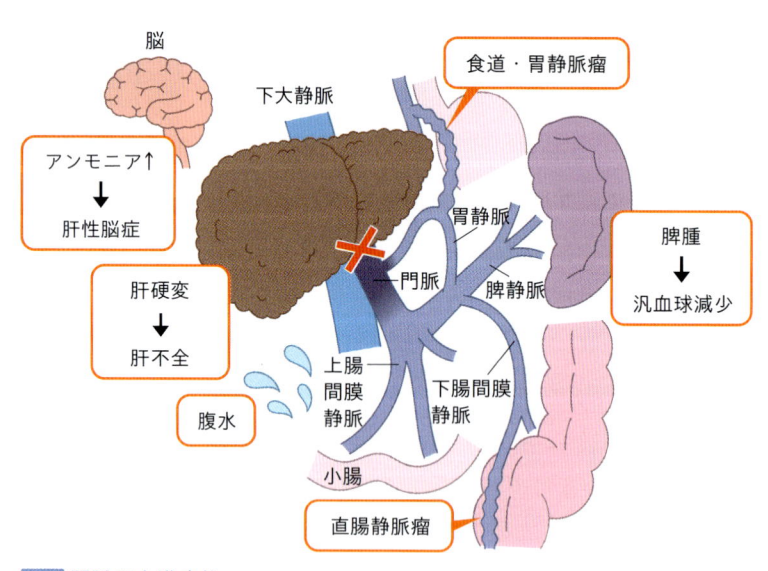

図4 門脈圧亢進症状

状とがんそのものによる症状が同時に起こることもあります。

肝臓がんのステージ分類

　肝臓がんの進行度を表すには、日本肝癌研究会から提唱されている、肝臓がんのStage（病期）分類が使われています。がんの個数、大きさ、肝臓内を走る脈管（動脈、門脈、静脈、胆管）への浸潤がないか、肝臓以外の臓器やリンパ節に転移がないかによって、I〜IV期に分類されます[7]。I〜III期はリンパ節転移や肝臓以外の臓器への転移がなく、がんの局所的な進行度のみで分類されます。I期は単発、2cm以下、かつ肝臓内の脈管への浸潤がない比較的小さながんです。II、III期になるにつれて個数や大きさなどが増えてきます。IV期はがんの進行が高度（多発、2cm以上、かつ肝臓内の脈管への浸潤がある）であり、リンパ節転移や肝臓以外の臓器への転移を認めるものになります。なお、肝臓がんの転移先は肝内が最も多いですが、肺、副腎、骨、脳などに遠隔転移を起こすことがあります（図5）。

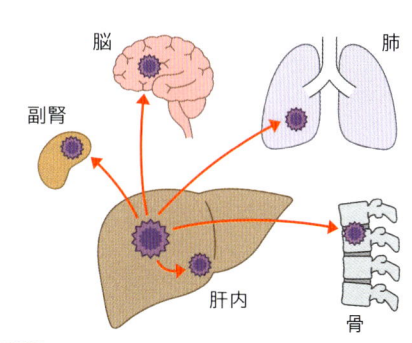

図5 肝臓がんの遠隔転移の場所

引用・参考文献
1) 国立がん研究センター. がん情報サービス：がん登録・統計（全国がん罹患モニタリング集計）. 2019. https://ganjoho.jp/public/qa_links/report/ncr/pdf/mcij20092011_report.pdf（2024年8月最終閲覧）
2) Tateishi, R. et al. A nationwide survey on non-B, non-C hepatocellular carcinoma in Japan: 2011-2015 update. J. Gastroenterol. 54 (4), 2019, 367-76.
3) Nakano, M. et al. Trends in hepatocellular carcinoma incident cases in Japan between 1996 and 2019. Sci. Rep. 12 (1), 2022, 1517.
4) Eslam, M. et al. A new definition for metabolic dysfunction-associated fatty liver disease: An international expert consensus statement. J Hepatol. 2020, 73 (1), 202-9.
5) 川口巧. 脂肪肝の新概念：Metabolic dysfunction-associated fatty liver disease (MAFLD). 肝臓. 64 (2), 2023, 34.
6) Vitale, A. et al. Epidemiological trends and trajectories of MAFLD-associated hepatocellular carcinoma 2002-2033: the ITA.LI.CA database. Gut. 72 (1), 2023, 141-52.
7) 日本肝癌研究会編. 臨床・病理 原発性肝癌取扱い規約. 第6版補訂版. 東京, 金原出版, 2019, 26-7.

どんな検査を行う？ どう診断する？

杏林大学医学部付属病院 肝胆膵外科 **百瀬博一、工藤翔平、吉田智幸、蓮井宣宏、松木亮太、小暮正晴、阪本良弘**

肝臓がん検査・診断の 3point サマリー

Point 1 肝細胞がんの早期発見のために、肝細胞がんを発症するリスクが高いかどうかを評価します。

Point 2 肝細胞がんを発見するために主軸となる検査は、腹部超音波検査です。

Point 3 腹部超音波検査で異常がみつかった場合、CT、MRI などの検査を追加し、肝臓がんの精密な診断を行います。

肝細胞がんリスクの評価、アルゴリズム

肝細胞がんを発症しやすいリスクは明らかになっているため、リスクを持っている患者さんを重点的に検査することで早期発見につながります。かつ、早期に発見すれば、治療成績はよくなります。そのため、患者さんが肝細胞がんを発症するリスクが高いかどうかを評価することから始まります。具体的には、B 型肝炎ウイルス感染や C 型肝炎ウイルス感染による慢性肝炎のある患者さん、肝硬変がある患者さん、ウイルス感染はないが肝硬変と診断された患者さんは、肝細胞がん発症リスクが高いと判断し（図1）、3～6 カ月間隔での検査を行います。これをサーベイランスといいます。一方、肝内胆管がんも上記のリスクから発症リスクが高まることがわかってはいますが、肝細胞がんほどサーベイランスが有効とはみなされていません。

『肝癌診療ガイドライン 2021 年版』には、肝臓がんリスク評価後の腹部超音波から開始されるアルゴリズム ➡用語解説① が記載されています[1]。

用語解説①

アルゴリズム
「大まかな診断や治療の手順」という意味です。医療分野ではほかにもさまざまなアルゴリズムがあります。

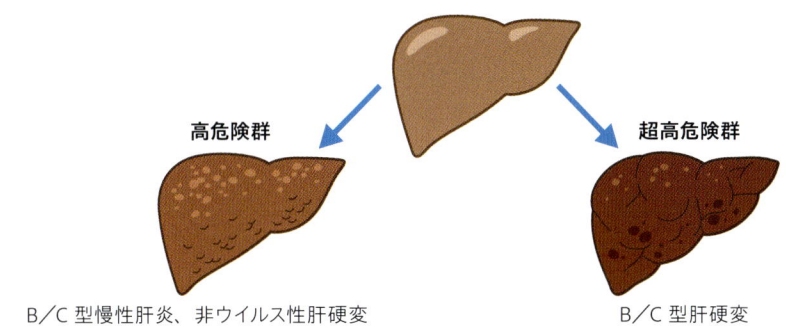

高危険群
B／C 型慢性肝炎、非ウイルス性肝硬変

超高危険群
B／C 型肝硬変

図1 肝細胞がん発症リスク評価
高危険群：6 カ月ごとの超音波検査・腫瘍マーカーの測定。
超高危険群：3〜4 カ月ごとの超音波検査・腫瘍マーカーの測定。6〜12 カ月ごとのダイナミック CT 検査／MRI 検査。

肝臓がんの検査、診断

腹部超音波検査

　体の表面に当てた器具（プローブ）から超音波を出し、臓器で反射した超音波の様子を画像化して観察する検査です。比較的体への負担が少ない検査の一つです。がんの大きさ、位置や個数、肝臓内を走る脈管（動脈、門脈、胆管、静脈）への浸潤、肝臓の形や腹水の有無を調べます。体型や皮下脂肪、がんの場所によっては観察ができないことがあるため注意が必要です。特に横隔膜の近くにある病変は観察しづらいといわれています。

　現在は、CT 検査のように造影剤を使用した腹部超音波検査も可能です。2007 年 1 月から薬価収載されたソナゾイド® という薬剤を血管内に投与することで肝臓がんの血流の評価（血液が豊富な腫瘍なのか）をリアルタイムに観察することができます。また、ソナゾイド® は、腎機能が低下している患者さんやヨードアレルギーがある患者さんにも使用が可能です。

造影剤を使用するときの注意点は？

　ソナゾイド® 造影剤アレルギーのある患者さん、卵または卵製品にアレルギーのある患者さん、心臓や肺に動静脈シャントが指摘されている患者さんなどは注意が必要になります。

検査結果はどのように見える？

　肝細胞がんは大きさや性質によって見えかたが変化します。典型的な肝細胞がんは腫瘍の周囲を膜が覆う（被膜）ため、腫瘍辺縁は低エコーになり、これをハロー（halo）と呼びます。

腫瘍の内部は性質が異なる細胞が混じり合うため、高エコーと低エコーが混在したモザイクパターンになります（図2）。

　造影腹部超音波検査では、造影剤（ソナゾイド®）を投与してから約10分後以降（Kupffer相 ➡豆知識①）に観察すると、肝細胞がんがある場所に正常な肝細胞はないため造影剤の取り込みが減少し、肝細胞がんがある場所が黒く抜けてはっきりと観察できます（図3）。

CT 検査

　肝細胞がんの性質や分布、転移や周囲臓器への広がりを調べるために行います。CT検査は、放射線を使用した検査で、体の断面を画像にすることが可能です。肝細胞がんは悪性度が高まるにつれて、門脈の血流と動脈の血流が変化する性質を持っています ➡豆知識② 。そのため、==造影剤を速い速度で体内に投与し、動脈が染まる相、門脈が染まる相などのタイミングを合わせて撮影するダイナミック造影CT検査が肝細胞がんの診断には有用です。==

造影剤を使用するときの注意点は？

　一般にヨード造影剤が用いられますが、ヨード造影剤アレルギーのある患者さん、重い甲状腺疾患の患者さん、気管支喘息の患者さん、腎機能が低下している患者さんは注意が必要です。また、糖尿病の血糖降下薬の一つであるビグアナイド系の薬を内服している患者さんは造影剤との併用で乳酸アシドーシス

知っておきたい豆知識①

Kupffer 相とは？
肝臓を構成する細胞の一つに Kupffer 細胞があります。ソナゾイド® は Kupffer 細胞に貪食される造影剤のため、Kupffer 細胞が減少する肝臓がんでは造影剤の取り込みが減少します。

知っておきたい豆知識②

肝臓がんの血流変化
早期の肝細胞がんは門脈の血流が多いですが、がんの進行とともに門脈の血流は低下し、動脈の血流が多くなります。

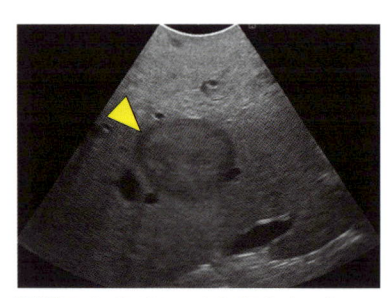

図2 肝細胞がんの腹部超音波画像
肝細胞がん周囲は被膜で覆われているため低エコー（ハロー）になっており、内部は高エコーと低エコーが混在したモザイクパターンになっている。

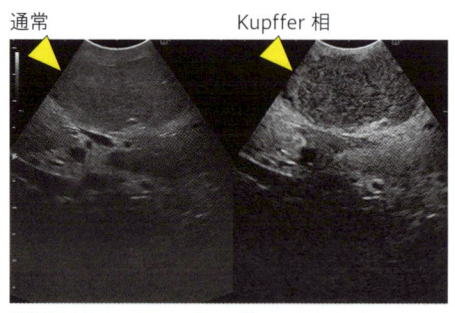

通常　　　　Kupffer 相

図3 造影剤（ソナゾイド®）を使用した肝細胞がんの腹部超音波画像
通常の超音波画像では肝細胞がんは見えにくいが、Kupffer 相で見ると明瞭な低エコーとして確認できる。

➡用語解説②の発症が報告されているため、検査日前後 48 時間の休薬が必要になります。

検査結果はどのように見える?

　典型的な肝臓がんでは、ダイナミック造影 CT 検査で腫瘍の染まり具合が変化します。動脈相（造影剤を投与してから 30 秒以内）では、造影剤が腫瘍の内部に流れるため腫瘍が白く映ります。門脈相（造影剤投与してから 70 秒前後）〜平衡相（造影剤を投与してから 180 秒前後）では、造影剤が腫瘍から流れ出てしまうため灰色に映ります（図4）。

MRI 検査

　CT と同様に、肝臓がんの性質や分布、転移や周囲臓器への広がりを調べるために行います。MRI 検査は、放射線を使用しないため被曝の問題がありません。強力な磁石と電磁波を使って体の断面を画像にすることが可能です。現在、Gd-EOB-DTPA（Gadolinium-ethoxybenzyl-diethylene-triamine-pentaacetic acid）造影 MRI 検査により、早期の段階での肝臓がんを診断することが可能になっています。ダイナミック造影 CT 検査と比較した研究[2]では、Gd-EOB-DTPA 造影 MRI 検査のほうが肝細胞がんの検出が優れていると報告されています。そのため、ダイナミック造影 CT 検査は診断がつかない病変に対して行うことがあります。ダイナミック CT 検査と異なる点は、肝細胞相（造影剤注入から 15 分後）の画像が撮影される点です。Gd-EOB-DTPA は正常な肝細胞に取り込まれる性質があるため、肝臓がんなどで正常な肝細胞が腫瘍に変化した場合

動脈相　　　　　門脈相　　　　　平衡相

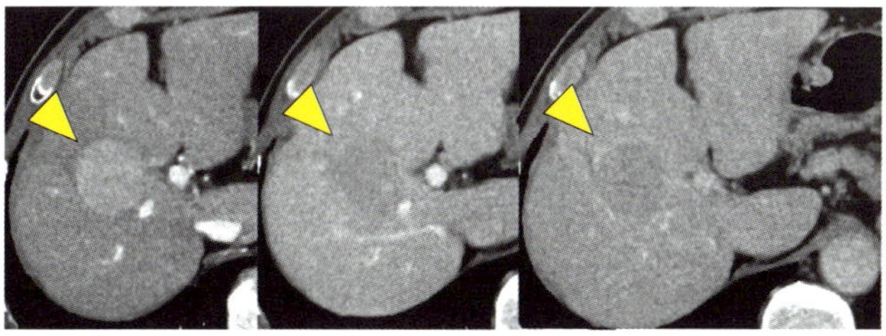

図4 造影 CT 画像
動脈相では造影剤が肝臓がん内部に流れるため白く描出されるが、門脈相〜平衡相にかけては、造影剤は流れ出し、淡い灰色に描出されている。

➡用語解説②

用語解説②

乳酸アシドーシス
血中の乳酸値が上昇し、著しい代謝性アシドーシスをきたす病態です。肝臓では、乳酸がビリルビン酸に変換されていますが、糖尿病の血糖降下薬であるビグアナイド系の薬の影響で乳酸が分解されず、血中の乳酸値が上昇し、乳酸アシドーシスを引き起こすといわれています。そのため、糖尿病の患者さんには内服薬の確認が大切になります。

は取り込みがされないため、低信号域として描出されます。

造影剤を使用するときの注意点は？

Gd（ガドリニウム）造影剤アレルギーのある患者さん、高度な腎機能障害のある患者さん、気管支喘息の患者さんなどにはGd造影剤は使用できません。特に高度な腎機能障害のある患者さんは腎性全身性線維症 ➡用語解説③ の発症リスクが上昇すると報告されているため、注意が必要です。また、撮影の際に息を止める時間がCTのときより長いため、息止めが難しい場合はきれいな画像が撮れない可能性があります。

検査結果はどのように見える？

肝臓がんは肝細胞相で低信号域として描出されます（図5）。

そのほかの画像検査

FDG-PET検査や骨シンチグラフィ検査は、肝臓がんの他臓器への転移などを調べる検査になります。

腫瘍マーカー検査

腫瘍マーカー検査は、肝臓がんの診断の補助や、診断後の経過、治療の効果をみることに用いられます。腫瘍マーカーとは、がんの種類によって特徴的につくられるタンパク質などの物質です。肝細胞がんでは、血液中のAFP、PIVKA-II、AFPレクチン分画（AFP-L3分画）の3つを測定することが多いです。AFPの持続的な上昇あるいは200ng/mL以上の上昇、PIVKA-IIの40mAU/mL以上の上昇、AFP-L3分画の15%以上の上昇を認めた場合は、腹部超音波検査で腫瘍が検出できなくても精査を行うことが推奨されています[1]。一方、肝内胆管がんでは、CEAやCA19-9の2つを測定することが多いです。

肝腫瘍生検

画像検査で診断が難しい場合に、腹部超音波検査で病変を確認しながら、生検用の針を進めて組織を取ります。腹部超音波検査で観察ができないような場合は、CTガイド下に肝腫瘍生検を行う場合もあります。

用語解説③

腎性全身性線維症
皮膚の腫脹や硬化、疼痛などを発症し、進行すると四肢関節の拘縮を引き起こす疾患です。

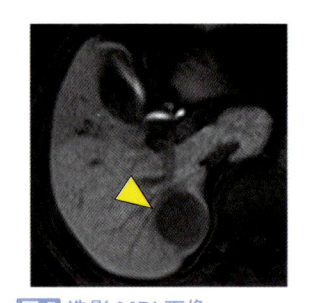

図5 造影MRI画像
肝細胞相で明瞭な低信号域として描出されている。

引用・参考文献
1) 日本肝臓学会編. 肝癌診療ガイドライン2021年版. 第5版. 東京, 金原出版, 2021, 320p.
2) Sano, K, et al. Imaging study of early hepatocellular carcinoma: usefulness of gadoxetic acid-enhanced MR imaging. Radiology. 261 (3), 2011, 834-44.

肝切除

東京大学医学部附属病院 肝胆膵外科・人工臓器移植外科　**風見由祐、長谷川 潔**

肝切除の 3Point サマリー

Point 1 肝切除は、肝臓がんを根治させるために最も有効な治療法です。

Point 2 肝臓の機能が比較的良好な患者さんに対して適応され、腫瘍（＝がん）の位置や肝機能（肝予備能）などを考慮し、さまざまな切除の仕方があります。

Point 3 肝切除は肝臓原発のがん（原発性肝がん）である肝細胞がん・肝内胆管がんのほかに、大腸がんなどからの転移性肝がんにも行われ、その有効性が確立されています。

肝切除とは？

　肝切除は肝臓がんに対する標準的な治療の一つで、国内では肝臓がんを根治させるために最も有効な治療と考えられています。一言に肝切除といっても、左右肝切除から部分切除、腫瘍のみを核出する術式など、その切除の仕方は多岐にわたっており、肝臓がんの進行度や肝臓の機能を術前に評価して術式を決定することが重要です。

　また肝切除は肝臓原発のがんのみならず、ほかの臓器、特に大腸から転移した肝臓がん（＝転移性肝がん）に対しても行われることが多く、その有効性が確立されています。

どういう場合に肝切除が適応される？

　肝切除が適応となるのは、手術に耐えられる全身状態であることと、肝切除を行っても肝臓の機能（肝予備能）を保つこと

表1 Child-Pugh 分類

Score	1	2	3
肝性脳症	0	軽度（Ⅰ、Ⅱ度）	ときどき昏睡（Ⅲ度以上）
腹水	なし	少量	中等量
血清ビリルビン値	<2mg/dL	2〜3mg/dL	>3mg/dL
血清アルブミン値	>3.5g/dL	2.8〜3.5g/dL	<2.8g/dL
プロトロンビン活性値	>70%	40〜70%	<40%

Grade A（軽度）：5〜6 点　代償性
Grade B（中等度）：7〜9 点　非代償性
Grade C（高度）：10〜15 点　非代償性
＊ Grade A と B が肝切除の適応となる。

ができることが前提です。肝切除が可能かどうかを決めるための肝予備能の基準としては Child-Pugh 分類（ 表1 ）が用いられ、Grade A と B が適応となります。そのほかの細かな適応については各疾患で少しずつ異なっています。

原発性肝がんの場合

がんの進行度により適応が決められています。肝細胞がんの場合は、腫瘍の進行度としては肝臓の中にのみ腫瘍があり、腫瘍の数が 3 個以下である場合が肝切除のよい適応とされています（ 図1 ）[1]。また肝内胆管がんについては、腫瘍が 1 個のみで肝臓の外に転移がない場合がよい適応とされています。肝細胞がん・肝内胆管がんの両方とも、腫瘍の大きさに関しての制限はありません。

転移性肝がんの場合

転移性肝がんで肝切除の適応となる代表的な病気は、大腸がんの肝臓への転移です。そのほかにも複数の病気で転移性肝がんに対する肝切除が推奨されていますが、肝切除が適応となる原則として、

①転移の元となる病気（原発巣）が取り除かれているか、もしくは今後取り除くことが可能である。

②肝臓へ転移した病変を残すことなく取り除くことができる。

③肝臓以外に転移がないか、あってもその転移は何らかの治療で対処可能である。

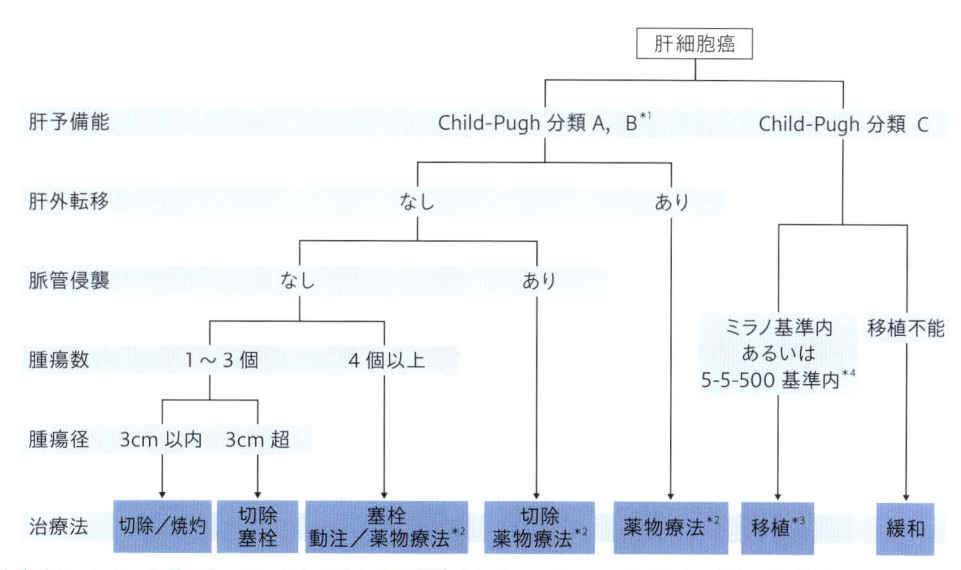

治療法について、2段になっているものは上段が優先される。スラッシュはどちらも等しく推奨される。
＊1：肝切除の場合は肝障害度による評価を推奨
＊2：Child-Pugh分類Aのみ
＊3：患者年齢は65歳以下
＊4：遠隔転移や脈管侵襲なし、腫瘍径5cm以内かつ腫瘍数5個以内かつAFP 500ng/mL以下

図1 治療アルゴリズム

（日本肝臓学会 編「肝癌診療ガイドライン2021年版」2021年，P76，金原出版）

ことが挙げられます。

術前に何を調べておくべき？ 〜術前シミュレーション・肝予備能検査〜

　肝臓がんの画像検査については「検査・診断」（p.80）の項でも述べられていますが、肝切除を安全に行うためには、術前にがんの状態（"腫瘍条件"という）とともに肝内の脈管（動脈、門脈、肝静脈）の把握をしておくことが重要です。現在は3D画像解析ソフトウエアを用いることで、肝臓の構造が2次元のCT画像データから3D化することができ、より正確に肝内脈管やがんの位置を認識することができるようになりました。また3D画像解析ソフトウエアは肝臓の3Dモデルの作成に加え、切除する予定の肝臓の容量を算出することができ、このような術前シミュレーションは術後合併症を軽減させるために欠かすことのできないものとなっています（**図2**）。

　また肝切除が可能かどうか、また切除するにしてもどの範囲

までの切除が可能かどうかは肝予備能を詳細に調べる検査で決められています。肝予備能の検査は日本では ICG 検査 ➡豆知識① が行われることが多く、ICG 検査の結果で切除範囲の上限が決定される幕内基準が広く用いられています（図3）。

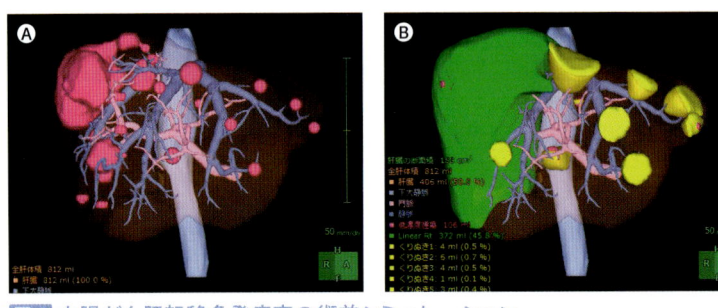

図2 大腸がん肝転移多発病変の術前シミュレーション

A：門脈と肝静脈の 3D 画像と腫瘍（赤紫）の位置
B：切除術式の立案（右肝切除［緑］＋肝部分切除［黄色］）

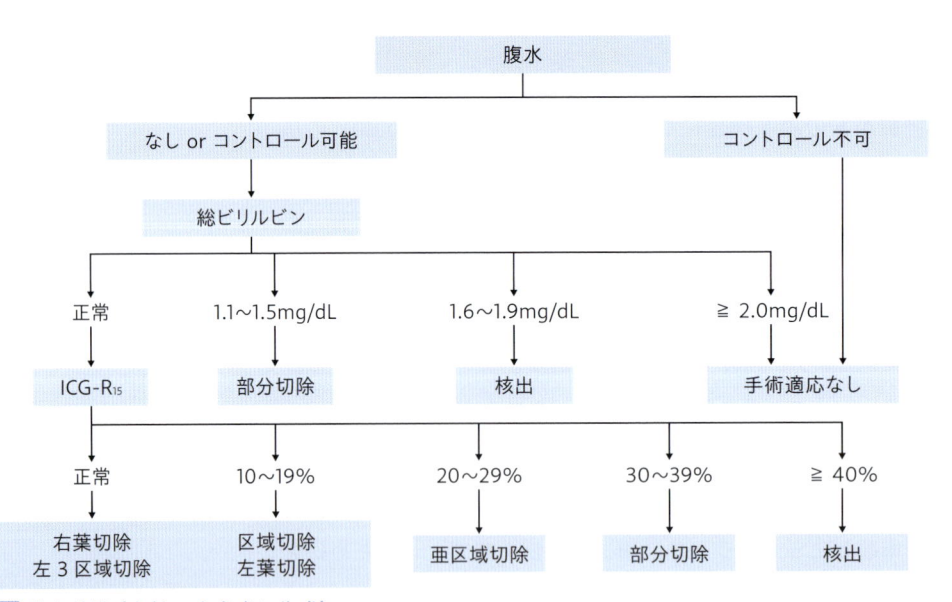

図3 幕内基準（文献 2 を参考に作成）

肝予備能で切除範囲の上限が決定されている。

一言で肝切除といっても、多様な切除の仕方がある

どんな創がつく？
〜開腹か腹腔鏡か、はたまたロボットか〜

　以前は開腹手術がほとんどであった肝切除も、現在は腹腔鏡やロボットでの手術が取り入れられ、その件数が増えています。腹腔鏡下手術やロボット支援下手術 ➡豆知識② は特殊な技能が必要ではありますが、開腹手術と比較して傷が小さく、術後の回復が早いことが大きなメリットです。腫瘍条件などを十分考えて、その適応を決める必要があります（図4）。

肝臓のどの範囲を切除する？

　肝臓は門脈の枝分かれにしたがって、左葉（左肝）と右葉（右肝）、4つの区域（外側区域、内側区域、前区域、後区域）、8つの亜区域（S1〜8）に分けられます。この解剖学的分類に基づいた肝切除は解剖学的肝切除といわれ、左／右葉切除、区域切除、亜区域切除が含まれます（図5）。一方、解剖学的分類によらない肝切除を非解剖学的切除（肝部分切除）といいます。また腫瘍の存在位置や浸潤の程度などにより、肝臓の外の胆管を一緒に切除し、胆道再建を行う肝切除を行うこともあります。

解剖学的肝切除（図6）

　原発性肝がんのなかの肝細胞がんでは術前の肝予備能が問題

知っておきたい豆知識②
腹腔鏡下手術やロボット支援下手術は、低侵襲手術＝minimally invasive surgeryと総称され、MISと略されます。

開腹	腹腔鏡下手術	
逆L字切開	右側に腫瘍がある場合の1例	左側に腫瘍がある場合の1例

図4 開腹手術と腹腔鏡下手術の切開創の違い

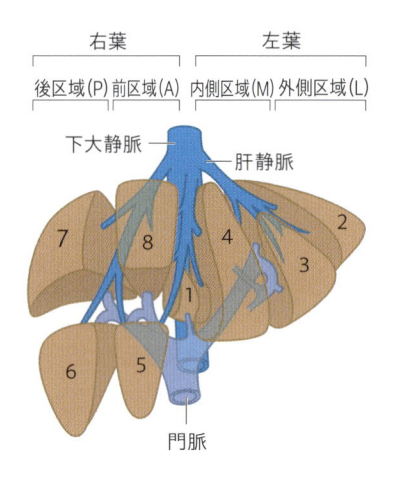

Ⓐ 肝臓の解剖学的分類

右葉　左葉

後区域(P) 前区域(A)　内側区域(M) 外側区域(L)

下大静脈　肝静脈

門脈

Ⓑ 各解剖学的切除の術式

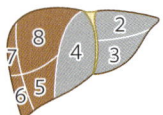

左葉切除

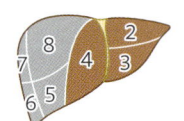

右葉切除

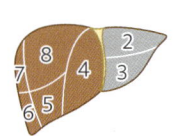

外側区域切除

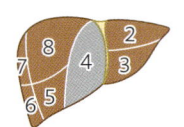

内側区域切除

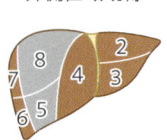

前区域切除

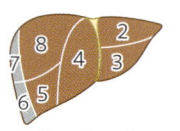

後区域切除

図5 肝臓の解剖学的分類と術式

Ⓐ 術中写真

右葉切除後

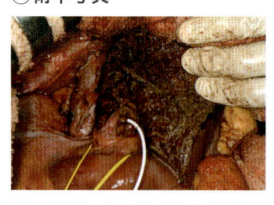

S8 亜区域
切除後

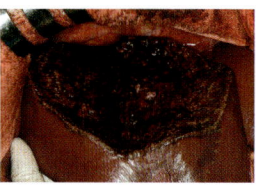

Ⓑ シェーマ

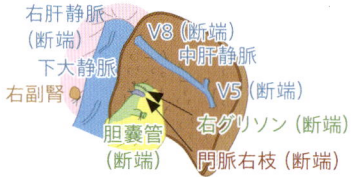

右肝静脈（断端）　V8（断端）　中肝静脈
下大静脈　V5（断端）
右副腎　右グリソン（断端）
胆嚢管（断端）　門脈右枝（断端）

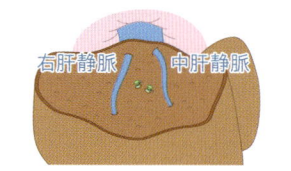

右肝静脈　中肝静脈

図6 切除後の状態

なければ、転移の確率が高い門脈の支配領域をまとめて切除する解剖学的肝切除が第一選択になります。解剖学的分類の最小単位である亜区域領域のみの切除では、切除量を最低限に収めつつ、高い治療効果が得られることが知られています。ただ、がんの存在位置などで左／右葉切除など大きく肝臓を切除せざるを得ない場合は、後に述べる術後肝不全という非常に重篤な合併症を発症することがあり、肝予備能の検査と合わせて適応を十分考慮する必要があります。また切除後の肝臓（残肝）が小さくなりすぎる場合には術前に切除予定側の門脈を詰める

（門脈塞栓術）を行い、残肝の容量を大きくさせてから手術を行うことがあります。

肝部分切除

　肝部分切除は非解剖学的（非系統的）切除ともいわれています。切除量を少なくすることで、術後の肝機能を温存することができます。肝内胆管がんや転移性肝がんでは第一選択になることが多いです。また肝細胞がんでも肝予備能が悪い症例に対して適応となることがあります。

胆道再建を行う肝切除 ➡ポイント①

　基本的には胆管に発生したがんが対象になる術式ではありますが、肝臓がんが肝臓の入り口である肝門に浸潤している場合はこの術式の適応となります。肝臓の外の胆管を切除することになるので、新たな胆汁の流れの経路を作る必要があり、小腸を胆管とつないでそれを作成します（胆道再建）。手術の難易度も上がり、胆管に関連する合併症が発生しやすくなります。

代表的な術後合併症は？

術後出血

　肝臓は血流が豊富な臓器であり、肝臓を切った部位（離断面）から術後に出血をきたすことがあります。肝臓の機能が低下している患者さんは血液を固める血小板や凝固因子が低下していることが多く、さらに出血しやすくなるため注意が必要です。出血の量が少ない場合は自然と止まることもありますが、バイタルサインに変化があるような出血の場合はカテーテルなどを使った血管内治療である interventional radiology（IVR）や再手術などで止血を行う必要があります。

胆汁漏

　肝臓は胆汁を作っている臓器でもあり、肝臓内には胆汁の通り道である胆管が張り巡らされています。したがって術後出血と同じように肝臓の離断面から胆汁が漏れ出すことがあります。腹腔内に漏れ出した胆汁が広がると腹膜炎をきたすこともあり、漏れた胆汁を外に出す処置（ドレナージ）や漏れを少なくするための処置（正常な胆管の流れをよくするための胆道ドレナー

ポイントアドバイス①

胆道再建を伴う肝切除の場合は、胆管−小腸の吻合部からの胆汁漏を予防する目的で胆管チューブを入れることが多いです。また胆道再建を伴わない場合も胆汁漏が心配な患者さんに対しては胆嚢を切除し、胆嚢管の断端からチューブを挿入し、術後も留置することがあります。胆汁漏が起こってしまった場合でも、チューブを留置しておくことで、その程度を軽減させることができます。

ジ）を追加することがあります。場合によっては再手術も考慮
します。

胆道再建を行う肝切除ではさらに高い確率で起こり得るため、
注意が必要です。

術後肝不全

生命に直結する最も重要な合併症です。肝臓は体内の老廃物
の解毒、消化液の生成（胆汁）、身体に大切なタンパク質や凝
固因子の合成など生命維持に必要な代謝機能を担っています。
肝切除後の残った肝臓が小さすぎるとその機能を補うことがで
きなくなり、肝不全に陥ります。前述の出血（術中の大量出血
も含む）や胆汁漏も肝不全のリスク因子となり得ます。症状は
さまざまで、大量の胸腹水・黄疸・出血傾向の助長などで、進
行すると意識障害が生じ、最終的には多臓器不全に至ります。

一度起こってしまった肝不全に根本的な治療はなく、対症療
法を行いつつ、肝臓が機能を回復するためのサポートを継続す
る以外ありません。先に述べた術前シミュレーションと肝予備
能検査は術後肝不全を防ぐために欠かすことができないもので
す。

肝切除後に注意すべきケアのポイント

疼痛管理と早期の離床

肝臓の機能の回復には栄養摂取が非常に重要です。栄養には
口からの食事摂取が望ましく、経口摂取を促すためには運動が
必要です。しかし術後は当然創があり、痛みがあると運動もで
きません。よって疼痛のコントロールも重要になってきます。
疼痛を評価し、適切な鎮痛薬を使用することが必要です。経口
摂取に関しては、以前は術後 3〜4 日してからが一般的でした
が、現在は術後可能な限り早期の経口摂取開始が、早期の全身
状態の回復につながると考えられています。

症状とバイタルサインのチェック

腹痛の増悪や発熱、血圧の異常な上昇や低下、頻脈などは身
体に異変が起こっている大切なサインです。このようなサイン
が出現したときは出血や胆汁漏が起こっている可能性もあり、

速やかに追加の検査や処置を行う必要があるかもしれないため、医師へ早急に報告すべきです。出血は術後 1〜2 日で起こることがほとんどですが、胆汁漏は遅れて現れてくることもあり、腹痛や発熱などは胆汁漏を疑う所見として重要です。実際に胆汁漏であった場合、早期の発見であれば比較的身体に負担の小さい処置で対処可能なこともありますが、そのまま放置して腹腔内全体に広がってからの発見となると開腹手術が必要になることもあります。

ドレーンの排液量と性状をチェック

肝切除後にドレーンを留置することは、現在は必ずしも行われることではありませんが、出血や胆汁漏のリスクが高そうな患者さんにはドレーンが留置されます（➡ポイント②）。したがってその観察すべき重要な点は、排液が血性ではないか、胆汁様ではないかということです。量や性状に変化があったときは医師に報告すべき案件です。また出血や胆汁漏が疑われない場合でも、肝不全徴候にある場合には腹水が多量に出ることがあり、それによる脱水にも注意を払う必要があります。

> **ポイントアドバイス②**
>
> 現在はドレーンを入れておくことで逆に出血や胆汁漏を起こすことにつながるという報告もあり、術後留置しないこともあります。ドレーンは身体にとって異物であり、留置した場合も 7 週間を超えると感染のリスクが急激に増加します。出血も胆汁漏もない場合は早期の抜去が望ましいです。

引用・参考文献
1) 日本肝臓学会編. 肝癌診療ガイドライン 2021 年版. 東京, 金原出版, 76.
2) 幕内雅敏ほか. 肝硬変合併肝癌治療の Strategy. 外科診療. 29 (11), 1987, 1530-6.
3) 日本肝臓学会編. 肝癌診療マニュアル. 第 4 版. 東京, 医学書院, 2020, 308p.
4) 日本肝癌研究会編. 肝内胆管癌診療ガイドライン 2021 年版. 東京, 金原出版, 2020, 88p.
5) 大腸癌研究会編. 大腸癌治療ガイドライン医師用 2022 年版. 東京, 金原出版, 2022, 160p.
6) 日本肝癌研究会編. 原発性肝癌取扱い規約. 第 6 版補訂版. 東京, 金原出版, 2019, 116p.
7) Strasberg, SM. Nomenclature of hepatic anatomy and resections: a review of the Brisbane 2000 system. J. Hepatobiliary. Pancreat. Surg. 12 (5), 2005, 351-5.

肝移植

東京大学医学部附属病院 肝胆膵外科・人工臓器移植外科　**風見由祐、長谷川 潔**

肝移植の 3Point サマリー

Point **1**　肝移植は（非代償性）肝硬変に発生した肝細胞がんに対して行われます。

Point **2**　肝移植には生体ドナーからの移植（生体肝移植術）と脳死ドナーからの移植（脳死肝移植術）があり、日本では生体肝移植術がほとんどの割合を占めています。

Point **3**　生体肝移植術の保険適用は Child-Pugh 分類 C かつミラノ基準内、脳死肝移植の適応はミラノ基準内または 5-5-500 基準内（腫瘍の大きさが 5cm 以下かつ個数が 5 個以下かつ AFP が 500ng/mL 以下）とされています。

肝移植とは？

　「肝切除」（p.85）の項でも述べましたが、肝臓は体内の老廃物の解毒、消化液の生成（胆汁）、身体に大切なタンパク質や凝固因子の合成など生命維持に必要な代謝機能を担っています。しかしさまざまな原因疾患から肝機能が低下し、肝硬変から肝不全、さらに肝不全が非代償性に進行してしまった場合、肝移植が唯一の救命手段となります。肝細胞がんに対する肝移植に関していえば、肝移植はがんそのものの治療だけでなく、そのがんの発生元である肝硬変に至った肝臓を新しいものに入れ替えるという 2 つの役割を担い、理想的な治療法といえます。

　肝移植は生体肝移植術と脳死肝移植術に分類されます➡用語解説①。前者は健康なドナー（肝臓を提供する人）から肝臓の一部を摘出し、レシピエント（肝移植を必要とする患者さん）に移植するものです。一方後者は脳死のドナーから全

用語解説①

生体肝移植術は living donor liver transplantation であり、LDLT と略されます。脳死肝移植術は deceased donor liver transplantation であり、DDLT と略されます。

肝臓を摘出して、レシピエントに移植するもので、日本では前者の割合が大部分を占めます。生体肝移植術は手術の必要のない健康な人に、身体への侵襲が大きい肝切除を行うというきわめて特殊な手術であり、ドナーの精神的なサポートも重要です。近年では脳死ドナーの数も増加してきており、今後さらに増えていくことが期待されています。

　また現在は悪性腫瘍に対する肝移植は肝細胞がん（と肝芽腫）のみ保険適用になっていますが、海外では肝門部胆管がんや大腸がん肝転移に対する肝移植についてもその有効性が報告されており、日本でも先進医療として行われ始めています。

どういう場合に肝移植が適応される？

　肝細胞がんに対する生体肝移植術が保険で適用になるのは、肝予備能分類の Child-Pugh 分類 C かつミラノ基準内のものです。ミラノ基準とは、1996 年に Mazzaferro らが提唱したもので、内容は以下のとおりです。

①術前の画像診断で明らかな多臓器への転移や脈管への浸潤、リンパ節への転移がない。

②腫瘍が 1 個の場合 5cm 以下である。

③多数ある場合 3 個以下で最も大きなものが 3cm 以下である。

　これらの条件を満たせば、肝細胞がんを発症していない患者さんへの肝移植と同等の治療成績が得られることから、肝細胞がんに対する肝移植の基準として定められました。

　また日本の全国データの解析で、腫瘍の大きさが 5cm 以下かつ個数が 5 個以下かつ AFP 500ng/mL 以下（5-5-500 基準）であればミラノ基準と同等の成績であったことがわかり、脳死肝移植では 5-5-500 基準が適応されています。

術前に何を調べておくべき？

　肝移植が必要となる患者さんは末期肝不全の状態であることが多く、全身状態が悪いかたもいます。そのため肝移植という非常に侵襲の大きな手術に耐え得る全身状態であるかどうかについてよく調べておく必要があります。特に心臓や肺の機能が

　また生体肝移植のドナーに関しては、特に持病のない健康な人か、肝臓の機能が正常な人が対象となり、どの範囲の肝臓を提供するかのシミュレーションを 3D 画像解析ソフトウエアで行っておく必要があります。

　提供する肝臓が小さすぎる場合、レシピエントの術後の肝機能が不十分となってしまいますし、逆にドナーから肝臓を多く取りすぎてしまうと、ドナーが肝不全になってしまう可能性もあり、その点について十分に検討しておくことが大切です。

ドナー手術とレシピエント手術（図1）

ドナー手術 ➡豆知識①

　生体肝移植術ではドナーから肝臓の一部を摘出します。その種類は左葉（左肝）、右葉（右肝）、後区域、外側区域があります。脳死肝移植では脳死患者から全肝を摘出します。

レシピエント手術

　全肝を摘出し、新たなグラフトを移植します。移植の際、もともと肝臓とつながっていた脈管、肝動脈、門脈、肝静脈、胆管を吻合（再建）する必要があります（図2）。

代表的な術後合併症は？

　ドナーについては通常の肝切除と同様ですが、レシピエントはもとより肝不全の状態であり、手術侵襲も非常に大きいものです。したがって術後さまざまな合併症が発生する可能性がありますが、ここでは特徴的な4大合併症を説明します。

急性拒絶反応

　レシピエントにとって新たに移植された肝臓は自己にとって異物であり、それを排除しようとする免疫反応が「拒絶」です。拒絶反応が起こってしまうとせっかく移植した肝臓が機能しなくなってしまいます。これを防ぐために肝移植後は免疫抑制薬 ➡豆知識② を生涯にわたって内服することになります ➡ポイント①。十分な免疫抑制を行なっている場合でも移植後2カ月程度までは急性拒絶反応が起こりやすく、その発生率は30％程度です。

知っておきたい豆知識①

生体肝移植術のドナーのグラフトを選択する際、ドナーの安全性を考慮して左肝グラフト（肝臓が3分の2程度残る）を第一選択とする施設が多いです。外側区域グラフトは主に小児での肝移植で用いられます。
脳死肝移植でもまれにグラフトを分割して、別々のレシピエントに移植することもあります。

知っておきたい豆知識②

現在はいくつもの免疫抑制薬が使用されており、以下代表的な薬剤と略語を挙げておきます。
タクロリムス（販売名：グラセプター®、プログラフ®）：TCR、FK、Tac
シクロスポリン（販売名：ネオーラル®）：CsA、CyA
ミコフェノール酸 モフェチル（販売名：セルセプト®）：MMF

ポイントアドバイス①

免疫抑制薬を効果的な量で投与することは、拒絶反応を防ぎかつ感染症を起こしやすくしないためにもきわめて重要です。現在最も重要な免疫抑制薬の一つにタクロリムスがありますが、移植直後は高用量で投与されるため、1日1〜2回の血中濃度のモニタリングが必要です。

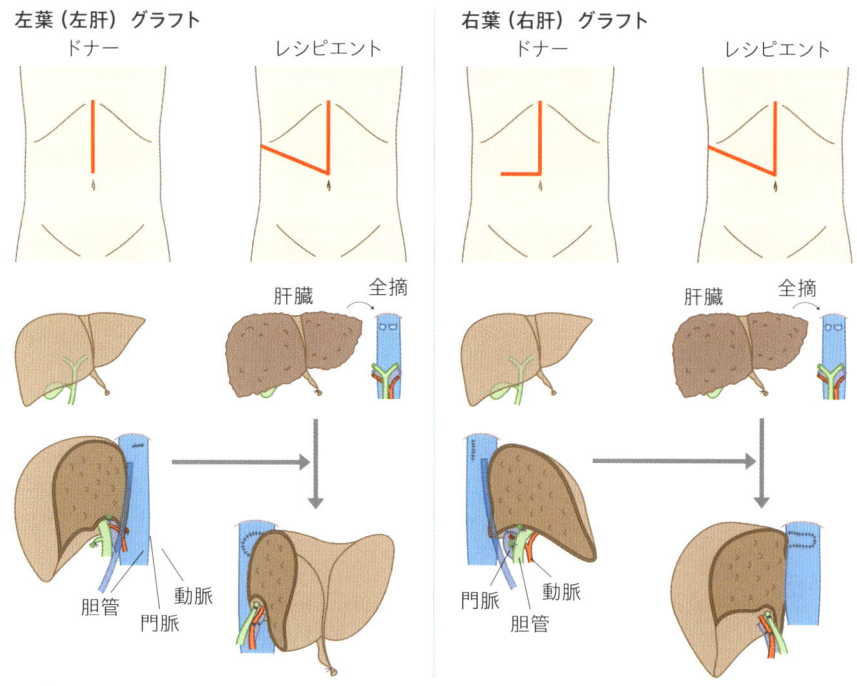

左葉（左肝）グラフト　　　　　　　右葉（右肝）グラフト

ドナー　　レシピエント　　　　　　ドナー　　レシピエント

肝臓　　全摘　　　　　　　　　　肝臓　　全摘

胆管　動脈　　　　　　　　　　門脈　動脈
　門脈　　　　　　　　　　　　　　　　胆管

図1 ドナー手術とレシピエント手術（生体肝移植術）

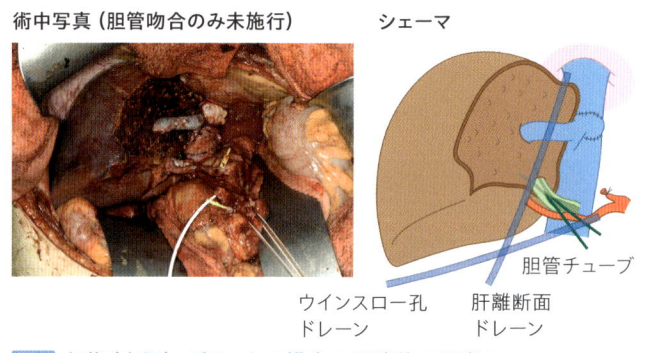

術中写真（胆管吻合のみ未施行）　　　シェーマ

胆管チューブ

ウインスロー孔　　肝離断面
ドレーン　　　　　ドレーン

図2 右葉（右肝）グラフトの場合の再建後の写真とシェーマ

　拒絶反応を疑う所見としては、採血での肝胆道系酵素の上昇、胆汁量の減少、肝臓への血流の減少などさまざまですが、そのような所見を認めた場合、肝生検を行い ➡豆知識③ 、拒絶の診断を確認します。拒絶と診断された場合はステロイドを含む免疫抑制薬を増量し、治療を行います。

感染症

　移植後のレシピエントは上記のとおり、免疫抑制薬を使用する必要があります。そのため、普段は身体に付いても症状が出

知っておきたい豆知識③

肝生検は侵襲的な検査であり、それにより出血してしまう可能性（大量に出る場合は緊急手術を行うことも！）もありますが、拒絶以外の可能性が低い場合は迅速に行わなければなりません。ただし、肝臓の機能障害の原因がほかにあれば（たとえば血栓症）、そちらの治療が優先されます。

てこないようなウイルス（サイトメガロウイルスなど）や細菌が問題になることがあります。このような感染を日和見感染といいますが、術後1年までは感染症にかかりやすく、定期的な感染症のスクリーニングが必要です。

血栓症

　血栓症は術後5〜14日に約8%に発症します。肝動脈や門脈に血栓が生じるとグラフトへの血流が減少し、急速にグラフト機能不全が進行するため、生命にかかわってきます。血流と血栓ができていないことを確認するため、移植後14日間は超音波検査を行い、血栓が認められた際にはカテーテル治療や緊急手術で血栓を早急に除去する必要があります。また血栓の発生を予防するために、抗凝固薬の点滴を行います。

胆管合併症

　胆管合併症には胆汁漏と胆管狭窄があります。胆汁漏は術直後から起こることもありますが、遅れて発生することもあり、定期的なドレーン監視が必要です。胆管狭窄は術後に挿入されていた胆管チューブを抜去後、しばらくしてから顕在化し、約20%に発生します。胆管狭窄が発症した場合は内視鏡などで再度胆管内にチューブ（ステント）を留置し、改善を待ちます。

肝移植後に注意すべきケアのポイント

ライン・チューブ・ドレーン類の管理を徹底

　肝移植後のライン・チューブ・ドレーン類は 図3 のようになります。たくさんのチューブ類の中で最も注意して観察すべきものは胆管チューブです。胆管チューブから排出される胆汁の性状や量はグラフトの機能を反映し、胆汁が急に出なくなった場合はグラフトに何らかのトラブルが起きている可能性があります。また胆管チューブは非常に細いため容易に屈曲してしまいます。チューブが屈曲し、排出されるべき胆汁が出てこない場合は胆管炎を発症させ、グラフト機能不全に発展することもあるため、その管理は十分注意する必要があります。

　また肝移植後は通常の手術より出血のリスクが高く、術後のドレーン排液の性状や量にも注意が必要です。術後出血が発生

ポイントアドバイス②

医師は「胆汁の排液が少なくなった」とコールを受けることが多いですが、そのようなときはまず体外で屈曲しているところはないか、チューブの接続が外れていないかなどをチェックしましょう！

した場合は、その量に応じて再手術が必要なこともあります。また肝移植直後はグラフトもまだ小さく、大量の腹水や胸水（1日10Lを超えることもある）の漏出が起こることがあります。胸腹水による脱水は、グラフトへの血流低下につながり、血栓形成のリスク、グラフトの成長を妨げることになります。したがって大量胸腹水が認められる場合は、水分バランスを小まめにチェックし、適切な点滴量を維持する必要があります。

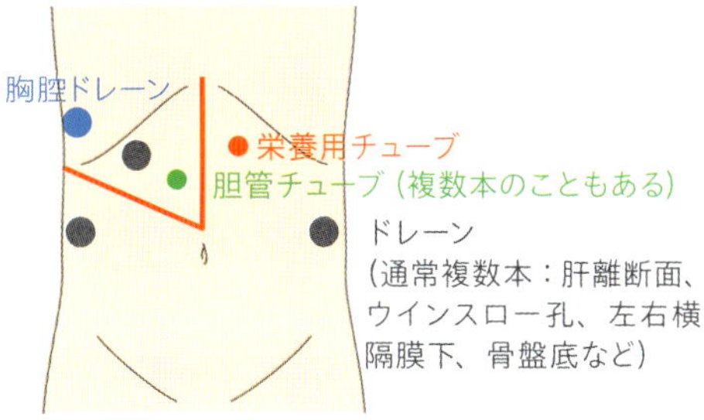

図3 術後の体表から出るチューブ類

腹部のチューブ類のほかに、下記などの多くのチューブ類が接続されて集中治療室に入室する。
頭頸部：スワンガンツカテーテル、中心静脈カテーテル、挿管チューブ、経鼻胃管
四肢：複数本の末梢静脈ライン、動脈ライン
体幹：尿道カテーテル

免疫抑制薬の管理と指導

肝移植後の免疫抑制薬の内服は一生涯続きます。適切な免疫抑制がなされていないと拒絶が起こりやすくなったり、感染症を発症しやすくなったりしてしまいます。また免疫抑制薬の内服を長期間行わなかった場合は慢性拒絶の状態に陥り、不可逆的なグラフト不全になってしまいますので、レシピエントの服薬指導は徹底する必要があります。薬剤の相互作用で一緒に内服すべきでない薬剤などもあるため、薬剤師にも協力してもらいつつ、服薬指導を行うことが重要です。

身体機能の回復に向けた
栄養管理・リハビリテーション

肝移植前のレシピエントは低栄養状態のことが多く、基本的日常生活動作（ADL）も低下していることがまれではありません。術後の早期回復のため、術前から栄養とリハビリテーションの介入は重要であり、術後も継続して行っていく必要があります。リハビリテーション専門の作業・理学療法士らとともに、立位訓練や歩行訓練を行っていくことがケアの面で非常に大切です。

引用・参考文献
1) 國土典宏ほか編. よくわかる肝移植. 東京, 南江堂, 2011, 128p.
2) 日本肝臓学会編. 肝癌診療マニュアル. 第4版. 東京, 医学書院, 2020, 308p.

ラジオ波焼灼療法（RFA）

日本赤十字社医療センター 消化器内科　**内野康志**

東京大学医学部附属病院 消化器内科　**建石良介**

ラジオ波焼灼療法（RFA）の 3Point サマリー

Point **1** RFA は肝細胞がんの根治的治療の一つです。

Point **2** 穿刺熱凝固療法の一つです。

Point **3** 腫瘍径 3cm 以下、腫瘍個数 3 個以下が一般的な適応条件です。

ラジオ波焼灼療法（RFA）とは

ラジオ波は AM ラジオで使用される周波数に近い約 450kHz の高周波で、医療では電気メスなどに使用されています。ラジオ波焼灼療法（radiofrequency ablation；RFA）は、直径 1.5mm の電極針を肝臓がんに穿刺して、ラジオ波電流を流すことにより、電極周囲に熱を発生させ、腫瘍を熱凝固する治療です（**図1**）。一般的には超音波ガイド下に行われることが多いです。

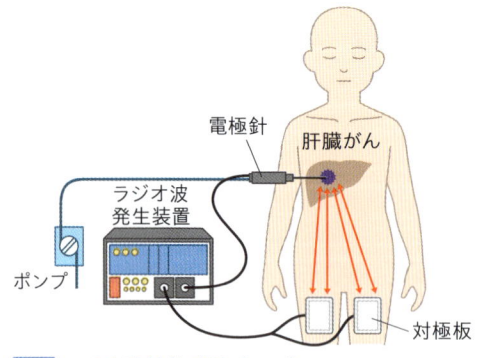

電極針　肝臓がん

ラジオ波発生装置

ポンプ

対極板

図1 ラジオ波焼灼療法（RFA）

どのような患者に RFA は適しているか

RFA は肝臓がんのなかでも、肝細胞がんに対して広く行われています。また、肝内胆管がんや大腸がんなどの転移性肝腫瘍に対しても行われることがあります。一般的には、腫瘍の大きさが 3cm 以下、腫瘍の個数が 3 個以下の場合に適しているとされています。全身麻酔下でなくても治療可能で、肝切除と比べると侵襲も小さいため、高齢者や合併疾患のある患者さんにも適した治療といえます。

腫瘍が門脈や胆管の中に入り込んでいる（脈管侵襲）場合や、肝臓以外の部分に転移がある場合には適していません。また著明な肝機能の低下、出血傾向、大量の腹水がある場合も適していません。消化管と胆管をつなぐ手術（胆管空腸吻合術）や総胆管結石の治療などで内視鏡的に十二指腸乳頭を切り開く処置（内視鏡的乳頭切開術）を受けていると、RFA 後の肝膿瘍のリスクが高いため、このような患者さんも適していないとされています。

どのような合併症が起こり得るか

RFA は低侵襲な治療ではありますが、合併症が全くないわけではありません。死亡例を含むさまざまな合併症が起こる可能性はあります。これらの合併症がいつごろ、どのような症状で発症するかを知っておくことは、入院中の患者ケアにおいて重要です（図2）。出血、気胸、肝梗塞・肝静脈閉塞、皮膚熱傷 ➡ポイント は RFA 当日から翌日にかけて問題となります。消化管穿孔・穿通は RFA 当日起こることもありますが、数週間経過してから発症することもあります。肝膿瘍は RFA 後数日〜1 年以上と発症時期にかなり幅があります。胆管損傷や播種

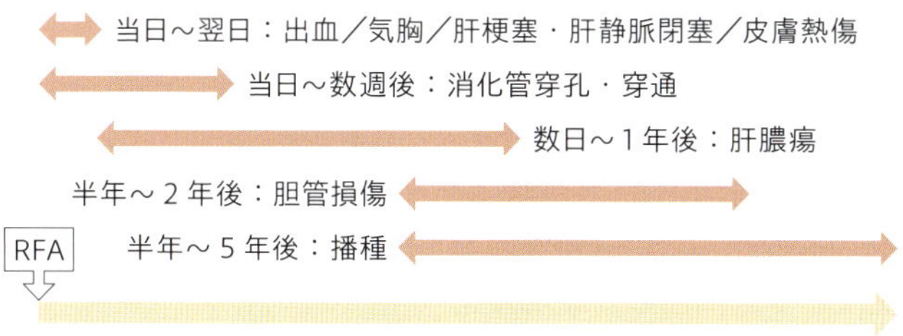

当日〜翌日：出血／気胸／肝梗塞・肝静脈閉塞／皮膚熱傷
当日〜数週後：消化管穿孔・穿通
数日〜1 年後：肝膿瘍
半年〜2 年後：胆管損傷
RFA
半年〜5 年後：播種

図2 RFA 後の合併症と発生時期

知っておきたい豆知識①

肝細胞がん初回治療における RFA 後の再発率は、5 年で約 70％ と非常に高いといわれています。しかし、これは肝切除でもおおむね同様です。その再発の多くは治療した場所とは別の部位の肝臓に発生します。最初にできたがんの転移が肝臓内に散布されていたり（肝内転移）、がんができやすい肝臓内に最初のがんとは別に新たにがんができたりするため、再発率が高いと考えられています。そのため、治療後も再発がないか定期的に検査を行います。

ポイントアドバイス

穿刺針などを伝わって焼灼による熱が穿刺部体壁に及ぶと、穿刺部の熱傷が起きます。通常の熱傷とは違い、体の中から体表に向かって熱が伝わるため、体表の熱傷の見た目が軽度であっても内部の熱傷が強い場合があります。その場合には、しばらく経ってから熱傷部位が潰瘍化してくるため、慎重な経過観察が必要で、重症の場合には皮膚科医の診察・処置が必要になります。
また、治療時に下肢に貼る対極板で熱傷を起こすことがまれにあるため、治療終了後には対極板貼付部分を観察します。

（電極針で腫瘍を刺したことによって腫瘍が肝臓の外に散らばること）は RFA 後半年以上経過してから問題となってきます。

RFA 後の患者を入院中どのように見るか

出血

　問題となる出血には、腹腔内出血、血胸（胸腔内出血）、胆道出血の 3 つがあります。腹腔内出血は、肝臓内の穿刺経路から腹腔内へ出血して発症します。血圧低下、頻脈、尿量低下が主な症状です。また肝右葉の病変は通常、右肋間から穿刺しますが、血胸は、その際肋骨の間を走っている血管を損傷した場合に胸腔内に出血して発症します。血圧低下、頻脈、（経皮的）動脈血酸素飽和度（SpO_2）低下が主な症状です。胆道出血は、穿刺の際に肝内の血管と胆管を串刺しにしたときに、血管から胆管へ出血して発症します。胆管に出血した血液は十二指腸に排出されるため、吐血や黒色便が主な症状です。

　出血性合併症は死亡を含む重篤な合併症となり得るため、疑った場合には迅速かつ慎重な対応が必要になります。必要に応じて血液検査や CT 検査を行います。出血量が多く、バイタルサインが悪化している場合には輸血が必要になります。

気胸

　気胸は、右肺に近い肝右葉の頭側にある病変を治療した場合に起こりやすいです。穿刺の際に針で肺を損傷すると、肺から空気が胸腔内に漏れて気胸の状態になります。胸痛や SpO_2 低下が主な症状です。胸部 X 線または胸部 CT で診断されます。軽症の場合は経過観察のみで済む場合も多いですが、気胸の程度が重いと胸腔ドレナージが必要になります。

肝梗塞・肝静脈閉塞

　焼灼の際に病変近くの門脈、肝動脈、肝静脈が熱により障害を受けることがあります。門脈と肝動脈が障害を受けると肝梗塞と呼ばれ、肝静脈が障害を受けると肝静脈閉塞と呼ばれる病態が起こります。いずれも血液検査で、AST、ALT、LDH といった肝逸脱酵素の値が上昇し、造影 CT で区域性の肝血流障害がみられます。障害が広範囲の場合には、高熱、倦怠感、食思

不振などの症状がみられます。解熱薬などを使用しながら経過をみていき、通常は数日で症状は軽快していきます。障害肝の範囲が広いと、長期的には肝機能の低下につながることがあります。

消化管穿孔・穿通

消化管に近い部位の病変を治療した際に、焼灼による熱が消化管に伝わることによって発症します。熱が伝わってから、実際に消化管粘膜に穿孔・穿通が起こるまでに少し時間がかかる場合があり、発症は当日や翌日とは限りません。症状は発熱や腹痛が主で、診断は腹部 CT で行われます。腹部の開腹手術歴があると、肝臓と消化管が癒着していることがあり、穿孔・穿通のリスクが高いとされています。

肝膿瘍

焼灼部位に細菌感染を起こすと膿瘍化します。持続する発熱、腹痛が主な症状です。RFA 後数日の発熱は多くの症例でみられ通常問題ありませんが、いったん解熱傾向となった後、数日経ってから再度発熱するような場合には肝膿瘍を念頭に置く必要があります。特に、大きな腫瘍を焼灼した場合には膿瘍化のリスクが高くなります。

引用・参考文献
1) 日本肝臓学会編. 肝癌診療ガイドライン 2021 年版. 第 5 版. 東京, 金原出版, 2021, 320p.
2) 椎名秀一朗ほか編. ラジオ波焼灼療法：安全で効果的な肝癌治療テクニック. 小俣政男監. 東京, 医学書院, 2005, 176p.
3) Shiina, S. et al. Radiofrequency ablation for hepatocellular carcinoma: 10-year outcome and prognostic factors. Am J Gastroenterol. 107 (4), 2012, 569-77.

知っておきたい豆知識②

マイクロ波凝固療法 (microwave ablation；MWA)

市販の電子レンジと同じ周波数 2,400～2,500MHz の電磁波であるマイクロ波を用いた治療です。このマイクロ波が組織に照射されると熱が発生し、それによって腫瘍が凝固壊死します。RFA と同様に、経皮的にアンテナを肝腫瘍に穿刺して行う治療です。RFA は針の長軸方向に向かって細長くラグビーボール状に焼灼されるといわれていますが、MWA は球形に近い形状に焼灼されるという特徴があります。主に腫瘍の大きさや形状によって RFA と MWA は使い分けられています。

肝動脈化学塞栓療法（TACE）

日本赤十字社医療センター 消化器内科　**内野康志**
東京大学医学部附属病院 消化器内科　**建石良介**

肝動脈化学塞栓療法（TACE）の 3Point サマリー

Point 1　TACE は肝細胞がんに対する経カテーテル的治療です。

Point 2　カテーテルから腫瘍を栄養している肝動脈に、塞栓物質や抗がん薬を注入して治療を行います。

Point 3　特に、腫瘍が多発している場合や腫瘍が大きい場合に用いられます。

肝動脈化学塞栓療法（TACE）とは

　肝動脈化学塞栓療法（transcatheter arterial chemo-embolization；TACE）→用語解説は、主に肝細胞がんに対して行われる経カテーテル的治療です。大腿動脈を局所麻酔下に穿刺、カテーテルを挿入し、肝動脈など肝臓がんを栄養している血管に塞栓物質と抗がん薬を注入します（図1）[1]。正常な肝組織は主に門脈から血流を受けているのに対し、肝細胞がんは主に肝動脈から血流を受けているため、肝動脈を塞栓して治療することができます。

　カテーテルから注入する塞栓物質としては、ヨード化ケシ油脂肪酸エチルエステル（リピオドール®）、多孔性ゼラチン粒（ジェルパート®）、球状塞栓物質（エンボスフィア®、ヘパスフィア®、ディーシービーズ®）があります。また、塞栓物質と併用してドキソルビシン、エピルビシン、シスプラチン、ミリプラチンなどの抗がん薬を併用することもあります。

用語解説

肝動脈化学塞栓療法（TACE）
塞栓物質と抗がん薬を併用する場合には、肝動脈化学塞栓療法（TACE）と呼ばれますが、抗がん薬を併用せず塞栓物質のみ使用して治療することもあり、その場合は肝動脈塞栓療法（transcatheter arterial embolization；TAE）と呼ばれます。

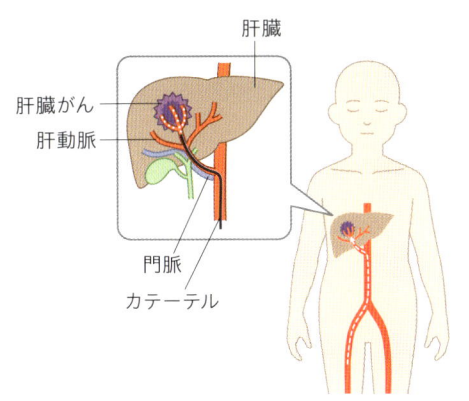

図1 肝動脈化学塞栓療法

知っておきたい豆知識

TACE は単独で行われる場合もありますが、ほかの治療と併用して行われる場合もあり、3cm を超えるやや大きな肝細胞がんに対して RFA を行う際に、先行して TACE が行われる場合があります。TACE を先行することによって、RFA 前に腫瘍を少し縮小できる可能性があり、また TACE により腫瘍に集積したリピオドール®により RFA の治療効果判定がより正確にできるようになるなどのメリットがあります。さらに最近では、進行肝細胞がんに対し全身薬物療法と併用して、肝臓内の病変には TACE が行われることがあります。

どのような患者に TACE は適しているか

　何らかの理由で、肝切除やラジオ波焼灼療法（radiofrequency ablation；RFA）の対象とならない場合に治療選択肢の一つとなります。一般的には、<mark>肝臓内に腫瘍が多発している場合や腫瘍が大きい場合</mark>に用いられます。塞栓することで肝機能にある程度のダメージを与えるため、肝機能が非常に悪い症例（Child-Pugh 分類 C、難治性腹水合併症例など）には行えません。また門脈の太い枝（本幹や一次分枝）に腫瘍の浸潤（門脈腫瘍栓）がある場合、その部分の肝臓は門脈血流が途絶え、代わりに肝動脈で栄養されています。この状態で肝動脈を塞栓してしまうと、肝機能を大きく落としてしまうため門脈腫瘍栓合併症例は通常適応外です。

　造影 CT と同様、ヨード造影剤を用いるため（➡ポイント）、ヨード造影剤アレルギーや腎機能障害などがある場合には問題になります。ヨード造影剤の代わりに CO_2 や MRI などで用いるガドリニウム造影剤を用いる場合もありますが、ヨード造影剤に比べて細かい血管までは造影できないため、手技がやりにくくなります。

どのような合併症が起こり得るか

　TACE により起こり得る合併症を **表1** にまとめます。大きく分けて、①使用する薬剤によるもの、②動脈穿刺・カテーテル操作によるもの、③塞栓治療に伴うものの 3 つに分かれます。

ポイントアドバイス

TACE では血管造影の際に通常ヨード造影剤を使用するため、ヨード造影剤に対するアレルギー歴や喘息の既往、メトホルミン内服などがないかチェックする必要があります。糖尿病治療薬であるメトホルミンはヨード造影剤との併用により、乳酸アシドーシスを起こす危険性があるとされており、造影検査前後には休薬させる場合が多いです。

表1 TACE の合併症

1．使用する薬剤によるもの
ヨード造影剤の副作用：アレルギー、腎機能障害
消毒薬、局所麻酔、鎮静・鎮痛薬、塞栓物質、抗がん薬、抗生物質などの副作用

2．動脈穿刺・カテーテル操作によるもの
出血・血腫
血管損傷：動脈解離、動脈瘤、動静脈瘻
血栓塞栓症

3．塞栓治療に伴うもの
血圧低下：術中にみられ迷走神経反射によるもの
塞栓後症候群：発熱、腹痛、悪心、食欲低下
肝不全
肝梗塞：腫瘍以外の正常な肝臓にまで塞栓効果が及ぶことによる
胆嚢炎、胃十二指腸潰瘍、膵炎、肺塞栓：塞栓物質の他臓器への流入による
肝膿瘍：塞栓して壊死した腫瘍に感染が起きる

4．そのほか
肺塞栓：術後の安静や穿刺部の圧迫により生じた下肢の深部静脈血栓による
併存疾患の悪化：虚血性心疾患、心不全、間質性肺炎など

TACE 後の患者を入院中どのようにみるか

穿刺部の観察

　通常、処置終了後は止血圧迫綿や止血ベルトで穿刺部を圧迫します。病棟に帰室後、術者の指示に従って圧迫解除を行います。圧迫解除後に穿刺部から再出血がないか観察します。その後は、穿刺部の疼痛出現や膨隆がないか確認します。疼痛が強い場合には、血管損傷の可能性を考えます。

発熱への対応

　腫瘍を塞栓すると、その反応として発熱がみられます。多くの場合は処置翌日ごろより数日間の発熱がみられます。通常はアセトアミノフェンなどの解熱鎮痛薬を用いながらの経過観察で自然解熱します。39℃近い高熱で全身状態もよくない場合には、解熱のためのステイロイド投与も検討されます。

塞栓により正常な肝組織が領域性に虚血状態となる場合があり、これを肝梗塞といいます。広範囲に肝梗塞が起きると高熱の原因となります。広範な肝梗塞が起きると、血液検査でAST、ALT、LDHなどの肝逸脱酵素が著明に上昇します。

いったん24時間以上解熱した後、再度発熱した場合には肝膿瘍の可能性も考えます。特に大きな腫瘍を塞栓した場合には肝膿瘍のリスクが高いとされています。肝膿瘍が疑われる場合には、造影CTを行い、肝膿瘍と診断された場合には抗菌薬投与などの治療が必要になります。

腹痛への対応

通常の経過でも、腫瘍が塞栓されたことにより腹痛症状がみられることがあります。塞栓物質が肝臓以外の臓器に流れて、胆嚢炎や胃十二指腸潰瘍を起こすこともあります。腹痛が強い場合や持続する場合には、これらの合併症も想定する必要があります。

引用・参考文献
1) 内野康志. TACE (肝動脈化学塞栓療法). 消化器ナーシング. 25 (12), 2020, 1216-21.
2) 日本肝臓学会編. 肝癌診療ガイドライン2021年版. 第5版. 東京, 金原出版, 2021, 320p.

肝動注化学療法

日本赤十字社医療センター 消化器内科 **内野康志**
東京大学医学部附属病院 消化器内科 **建石良介**

肝動注化学療法の 3Point サマリー

Point 1 経カテーテル的に肝動脈に抗がん薬を注入する治療です。

Point 2 抗がん薬動注時のみカテーテルを挿入する方法と、皮下埋め込み式リザーバーを留置し持続動注を行う方法があります。

Point 3 肝細胞がんの全身薬物療法の進歩により、近年は行われる機会が減っています。

肝動注化学療法とは

肝動脈化学塞栓療法（transcatheter arterial chemo-embolization；TACE）同様、経カテーテル的に肝動脈に抗がん薬を注入する治療です。TACE との違いは、TACE では肝動脈を塞栓物質により塞栓しますが、肝動注化学療法 ➡用語解説 では塞栓は行わず抗がん薬のみ注入します ➡ポイント 。

肝動注化学療法には、抗がん薬動注時のみカテーテルを挿入し、動注したらその場でカテーテルを抜去するいわゆる one shot 動注と、皮下埋め込み式リザーバーを留置し持続動注を行うリザーバー動注 ➡豆知識 （図1）があります。

One shot 動注で使われる抗がん薬としては、TACE と同様、ドキソルビシン、エピルビシン、シスプラチン、ミリプラチンなどがあります。リザーバー動注の代表的なレジメンとして、①インターフェロン併用 5-FU 持続動注療法、② Low dose FP 療法（5-FU+ 低用量シスプラチン）、③ New FP 療法（5-FU+

用語解説

肝動注化学療法
肝動注化学療法 は、TAI（transcatheter arterial infusion chemotherapy）または HAIC（hepatic arterial infusion chemotherapy）と呼ばれることがあります。

ポイントアドバイス

薬剤注入前にはリザーバー内を生理食塩液などでフラッシュし開存しているか確認しますが、この際、注入時に全く抵抗がない場合や抵抗が強い場合には、何らかのリザーバーシステムのトラブルの可能性があるため、医師へ報告します。必要に応じて、動注ポートからの造影検査を行います。

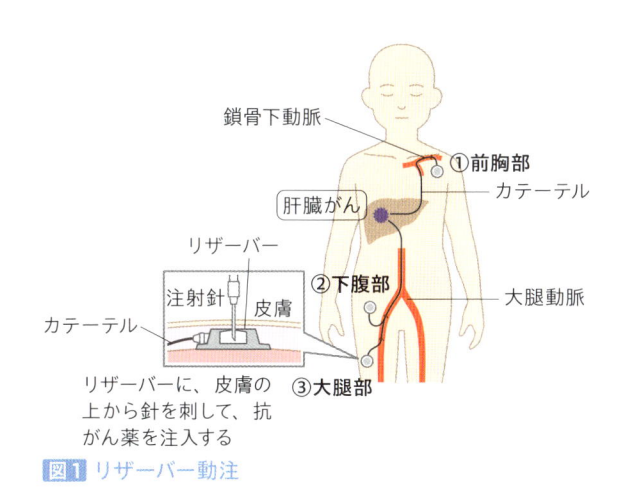

図1 リザーバー動注

図の説明:
- 鎖骨下動脈
- ①前胸部
- カテーテル
- 肝臓がん
- リザーバー
- 注射針　皮膚
- ②下腹部
- 大腿動脈
- カテーテル
- ③大腿部
- リザーバーに、皮膚の上から針を刺して、抗がん薬を注入する

シスプラチン）があります。肝細胞がんに対してのインターフェロンは保険適用外であり、臨床試験などでなければ使用しにくいため、一般的には 5-FU とシスプラチンを併用したレジメンがよく用いられています。

どのような患者に肝動注化学療法は適しているか

　外科切除、肝移植、ラジオ波焼灼療法（radiofrequency ablation；RFA）などの穿刺局所療法や TACE の適応とはならず、肝内多発例や脈管（門脈、胆管、肝静脈、下大静脈）に腫瘍の浸潤のある患者さんにおいて、選択肢の一つとなります。肝細胞がんに対する全身薬物療法の進歩に伴い、近年では行われる機会は減っています。

どのような合併症が起こり得るか

　抗がん薬注入後にカテーテルを抜去する one shot 動注の場合は、前項「肝動脈化学塞栓療法（TACE）」（p.104）とほとんど同じであるため、ここではリザーバー動注の場合について記載します。

　リザーバー動注療法の合併症には、リザーバーシステムに起因するものと、注入された薬剤に起因するものに分かれます。リザーバーシステムに起因するものとして、留置カテーテルの逸脱、血栓などによる閉塞、カテーテルキンク（カテーテルが途中で折れ曲がること）、感染、フィブリンシース形成（カテーテル周囲にフィブリンによる鞘が形成されることにより、薬

剤の注入・吸引ができなくなる現象）、ポート反転、留置血管の狭窄・閉塞などがあります。また、留置血管の障害として血管の狭窄・閉塞、仮性動脈瘤の形成などがあります。

　注入された薬剤に起因するものとして、抗がん薬による血管障害、肝実質や胆道系への障害、消化管への流入による消化管潰瘍などがあります。また抗がん薬の全身への作用として悪心、腹痛などの消化器症状、口内炎、骨髄抑制などがあります。

引用・参考文献
1) 日本肝臓学会編. 肝癌診療ガイドライン 2021 年版. 第 5 版. 東京, 金原出版, 2021, 320p.
2) 日本 IVR 学会ほか編. 肝動注リザーバー療法に関するガイドライン. 第 1.1 版. 2020, 39p.

肝臓がん薬物療法

公益財団法人がん研究会有明病院 消化器センター 肝胆膵内科　**三重尭文、笹平直樹**

肝臓がん薬物療法の 3Point サマリー

Point 1　肝細胞がんに対する薬物療法は、2017 年以降、新たな分子標的薬や免疫チェックポイント阻害薬が次々に承認され、新たな時代に突入しました。

Point 2　TACE が効かない症例や、TACE が効きそうにない症例に前倒しで用いられるようになったほか、薬物療法後に TACE や RFA、手術を追加するなど、新たな戦略も登場しています。

Point 3　類似の作用機序を有する治療薬が存在し、どの薬剤をどの順番に用いるべきかコンセンサスが得られていません。

　肝細胞がんに対する薬物療法では 2008 年よりソラフェニブが用いられてきましたが、2017 年以降、新薬の有用性を示す臨床試験の結果が次々と公表され、新たな時代に突入しました。ただ、ソラフェニブ時代に行われた臨床試験であり、一次治療はソラフェニブとの比較、二次治療は無治療（プラセボ）との比較であり、新薬同士の比較がなされていないため、複数の新規レジメンの優劣や、そのなかの一つが効かない場合の次治療法が定まっておらず、施設や主治医ごと、あるいは患者さんごとに治療法が選ばれているのが現状です。

　治療薬としては、血管新生を阻害する分子標的薬（ソラフェニブ、レンバチニブ、レゴラフェニブ、ラムシルマブ、カボザンチニブ、ベバシズマブ）と、免疫チェックポイント阻害薬（アテゾリズマブ、デュルバルマブ、トレメリムマブ）の 2 種に大別されます。前者では、血圧上昇　➡ポイント①　やタンパク尿、手足症候群などが、後者では免疫関連の有害事象が生じや

ポイントアドバイス①

分子標的薬の治療開始後には、血圧上昇が頻発します。脳出血をきたすこともあるため、自宅での血圧測定が必須であり、早期介入が重要です。かかりつけ医や訪問診療・看護スタッフとの情報共有も重要です。後期には腹水も出やすい症状です。体重増加を栄養がついたからと思い込んでいることも多く、浮腫と合わせて問診を行うようにしましょう。

すいです →豆知識① 。多くは単剤で用いられますが、一次治療としては、両者の併用（アテゾリズマブ＋ベバシズマブ）や後者の併用（デュルバルマブ＋トレメリムマブ）が用いられることが多いです。

多数の新規薬剤の登場により、薬物療法の位置付けが変わってきたことも理解する必要があります。これまでは、肝動脈化学塞栓療法（transcatheter arterial chemoembolization；TACE）が完全に効かなくなった（不応）後の最終手段としての薬物療法でしたが、最近は、TACE が効きにくくそうな（不適）症例に対して、より早期から薬物療法が用いられるようになってきたほか、TACE で肝血流に悪影響を及ぼさないよう、先に薬物療法を行い効果をみてから TACE を追加し、手術やラジオ波焼灼療法（radiofrequency ablation；RFA）で根治を目指す症例も出てきました。

一方で、進行期の肝細胞がんにおいては、肝硬変により肝機能が低下している症例もあります。薬物療法の適応となるのは、肝機能が良好な症例であり、Child-Pugh 分類 →用語解説 の A（6 点以下）が対象となります。

レジメンの紹介

より具体的に、筆者の施設での方針を中心に記載しますが、

知っておきたい豆知識①

irAE、imAE
（ 図1 、 表1、2 ）
免疫チェックポイント阻害薬の登場により、従来の殺細胞性化学療法とは異なる有害事象である免疫関連有害事象（immune-related adverse events；irAE）という概念が生まれました。免疫介在有害事象（immune-mediated adverse events；imAE）と表記されることもあります。

用語解説

Child Pugh 分類
肝臓の予備能を示す指標です（p.86 表1参照）。臨床所見（肝性脳症）、画像（腹水量）、採血（総ビリルビン、アルブミン、プロトロンビン時間）を総合して判断されます。

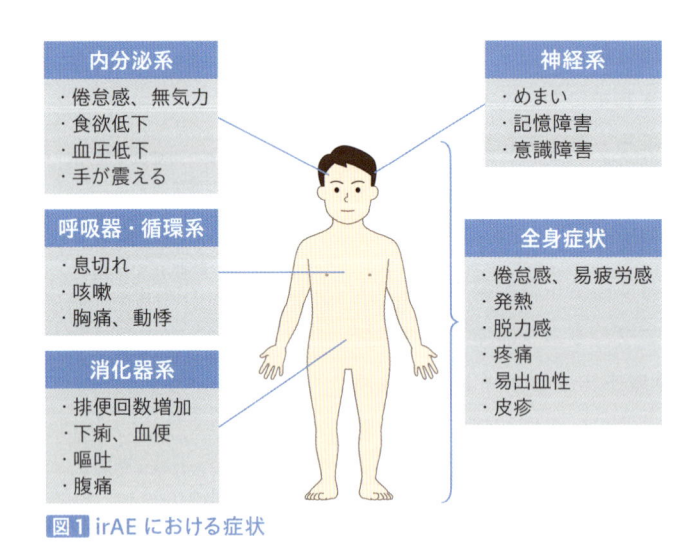

内分泌系
- 倦怠感、無気力
- 食欲低下
- 血圧低下
- 手が震える

呼吸器・循環系
- 息切れ
- 咳嗽
- 胸痛、動悸

消化器系
- 排便回数増加
- 下痢、血便
- 嘔吐
- 腹痛

神経系
- めまい
- 記憶障害
- 意識障害

全身症状
- 倦怠感、易疲労感
- 発熱
- 脱力感
- 疼痛
- 易出血性
- 皮疹

図1 irAE における症状

表1 irAE における症状例一覧

irAE	症状
肺機能障害	咳嗽、息切れ、呼吸困難、胸痛、発熱
胃腸障害 （大腸炎、下痢、消化管穿孔）	下痢、排便回数増加、便通異常、腹痛、嘔気／嘔吐
内分泌障害 （甲状腺、副腎、下垂体機能障害）	倦怠感、冷え、体重変化、便秘、めまい、嘔気／嘔吐、頭痛、腹痛、口渇感、多汗、動悸、息切れ、震え
1型糖尿病	口渇感、倦怠感、排尿回数増加、腹痛、意識障害、血圧低下
肝機能障害 （肝炎、硬化性胆管炎）	倦怠感、腹痛、黄疸、尿の色調変化（濃くなる）、発熱、易出血性
腎障害	血尿、尿量変化、下腿浮腫
筋炎	筋力低下、脱力感、倦怠感、疼痛
重症筋無力症	まぶたが垂れる、物が見えにくい、うまく噛めない、飲み込みにくい、うまく発音できない、筋力低下、息苦しい
心筋炎	息切れ、易疲労感、動悸、胸痛
血小板減少性紫斑病	鼻血、点状／斑状の皮下出血、歯肉出血、血尿、月経過多
脳炎	発熱、頭痛、嘔気／嘔吐、記憶障害、行動／言動異常、痙攣、意識障害
膵炎	上腹部痛、嘔気／嘔吐、背部痛、黄疸
皮膚障害	発熱、倦怠感、皮膚発赤／腫脹、水ぶくれ、粘膜のただれ、眼球結膜充血
神経障害 （ギランバレー症候群を含む）	末梢神経障害、感覚障害、脱力感、呼吸苦、顔面神経麻痺、飲み込みにくい
薬剤の注入に伴う反応	皮膚発赤／掻痒感、寒気、息切れ、めまい、意識障害、発熱

上記のごとくコンセンサスが得られておらず、新たな知見により戦略が大きく変わってくる可能性もあるので、参考程度にとどめていただきたいと思います。

アテゾリズマブ+ベバシズマブ療法（図2）[1]

　免疫チェックポイント阻害薬と血管新生阻害薬の併用療法で、最も標準的な一次治療と位置付けられています。ベバシズマブに心血管系の副作用が発現しやすいため、治療前に循環器系のチェックや食道静脈瘤の確認が必要です。初回は2時間半の治療ですが、問題がなければ2回目以降は徐々に短くし、最終的には1時間で投与可能です。

表2 問診表（がん研有明病院）

	1日目（投与日）		2日目		3日目		4日目		5日目		6日目		7日目		8日目	
	月	日	月	日	月	日	月	日	月	日	月	日	月	日	月	日
体重（朝食前）	kg		kg		kg		kg		kg		kg		kg		kg	
体温	℃		℃		℃		℃		℃		℃		℃		℃	
血圧																
いつもと体調が違う・何かおかしい	あり	なし	あり	なし	あり	なし	あり	なし	あり	なし	あり	なし	あり	なし	あり	なし
咳が出る	あり	なし	不変	悪化	不変	悪化	不変	悪化	不変	悪化	不変	悪化	不変	悪化	不変	悪化
息切れがする	あり	なし	不変	悪化	不変	悪化	不変	悪化	不変	悪化	不変	悪化	不変	悪化	不変	悪化
胸が苦しい・胸が痛い	あり	なし	不変	悪化	不変	悪化	不変	悪化	不変	悪化	不変	悪化	不変	悪化	不変	悪化
手足に力が入らない	あり	なし	不変	悪化	不変	悪化	不変	悪化	不変	悪化	不変	悪化	不変	悪化	不変	悪化
だるさのため日常生活に支障があった	あり	なし	不変	悪化	不変	悪化	不変	悪化	不変	悪化	不変	悪化	不変	悪化	不変	悪化
1日4回以上の下痢がある	あり	なし	不変	悪化	不変	悪化	不変	悪化	不変	悪化	不変	悪化	不変	悪化	不変	悪化
強い腹痛が持続している	あり	なし	不変	悪化	不変	悪化	不変	悪化	不変	悪化	不変	悪化	不変	悪化	不変	悪化
いつもと尿量が違う	あり	なし	不変	悪化	不変	悪化	不変	悪化	不変	悪化	不変	悪化	不変	悪化	不変	悪化
皮膚の発疹がひどくなっている	あり	なし	不変	悪化	不変	悪化	不変	悪化	不変	悪化	不変	悪化	不変	悪化	不変	悪化
そのほか																

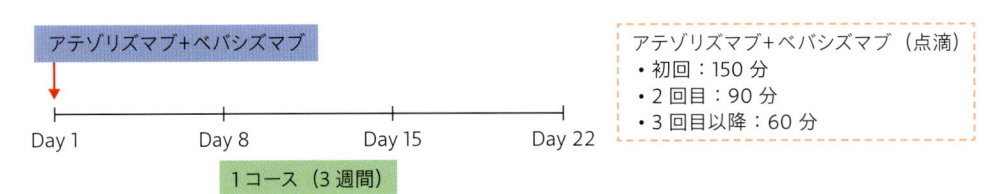

アテゾリズマブ+ベバシズマブ（点滴）
- 初回：150分
- 2回目：90分
- 3回目以降：60分

Day 1　Day 8　Day 15　Day 22

1コース（3週間）

図2 アテゾリズマブ+ベバシズマブ療法の投与スケジュール（文献1を参考に作成）

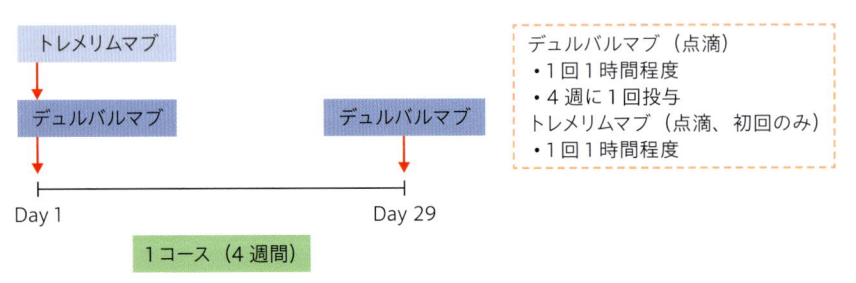

デュルバルマブ（点滴）
- 1回1時間程度
- 4週に1回投与
トレメリムマブ（点滴、初回のみ）
- 1回1時間程度

Day 1　Day 29

1コース（4週間）

図3 デュルバルマブ+トレメリムマブ療法の投与スケジュール（文献2を参考に作成）

デュルバルマブ+トレメリムマブ療法（図3）[2]

　作用機序の異なる2種類の免疫チェックポイント阻害薬同士の併用療法です。トレメリムマブは初回のみの投与であり、

2回目以降はデュルバルマブの単剤です。<mark>免疫チェックポイント阻害薬の併用療法は、早期から免疫関連有害事象が起こる可能性が高く、必発と思うくらいの心構えが重要です。</mark>副作用の問題からは敬遠しがちですが、トレメリムマブが1回入ることで、奇跡的なまでに効果が長く続く症例もあり、魅力的な治療です。

レンバチニブ療法 [3]

有効性が期待できる経口の血管新生阻害薬で、現在は、免疫チェックポイント阻害薬が使用しにくい症例などで選択されるほか、TACE や動注療法との相性が期待されています。レンバチニブ服薬の1〜2週後に計画的に TACE を行う治療は LEN-TACE と呼ばれています。体重により 12mg または 8mg で投与されますが、倦怠感 ➡ポイント② などの副作用が出る場合には減量やスケジュールの変更（5投2休：平日に服用し、週末は休む）などの調整が行われることもあります。

以上の3種類の治療が選択されることが多いですが、いずれも効かない場合や何らかの理由でこれらの薬剤が対象にならない場合には、以下の薬剤が選択されます。

ソラフェニブ療法 [4]

従来の標準的な治療法で、長年使用されてきた経験から安心感があります。

ラムシルマブ療法（図4）[5]

二次治療以降で、血清 AFP 値が 400ng/mL 以上の症例でのみ有効性が証明されたため、これが投与の条件です。肝細胞がんに対する分子標的薬としては数少ない注射薬であり、服薬コンプライアンスを気にしなくてよいメリットがあります。

> **ポイントアドバイス②**
>
> 分子標的薬による倦怠感は早期から出現することが多く、治療前の介入が重要です。経口薬の場合、処方箋を持ってそのまま離院されることもあるため、施設でのフローを確認しましょう。倦怠感に対しては休薬や補液などを考慮します。一方、免疫療法開始後の倦怠感の場合、副腎不全も考える必要があり、早期ステロイド治療が必要となります。いずれも患者さんからの電話連絡に対し安易に経過観察とせず、臨時受診について医師の指示を仰ぎましょう。

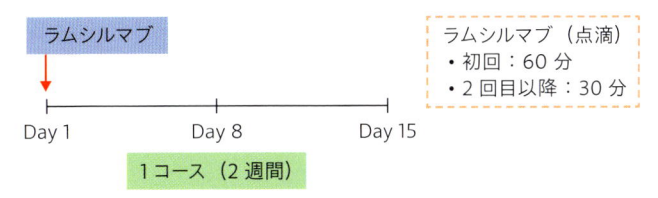

図4 ラムシルマブ療法の投与スケジュール（文献4を参考に作成）

カボザンチニブ療法 [6]

　分子標的薬の一つですが、ほかの薬剤と作用機序がやや異なるため、ほかの治療が効かない場合に候補となる経口薬です。1日1回空腹時の服用（食事1時間前～食後2時間までの間の服用を避ける）のため、指導が必要です。また、日本人の場合、推奨量では倦怠感などの副作用が強く出ることが多く、最近では初回から減量して用いられることが多いです。

レゴラフェニブ療法 [7]

　ソラフェニブを重大な副作用なく投与できたものの効かなくなった症例に対して、有効性が証明された経口薬です。条件が複雑なうえ、この報告の後に、上記の多くの新規治療法が登場してきたため、実際の使用頻度は少ないです。

> **知っておきたい豆知識②**
>
> **アブスコパル効果**
> ラジオ波やTACE、放射線治療など、局所を刺激する治療の後で、免疫が活性化され、急に免疫治療の効果が出てくることをいいます。頻度は不明ですが、この効果を期待して薬物療法中に局所治療を加えることがあります。

引用・参考文献

1) Finn, RS. et al. Atezolizumab plus Bevacizumab in Unresectable Hepatocellular Carcinoma. N. Engl. J. Med. 382 (20), 2020, 1894-905.
2) Abou-Alfa, GK. et al. Tremelimumab plus Durvalumab in Unresectable Hepatocellular Carcinoma. NEJM. Evid. 1 (8), 2022, EVIDoa2100070.
3) Kudo, M. et al. Lenvatinib versus sorafenib in first-line treatment of patients with unresectable hepatocellular carcinoma: a randomised phase 3 non-inferiority trial. Lancet. 391 (10126), 2018, 1163-73.
4) Llovet, JM. et al. Sorafenib in advanced hepatocellular carcinoma. N. Engl. J. Med. 359 (4), 2008, 378-90.
5) Zhu, AX. et al. Ramucirumab after sorafenib in patients with advanced hepatocellular carcinoma and increased α-fetoprotein concentrations (REACH-2) : a randomised, double-blind, placebo-controlled, phase 3 trial. Lancet Oncol. 20 (2), 2019, 282-96.
6) Abou-Alfa, GK. et al. Cabozantinib in Patients with Advanced and Progressing Hepatocellular Carcinoma. N. Engl. J. Med. 379 (1), 2018, 54-63.
7) Bruix, J. et al. Regorafenib for patients with hepatocellular carcinoma who progressed on sorafenib treatment (RESORCE) : a randomised, double-blind, placebo-controlled, phase 3 trial. Lancet. 389 (10064), 2017, 56-66.

肝臓がん症状への対症療法

日本赤十字社医療センター 消化器内科　**内野康志**
東京大学医学部附属病院 消化器内科　**建石良介**

肝臓がんは一般的には症状が起こりにくいがんではありますが、がんが進行した終末期には以下のような症状を起こすことがあります。大きく分けて、がん自体による症状と、がんの進行によって起こる肝不全の症状があります。

肝臓がんそのものによる症状

肝内病変による症状

肝臓がんの場合、肝臓内でがんが増えても、がんによる疼痛症状が出ることはまれです。しかし、まれに肝臓全体にびまん性に急速にがんが広がった場合、肝被膜が伸展され疼痛を起こすことがあります。こうした症状には非ステロイド性抗炎症薬（non-steroidal anti-inflammatory drugs；NSAIDs）やアセトアミノフェンなどの非オピオイド鎮痛薬やオピオイドを使用します。

骨転移による症状

肝臓がんで症状が出るケースとして多いのは、骨転移のある場合です。骨転移の症状としては骨痛のほか、骨折、神経障害性疼痛、膀胱直腸障害、下肢麻痺などがあります。

骨転移への放射線治療は症状緩和効果が期待できるため、よく行われます。薬物療法としては、非オピオイド鎮痛薬やオピオイドが使用されます。また、神経障害性疼痛が合併している場合には、プレガバリン、デュロキセチン、ミロガバリンなどの鎮痛補助薬も併用されることがあります。

また、骨転移によって膀胱直腸障害や麻痺などの神経障害の発生が予想される場合で、肝臓内の病変が落ち着いており、ある程度の長期予後が期待できる場合には、神経障害発生予防目的で骨転移部分への整形外科的手術が行われることがあります。

肺転移による症状

肺転移も症状を起こすことはまれですが、多発で腫瘍量が非常に多い場合には、呼吸困難症状を起こすことがあります。呼吸困難症状に対してモルヒネを投与することがあります。

肝不全による症状

　肝臓がんが肝臓の中で進行すると、正常な肝組織ががんに置き換わり肝機能が低下します。肝不全による症状として、倦怠感、食欲不振などの全身症状がありますが、これらの症状の改善はなかなか難しいことが多いです。ある程度の改善が可能な症状として、以下のようなものが挙げられます。

腹水・胸水・浮腫

　まずは利尿薬（フロセミド、スピロノラクトン、トルバプタンなど）の投与により改善を図ります。利尿薬の投与でも、腹水による腹部膨満感や胸水による呼吸困難感・低酸素血症が改善しない場合には、腹腔穿刺・胸腔穿刺による腹水・胸水の排液を検討します。低アルブミン血症を伴う場合には、アルブミンの点滴も行われる場合があります。

肝性脳症

　肝性脳症の治療において、排便コントロールは重要です。一般的な酸化マグネシウムやセンノシドなどの便秘薬のほか、非吸収性合成二糖類（ラクツロース、ラクチトール）も用いられます。また、分岐鎖アミノ酸製剤や腸管非吸収性抗菌薬（リファキシミン）なども用いられます。

筋痙攣（こむら返り）

　肝不全の症状として、筋痙攣いわゆるこむら返りが起こることがあります。芍薬甘草湯、カルニチン製剤、分岐鎖アミノ酸製剤、亜鉛製剤などが用いられています。

皮膚掻痒

　慢性肝疾患を背景として皮膚の掻痒症状が出ることがあり、治療薬としてナルフラフィンがあります。また黄疸による掻痒に対して、古くから重曹清拭も行われており有効なこともあります。

引用・参考文献
1) 津田泰宏ほか. 肝癌における緩和医療（疼痛対策と症状緩和）. 日本臨牀. 73（増刊号1）, 2015, 755-9.
2) 日本緩和医療学会編. がん疼痛の薬物療法に関するガイドライン2020年版. 第3版. 東京, 金原出版, 2020, 200p.
3) 日本消化器病学会ほか編. 肝硬変診療ガイドライン2020. 改訂第3版. 東京, 南江堂, 2020, 196p.

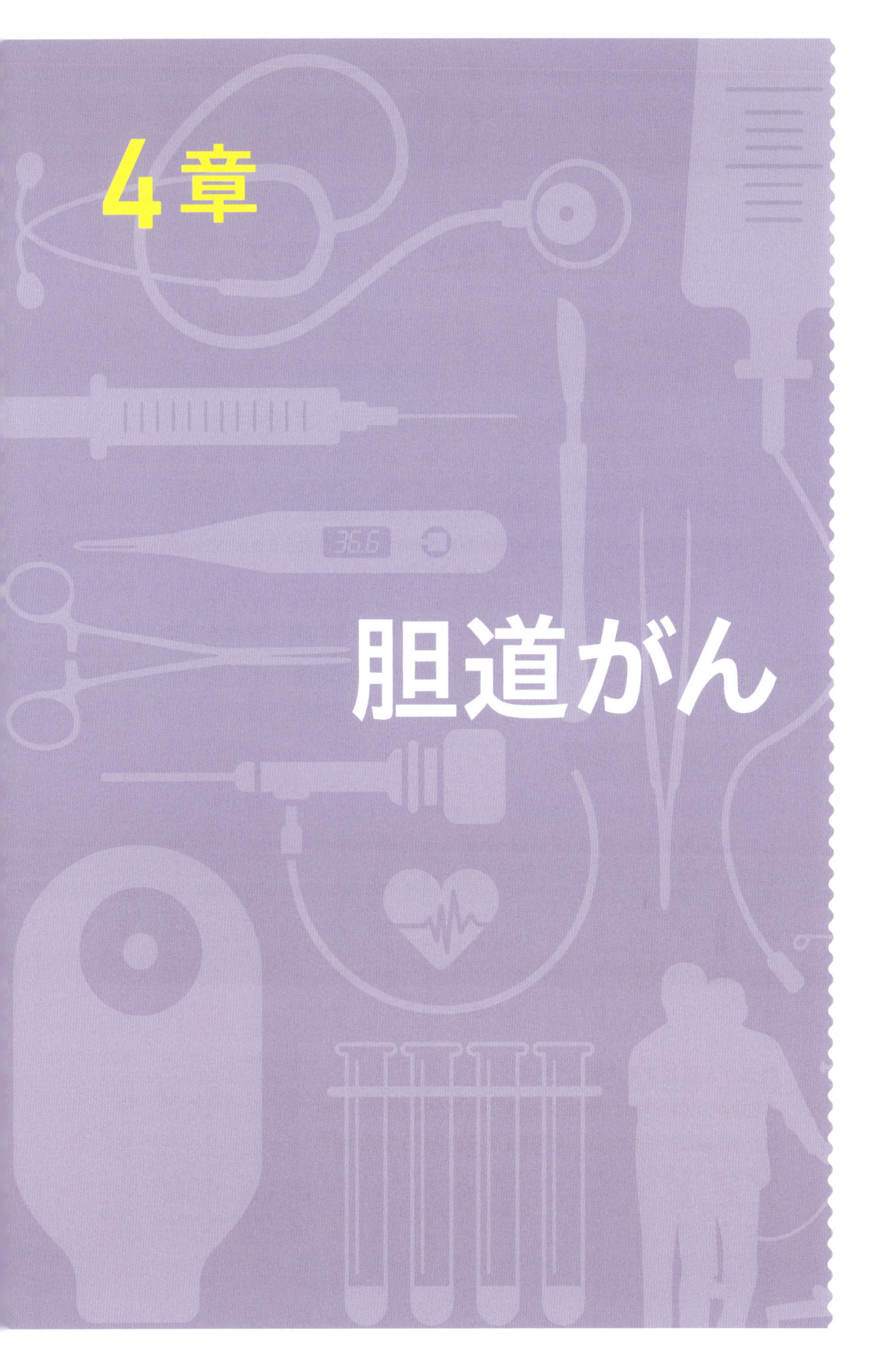

4章

胆道がん

胆道がんはどんな疾患？

埼玉医科大学国際医療センター 消化器外科　渡辺雄一郎、岡本光順

胆道がんの病態・症状の 3Point サマリー

Point 1 胆道がんは、肝内および肝外胆管、胆嚢、十二指腸乳頭部のがんの総称です。肝内胆管がんは原発性肝がんとして扱われます。

Point 2 胆道がんは、胆汁の通り道が阻害されるため閉塞性黄疸をきたすことが多いですが、黄疸をきたさないこともあります。

Point 3 胆道がん発生のリスクとして、印刷業における有機溶剤、胆石、慢性肝炎、膵胆管合流異常などがありますが、実際の患者さんには特定の危険因子がないことも多いです。

胆道がんについて

　胆道がんは組織学的にはさまざまながん腫がありますが、本項目ではその中でも最も多い、胆道上皮性悪性腫瘍 ➡用語解説① である胆道腺がん ➡用語解説② を胆道がんとして扱います。胆道がんはいまだ予後不良のがんです。国立がん研究センターの報告によると、5年相対生存率は24.5%と、膵がんに次ぐ低率です[1]。またわが国の部位別がん死亡数において、肝がんに次ぐ6位であり、減少傾向はみられていません[2]。

胆道がんに対する治療

　胆道がんにおいては、手術（切除）が長期生存を期待できる唯一の治療法とされており、そのために早期発見、早期診断が重要です（図1、2）。典型的には腹痛や皮膚黄染などの症状を呈しますが、特に症状がなく、血液検査や画像検査の異常か

用語解説①

上皮性腫瘍
上皮とは「体や内臓の表面を覆う細胞（群）」です。皮膚や消化管粘膜など明らかな「表面」のほかに胆管粘膜なども上皮であり、そこから発生する腫瘍が上皮性腫瘍です。悪性の上皮性腫瘍ががんと表現されます。

用語解説②

腺がん
管状臓器である胆管は、内側から粘膜層、線維筋層、漿膜下層、漿膜に構造されています。その粘膜層の腺細胞から発生するがんが、腺がんです。胆道腺がんは、胆道上皮性悪性腫瘍のなかで最も多いです。

術前 CT

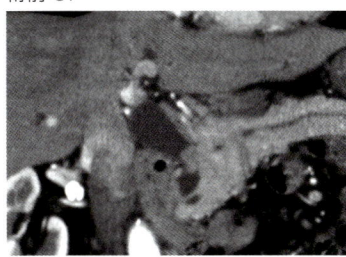

術前 ERCP

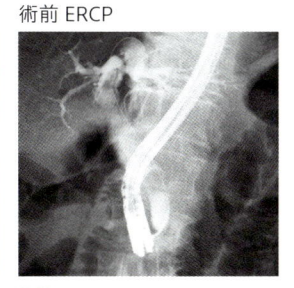

図1 遠位胆管がんの術前 CT／ERCP 画像

ERCP；endoscopic retrograde cholangiopancreatography（内視鏡的
逆行性胆管膵管造影）

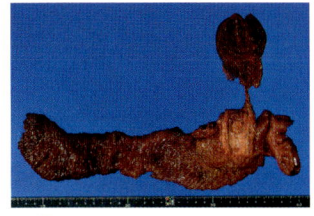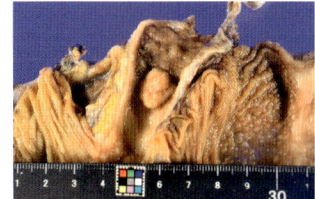

図2 遠位胆管がん標本写真

ら胆道がんが指摘されることもあります。したがって、==肝胆道系の検査異常をみた場合には、常に胆道がんの可能性を考慮すべきです。==

　胆道がんの手術は高侵襲であることが多く、術後合併症も重篤になることがあります。術後合併症は早期発見、早期対応が重要であり、術後の状態を理解しておく必要があります。

　切除困難な胆道がんは、化学療法を考慮します。化学療法は重篤な有害事象を生じる可能性もあるため、慎重な管理が必要です。しかし黄疸などの肝機能障害がある場合は化学療法不適応となるため、内視鏡的ステント留置による減圧などが必要になります。なお、胆道がんは予後不良であるため、積極的治療が不能となり緩和ケアが中心となる患者さんも多いです。

胆道の解剖

　肝内胆管末梢枝が徐々に集まり、1本の総肝管となります。胆嚢管が総肝管に合流した部分より十二指腸側を、総胆管と呼

ポイントアドバイス①

胆道がんはいずれの段階においても病態を十分に理解し、最新の情報をアップデートし、正確な診断、適切な治療を行う必要があります。われわれ医療従事者は常に、「なぜ」という問いを持ち、「考える」ことが何より重要だと思います。

本項目で解説できることは限られますが、一人でも多くの読者が胆道がんに興味を持ち、患者さんをよくみて、自ら学び、「考える」消化器ナースとしてご活躍される一助となれば幸いです。

びます。肝内胆管に発生したがんは、原発性肝がんとして診断、治療が行われます。胆汁は十二指腸に流れ出る直前に逆流防止弁などの機能を持った乳頭様の形をした部位を通って、十二指腸内に流れ出ます。つまり、Vater乳頭も胆道の一部とされます。胆管は肝動脈や門脈と併走し、肝内ではグリソン鞘 ➡用語解説③ に包まれています。

胆道の解剖について筆者は、大きな1本の樹木にたとえて患者さんに説明しています（p.131「胆道がん切除術」参照）。

胆道がんの症状、検査所見

<mark>胆道がんが原因で生じる重大な病態として、急性胆嚢炎や急性胆管炎（急性胆道炎）が挙げられます。</mark>これらは早期診断・治療が必要です。発熱・悪寒、腹痛、皮膚黄染、悪心・嘔吐、意識障害、ショックなどの症状がある場合は急性胆道炎を疑い、血液検査や画像検査（US、CT、MRCP、ERCPなど）で診断します。

また胆道がんの狭窄によって、皮膚黄染（いわゆる黄疸［黄疸とは本来、黄色い見た目のことではなく、血液検査におけるビリルビン値が上昇した病態を示す言葉］）を呈することが多いです。黄疸は、閉塞性黄疸と非閉塞性黄疸に分類されます。胆汁流出が阻害される場合は閉塞性黄疸となり、血液検査において直接ビリルビンが優位となることが多いです。一方、非閉塞性黄疸は、肝硬変や肝不全などでみられます。つまり、皮膚黄染を認めた場合は、胆道がんなどによる閉塞性黄疸なのか、肝硬変などによる非閉塞性黄疸なのかを鑑別する必要があります。

胆汁ドレナージ

胆汁は肝実質細胞で生成され、毛細胆管に分泌されます。その主成分は、水分、電解質、胆汁酸、コレステロール、リン脂質、および胆汁色素です。胆汁流量はヒトでは通常1日700〜800mLといわれています。閉塞性黄疸では胆汁をドレナージしますが、内視鏡的減圧法が発達した現在では、内瘻（腸管内

用語解説③

グリソン鞘
肝十二指腸間膜内の門脈、肝動脈、胆管、リンパ管などは、肝内では一束の結合織で包まれており、この結合織をGlisson（グリソン）鞘と呼びます。手術中に、胆管や門脈などの内容脈管を含めて「グリソン」と呼ぶこともあります。

ポイントアドバイス②

胆嚢は取っても大丈夫か?
胆嚢は肝臓で作られた胆汁を貯留し、濃縮したものを排出する嚢状の臓器であり、切除しても問題にならないことが多いです。しかし筆者の経験では、胆汁が胆嚢で作られると思っている患者も多く、胆嚢を切除することに多少の抵抗を感じるようです。また、医師が説明するに足らないと思って胆嚢摘出を行い、術後に患者とトラブルになることもあります。消化器ナースは正確な解剖生理を理解したうえで、患者に正確な知識を伝えていただきたいです。

ポイントアドバイス②

その略語、説明できますか?
胆道がん精査における検査法は、ERCP、MRCPなど英語の略語が頻用されています。しかし略前の英語と日本語を知らずに使い続けている医師も少なくありません。情報を正確に共有するためにも、略前の英語と日本語、検査内容も理解しておくべきです。消化器ナースとしては患者に説明できるレベルまで理解しておいてほしいです（自身で調べていただきたいのでここでは略前の記載を割愛します）。

に胆汁を流す）ドレナージが行われることが多いです。

胆道がんのリスク

胆道がんの早期発見が難しい原因の一つは、高危険群の設定ができていないことです。印刷業におけるジクロロプロパン（有機溶剤）、タイ国におけるオピストルキス症（淡水魚生食）と胆管がんの関連性については明確なエビデンスがあり、また胆管がんの危険因子として、肝硬変、B型肝炎およびC型肝炎、肥満関連肝疾患、糖尿病、原発性硬化性胆管炎、膵胆管合流異常、肝内結石症などが挙げられていますが[3, 4]、そのほかとしては飲酒や喫煙など発がんにおいて一般的なリスクが知られる程度です。つまり、胃がんや肝細胞がんのような高リスク患者の囲い込みが困難なのです。ほとんどの胆道がん患者には特定の危険因子がなく[5]、実臨床的には、肝胆道系の異常を認めたときに「常に胆道がんの可能性を考慮する」ことが重要です。

引用・参考文献
1) 国立研究開発法人国立がん研究センターがん対策情報センター. 全国がん罹患モニタリング集計 2009-2011 年生存率報告. 2020. 226p. https://ganjoho.jp/public/qa_links/report/ncr/pdf/mcij2009-2011_report.pdf（2024年8月最終閲覧）
2) がん情報サービス. 最新がん統計. https://ganjoho.jp/reg_stat/statistics/stat/summary.html#anchor3（2024 年 8月最終閲覧）
3) Massarweh, NN. et al. Epidemiology of Hepatocellular Carcinoma and Intrahepatic Cholangiocarcinoma. Cancer Control. 24 (3), 2017, 1073274817729245.
4) Clements, O. et al. Risk factors for intrahepatic and extrahepatic cholangiocarcinoma: a systematic review and meta-analysis. J. Hepatol. 72 (1), 2020, 95-103.
5) Valle, JW. et al. Biliary tract cancer. Lancet. 397 (10272), 2021, 428-44.

ポイントアドバイス③

胆汁欠乏による出血傾向（ビタミンK補充）

われわれが食事から摂取するビタミンKは、胆汁と膵液によって変性され空腸から吸収されます。胆汁を外瘻ドレナージしている場合、腸管内の胆汁が欠乏し、脂溶性ビタミンであるビタミンKが吸収されなくなります。血液凝固因子の中で、第II、VII、IX、X因子（「ニクナットウ」で覚えましたね）は、ビタミンK依存性タンパクを含むため、血液凝固異常、つまり出血傾向となります。

知っておきたい豆知識

オン・ザ・ロックで胆汁を飲む？

胆道閉塞に対して経皮経肝胆道ドレナージ（PTBD）などの外瘻ドレナージを行う場合、貴重な胆汁を腸管内に戻すために、経鼻胃管からの注入や、氷入りでレモンをかけて経口内服してもらうこともあります（胆汁返還）。

どんな検査を行う？ どう診断する？

地方独立行政法人 東京都立病院機構 がん・感染症センター 都立駒込病院 肝胆膵外科

原田庸寛、脊山泰治

胆道がんの検査・診断の 3Point サマリー

Point 1　胆道がんは、胆管がん、胆嚢がん、十二指腸乳頭部がんに分類され『胆道癌診療ガイドライン』の診断アルゴリズムに従って診断されます。

Point 2　胆道がんは、周囲の胆管への水平方向の広がりと胆管壁内および周囲血管への垂直方向の広がりを示すため、さまざまな検査を組み合わせて診断します。

Point 3　胆道がん診断において内視鏡検査は必須ですが、侵襲性が高く致命的な合併症を生じるときがあり、関連する合併症の理解が必要です。

胆道がんは、主に胆管がん、胆嚢がん、十二指腸乳頭部がんに分類されます。胆道がんの治療成績はいまだ十分とはいえません。『胆道癌診療ガイドライン』の診断アルゴリズム（**図1**）[1]に従って、正確な診断を行い、速やかに適切な治療に導くことが重要です。本項目では、『胆道癌診療ガイドライン』の診断アルゴリズムに従って、胆道がんの診断について解説します。

ファーストステップ

血液検査、腹部超音波検査

胆道がん診断において、最初に行うべき検査には、低侵襲かつ簡便な検査である血液検査と体外式超音波検査（ultrasonography；US）があります **➡ポイント①**。

血液検査では、胆管閉塞に伴う、肝・胆道系酵素（血清総ビリルビン値、AST、ALT、γ-GTP、ALP）と腫瘍マーカー（血清 CEA 値、血清 CA19-9 値）**➡ポイント②** の上昇が手掛かりと

ポイントアドバイス①

US の肝外胆管がんの正診率は 80〜90％との報告や、胆管の上流から下流に従って 84％、57％、37％と低下するとの報告があります。胆嚢がんでは 70〜90％と報告されていますが、胆嚢摘出術後に偶発的に診断される偶発がん（occult cancer）が 1％前後報告されています。また、膵管・胆管の拡張所見（double duct sign）は十二指腸乳頭部がんや膵頭部がんを疑う間接所見です。

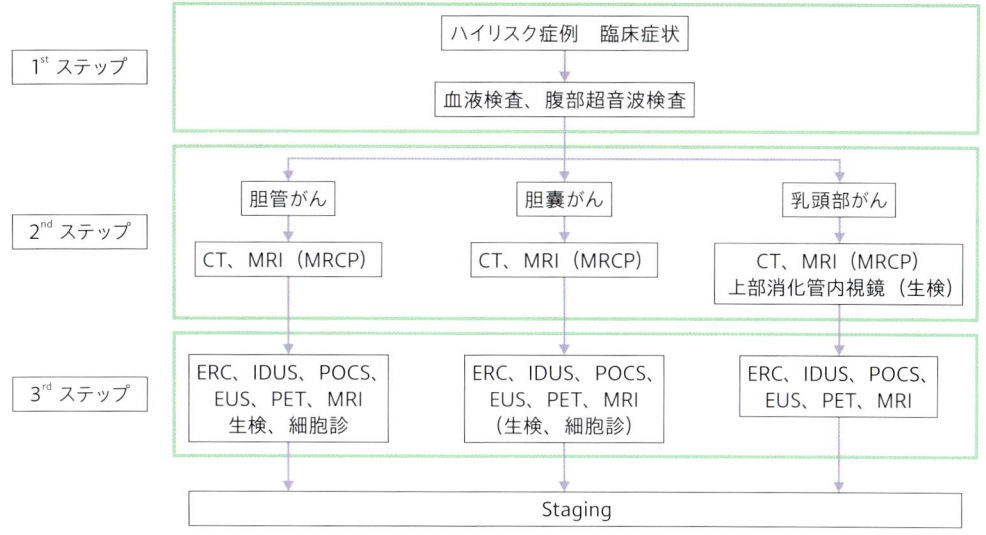

図1 胆道がん診断アルゴリズム（文献1より転載）

なります。十二指腸乳頭部がんの場合は、膵管が閉塞することも多く、膵酵素（血清 P-AMY 値）の上昇を認める場合があります。

US は、非侵襲的で X 線被曝もないためスクリーニングに用いられています。胆管閉塞に伴う胆管拡張や、特に胆嚢がんにおいては腫瘤像の描出に優れているため、有用です。ただし、患者さんの体型や胆石合併、消化管ガスの影響、また術者技量の影響も受けやすく十分な情報を得られないこともあります。

セカンドステップ

胆道がんは、周囲の胆管への水平方向の広がりと胆管壁内および周囲血管への垂直方向への広がりを示すため、切除の可否や切除範囲・術式を検討するうえで病変の広がりを詳細に調べる必要があります（**図2**）[2]。主に腹部コンピューター断層撮影法（computed tomography；CT）や腹部核磁気共鳴画像法（magnetic resonance image：MRI）を用いた検査が行われます。

腹部 CT

腹部 CT は、患者さんの体型や消化管ガスに影響されず、腹部全体の情報を短時間に収集することができます。近年、multi detector-row CT（MDCT）の普及に伴い、造影剤を用いたダ

ポイントアドバイス②

腫瘍マーカーとして CEA、CA19-9 が頻用されており、全国胆道癌登録調査では胆道がん患者で CA19-9 の上昇は 69%、CEA の上昇は18%にみられると報告されています。海外の報告では感度は約 70%、特異度は 84〜96%と報告されています。胆嚢がんにおいても 43% の症例で CA19-9 が上昇すると報告されています。しかし、胆嚢炎、胆管炎、良性胆道狭窄でも上昇するため、腫瘍マーカーによる早期診断は困難です。

知っておきたい豆知識①

胆道がん診断において、病気の種類や発生した場所、患者さんの状態によって身体の外から肝臓を介して胆管チューブを挿入する方法を選択するときがあります。これを経皮経肝胆道ドレナージ（PTBD）といいます。

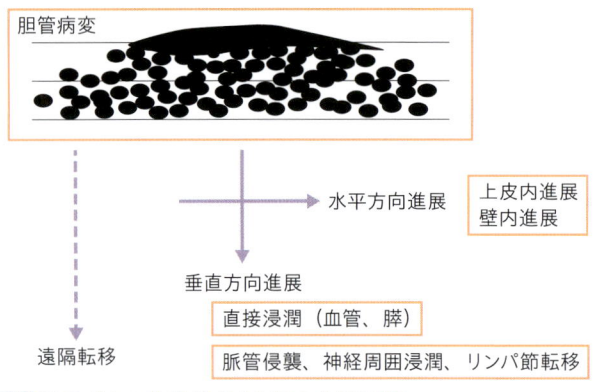

胆管病変

水平方向進展 → 上皮内進展 壁内進展

垂直方向進展
直接浸潤（血管、膵）
脈管侵襲、神経周囲浸潤、リンパ節転移

遠隔転移

図2 胆道がんの進展様式（文献 2 より転載）

上皮内進展：腫瘍が粘膜表層を置換するように這っていく進展様式
壁内進展：腫瘍が粘膜下に潜って進展する様式

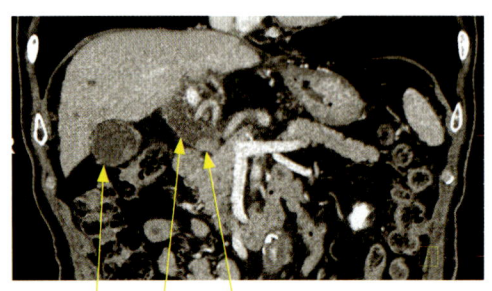

胆嚢　胆管　腫瘍

図3 CT 検査

イナミック CT 検査が詳細な診断に多用されています。本検査は、多方向からの画像構築が可能で、病変部の特定のみならず、病変の水平・垂直方向の進展範囲の診断、他臓器・血管などとの位置関係や浸潤などの把握において有用です（**図3**）。この CT の情報を基に切除の可能性や手術術式が検討されます。本検査は胆嚢がんや十二指腸乳頭部がんの診断では病変部の特定や周囲臓器への進展度評価などに有用である一方、早期病変の同定には困難なことがあります。被曝の問題があるほか、腎機能障害のある患者さんやヨード造影剤アレルギーの患者さんには実施困難です。

腹部 MRI

　腹部 MRI は高い磁力を用いて精密な画像を得ることができます。T1 強調画像、T2 強調画像、ガドリウム造影剤を用いた造影 MRI、

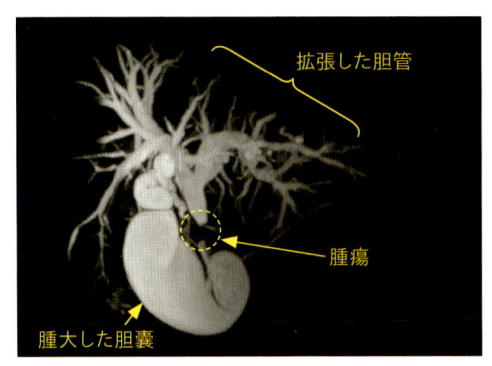

図4 MRCP

拡散強調画像（diffusion weighted image；DWI）や MR 胆管膵管造影検査（magnetic resonance cholangiopancreatography；MRCP）などさまざまな撮像法があります。MRCP は、造影剤を用いることなく、胆管構造の立体的な描出が可能で、病変部の把握に有用です（図4）。ガドリウムやガドキセト酸ナトリウム（Gd-EOB-DTPA［EOB・プリモビスト®］）などを用いた造影MRI は、CT 同様に病変部の特定や周囲臓器への進展度診断に有用です。特にヨード造影剤アレルギーの患者さんに積極的に行われますが、腎機能障害のある患者には実施困難な場合があります。また、EOB を用いた造影 MRI は肝転移の同定に有用です。

両検査ともに相補的な役割を担っており、治療方針を決めるうえで非常に有用です。ただし、両検査とも、胆道ドレナージ後の実施では胆管壁にステントによる炎症性変化が加わり、病変の鑑別診断が困難になることがあるため、可能な限り胆道ドレナージ前に実施することが重要です。

上部消化管内視鏡検査

乳頭部がんは、上部消化管内視鏡検査によって存在診断が可能な場合が多いです。腫瘍形態によっては良性疾患と判別困難な場合や乳頭部内に腫瘍が埋没しており診断困難なこともあり、サードステップで述べる検査を併用して診断します。

サードステップ

セカンドステップで得られた情報を基にして、主に内視鏡的

アプローチで腫瘍の進展範囲を診断し、切除の可否、切除範囲および術式が決定されます。

超音波内視鏡（EUS）

超音波内視鏡（endoscopic ultrasonography；EUS）（図5）は消化管から各臓器を観察でき、消化管ガスの影響を受けにくいため、胆道がんの病変部や進展度診断に有用です。特に病変の垂直方向への広がり（胆道壁深達度）を診断することができます。しかし、USと同様に結石合併例では描出不能なこともあり全体の正診率は70〜80%です。また、乳頭部がんの診断では、腫瘍の存在診断、十二指腸筋層や膵実質への浸潤、胆管・膵管への進展、腫大リンパ節の診断が重要です。近年、超音波検査用造影剤（ソナゾイド®）を併用した造影超音波内視鏡や、超音波内視鏡下穿刺吸引法（EUS-fine needle aspiration；EUS-FNA）による病理組織学的診断も行われており、診断能が向上し有用ですが、<mark>肝門部領域胆管がんにおいては、播種や胆汁瘻などの合併症の懸念があります。</mark>

内視鏡的逆行性胆管膵管造影検査（ERCP）

内視鏡的逆行性胆管膵管造影検査（endoscopic retrograde cholangiopancreatography；ERCP）（図6）の役割は、直接胆管造影によって病変の局在診断、進展範囲の診断、病理組織学的診断（胆汁細胞診、病変部の擦過細胞診、病変組織の生検）**➡ポイント③**であり、胆道ドレナージといった治療処置に引き続き移行します。胆道がんは発生部位により術式が異なります。特に水平方向へ進展しやすい特徴があるため、<mark>病変の進展範囲診断（マッピングバイオプシー [mapping biopsy；MB]）</mark>**➡用語解説②**<mark>がきわめて重要です</mark>。ただし、本検査は侵襲の高い検査で、検査後に膵炎・胆管炎や造影剤アレルギーなどの合併症が生じることがあります（表1）　**➡ポイント④⑤**。

管腔内超音波検査（IDUS）、経口胆道鏡（POCUS）

管腔内超音波検査（intraductal ultrasonography；IDUS）や経口胆道鏡（peroral cholangioscopy；POCS）はERCPに引き続いて行われます。IDUSは、病変の水平方向の進展範囲診断、垂直方向の病変範囲（胆道壁深達度）および周囲の血管浸潤の

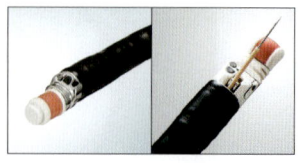

（画像提供：オリンパスマーケティング株式会社）

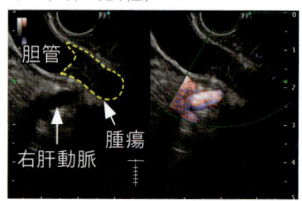

胆管　腫瘍　右肝動脈

図5 EUS

ポイントアドバイス③

胆汁細胞診の陽性率は約45%、胆管擦過細胞診の感度は45%、特異度は99%と報告されています。また、胆管生検の感度・特異度はそれぞれ48%と99%で、両者を併用すると感度は59%、特異度は100%に上昇します。近年、EUS-FNAで高い正診率が報告されていますが、検査に伴う播種などの報告があり、施行は経皮的に減黄されている場合に限定されています。

用語解説②

マッピングバイオプシー（MB）
病変部より離れた複数箇所を生検し、水平方向の進展範囲を診断する検査で、結果により手術術式が大きく変わる可能性があり重要な検査です。

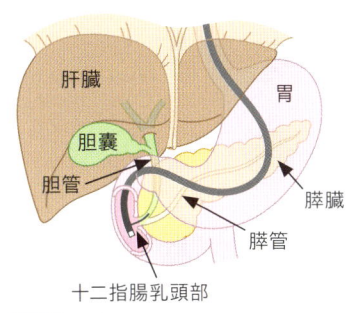

肝臓
胆嚢
胆管
十二指腸乳頭部
胃
膵臓
膵管

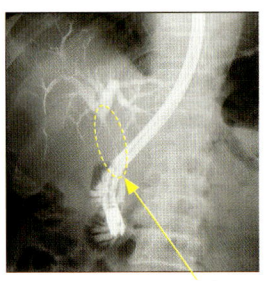

腫瘍部

図6 ERCP

表1 ERCP の合併症

合併症	症状
膵炎	腹痛、背部痛、発熱、吐き気、嘔吐、血清 P-AMY 高値
胆管炎	腹痛、発熱、炎症反応上昇（血清 CRP、WBC)
スコープによる損傷	腹痛、下血、血圧低下
造影剤アレルギー	意識レベル低下、血圧低下
胆道出血	動脈性出血による大量出血・ショック

評価に有用です。また、POCS は上部・下部消化管内視鏡検査と同様に病変を直視化に観察でき、病変の水平方向の進展範囲を診断（MB）することが可能です。しかし、病変組織の採取が困難な場合があること、ERCP による病理組織学的診断能の感度は高くないこと、また IDUS や POCS を用いた進展度診断の正診率も高いとはいえず、既述した検査結果を統合して診断する必要があります。

FDG-PET

FDG-positron emission tomography（PET）はブドウ糖の誘導体である ^{18}F-FDG（18F-fluoro-2-deoxy-D-glucose）を用いて、糖代謝が亢進している腫瘍細胞への取り込みを視覚化した診断法です **➡豆知識②**。胆道がんは高い FDG の集積が認められるため、胆道がんの存在診断に有用です。また、リンパ節転移の有無、遠隔転移の診断や治療後の再発診断にも有用です。

ポイントアドバイス④

ERCP 関連合併症として最も対処に苦慮するのが、ERCP 後膵炎です。発症率は約 3% で、重症化した場合は死亡率が約 10% と報告されています。検査に難渋した症例、男性、肥満などが重症化のリスク因子とされています。膵炎の主な症状は、上腹部痛、背部痛、嘔吐、発熱があり、悪化するとショック状態になります。検査後にこれらの症状がないか注意が必要です。

ポイントアドバイス⑤

ERCP 後関連合併症として、胆管炎と胆道出血も重要です。胆管炎は、検査に伴い腸内細菌が胆道内に逆行性に感染することで発症します。胆道出血は胆管結石除去時や金属製の胆管ステント留置時に多いですが、造影用チューブやステントが胆管壁や腫瘍を損傷して発症することもあります。自然止血することが多いですが、まれに動脈性出血による大量出血・ショックになることがあります。検査後はバイタルサインに注意が必要です。

知っておきたい豆知識②

PET 検査は、腫瘍細胞が正常細胞に比べて 3〜8 倍のブドウ糖を取り込む性質を利用しています。随時血糖が 200mg/dL 以上のコントロール不良な糖尿病患者では、診断精度が低下するため注意が必要です。

おわりに

　胆道がんの根治治療は切除であり、病変の局在により適応術式はさまざまで、正確な診断が必要です。近年、化学療法など集学的治療の進歩により切除率が向上しており、今回解説した診断法を用いて多角的に診断することが重要です。一方、胆道がん診断においてそれぞれの特有の検査特性を理解すると同時に、内視鏡検査は侵襲が高く、致命的な合併症を生じることがあるため、関連する合併症とその治療を理解して看護にあたることが求められています。

引用・参考文献
1) 日本肝胆膵外科学会ほか編. エビデンスに基づいた胆道癌診療ガイドライン. 改訂第3版. 東京, 医学図書出版, 2019, 174p.
2) 袴田健一. 胆道悪性疾患の診断と治療. https://www.med.hirosaki-u.ac.jp/~surgery2/to_the_student/documents/201108312KOBE.pdf (2024年8月最終閲覧)
3) 菅野敦. "画像診断". 消化器難治癌シリーズⅡ 胆道癌. 日本消化器病学会編. 日本消化器病学会. 2021, 7-12.
4) 明石隆吉ほか. ERCP後膵炎の重症化のリスク因子に関する前向きコホート研究 - 重症化に発症のリスク因子は関与するか?-. Gastroenterological Endoscopy. 56 (9), 2014, 3324-32.
5) 安田一朗ほか. 遠位胆管癌の肝側進展様式と診断. 胆道. 36 (2), 2022, 11320.

胆道がん切除術

埼玉医科大学国際医療センター 消化器外科　**渡辺雄一郎、岡本光順**

胆道がん切除術の 3Point サマリー

Point **1** 胆道がん切除術は、多くは肝切除か膵切除を行いますが、肝外胆管切除などを行うこともあります。

Point **2** 胆道がん切除術は、解剖学的複雑性もあり、高侵襲な手術が多く、合併症も多彩です。

Point **3** 胆道がん切除術後の合併症は、基本的な観察を徹底し、早期発見することが重要です。

胆道がん切除術の基本概念

　本項目では、胆道がんのなかで最も多い、胆道腺がんを胆道がんとして扱います。

　切除術は胆道がんで長期生存が期待できる唯一の治療法ですが、術後合併症も多彩であり、手術適応は慎重に判断する必要があります。そして手術に関わる者は、患者個々の病状、脈管解剖などを術前にしっかりと理解しておく必要があります。できれば術前カンファレンスなどに病棟・手術室看護師らも参加して情報を共有することが望ましいです。

　胆道の解剖について、筆者は患者さんに説明する際、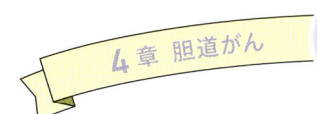のように大きな1本の樹木にたとえています。緑葉が生い茂り、地面に1本の太い幹で立っています。この樹木の、葉が生い茂っている緑の部分が肝臓、枝が胆管です。葉が生い茂っており遠くからは見えない枝は肝内胆管で、葉がなく遠くからでも見

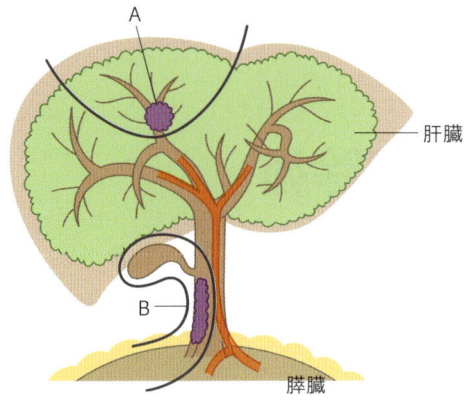

図1 胆管（肝臓、膵臓）イメージ図

・胆管腫瘍 A だけをくり抜くことはできない。扇型に肝切除する。
・腫瘍 B を切除するためには、地面（膵頭部）も切除し、胆管再建などを行う必要がある。

える太い1本の幹が肝外胆管です。この樹木のあらゆる枝にがんができるのが、胆道がんです。葉が生い茂った中の枝（胆管）を切るとその末梢側からは胆汁が出てくるため、切った部位より末梢の葉や枝をすべて含むように扇形に切除するのが基本的な肝切除（再建不要）です。太い幹を切った場合は、生い茂った葉から胆汁が大量に集まり出てくるため、腸管をつなぐ再建を行う必要があります。

術式

胆道がん切除術は、がんの部位によってさまざまな術式に分類されます。術式の分類とともに「何のために、何をしているか」を理解することが重要です。

肝切除範囲は、病変の位置、肝機能、残肝予定量などによって決定します。

胆管がん手術の際は、基本的にはリンパ節郭清（±肝外胆管切除）を行うことが推奨されています。葉がない幹にあたる肝外胆管がんは、地面、つまり膵臓も一緒に切除します。これが膵頭十二指腸切除術（pancreaticoduodenectomy；PD）です。遠位胆管がんや Vater 乳頭部がんは膵頭部実質と発生学的に癒合しているため、膵内から胆管のみを掘り出すことはできませ

ん。したがって、残った膵体尾部からの膵液、肝臓（内の胆管）からの胆汁を腸管に流すために、膵消化管（空腸や胃）吻合や胆管空腸吻合を行います。

　幹が1次分枝にかかる辺り、つまり肝門部領域の胆管がんは、肝切除を伴う肝外胆管切除を行うことが多いです。また胆嚢がんが総胆管に浸潤するなどの広範囲胆道がんの場合は、肝切除と膵切除を同時に行うこともあります。比較的早期の胆嚢がんに対して、胆嚢が付着している肝臓の一部を一緒に切除する拡大胆嚢摘出術を行うこともあります。また、肝内にも膵内にも浸潤しない肝外胆管がんに対しては、全身状態や根治度のバランスを考慮して、肝切除も膵切除も伴わない肝外胆管切除、胆道再建のみ行うこともあります。

用語解説

グリソン一括処理法
肝門部における脈管をバラバラにせずに、グリソン鞘ごとまとめて処理する手術方法をグリソン一括処理法と呼びます[1]。胆管がん手術では基本的にリンパ節郭清を行うため、肝門部の脈管は個別処理することが多いです。

代表的な胆道がん手術

　胆管がんに対する肝切除を伴う術式の代表として、肝門部領域胆管がん手術があります（図2）。腫瘍寄りの肝臓と肝外胆管を切除し、残った肝臓の胆管と胆道再建を行います。肝動脈や門脈は残肝に酸素や栄養を供給するために温存する必要があります。しかし肝門部領域胆管がんではこれらの動門脈に直接

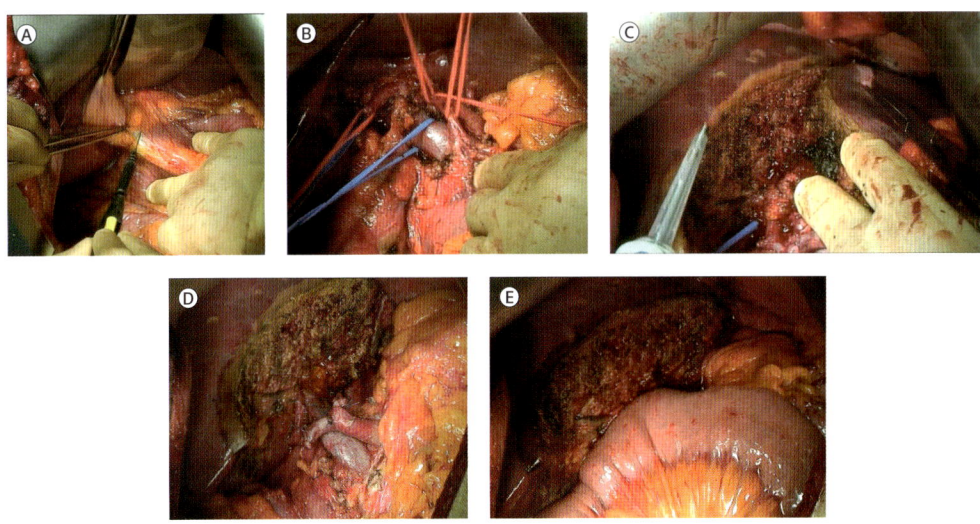

図2 肝門部領域胆管がん手術の様子
Ａ 郭清開始、Ｂ 脈管確保、Ｃ 肝離断、Ｄ 切除後、Ｅ 胆道再建

浸潤していることも多く、動脈や門脈の合併切除再建（➡ポイント）を考慮します。

膵切除術としては、遠位胆管がんに対する PD が代表的でしょう。PD は切除方法や再建方法によってさまざまに分類されます。切除方法は、処理する血管や胃を離断する部位によって、亜全胃温存膵頭十二指腸切除術や幽門輪温存膵頭十二指腸切除術などに分かれます。再建法（消化管再建の順番、位置）としては、Child 法などがあります（➡豆知識）。いずれの吻合も組織の癒着や創傷治癒力を利用したものです。

切除方法および再建方法については、術者のそれまでの経験や施設の方針などによって決まっていることが多いですが、重要なことは、胆道がんの手術として患者個々に最良と判断した手術を安全に施行し、術後合併症をなくす最大限の努力をすることです。これは医師だけでは不可能なことであり、看護師の能動的な患者ケアと協力が欠かせません。病棟だけでなく、外来・手術室看護師ら全員が患者さんの状態を把握し、医師と連携してケアすることが重要です。

胆道がん手術の合併症とケア

胆道がんに対する肝切除は、術後肝不全や在院死亡のリスクが高く[6]、術前に残肝予備能評価を行うことが重要です。正確で標準的な残肝予備能評価方法は存在しませんが、Child-Pugh 分類や、わが国ではインドシアニングリーン（ICG）試験が用いられています。

肝切除術後の合併症として、肝不全、出血、胆汁瘻などに注意します。膵切除術（PD）後の合併症としては、膵液瘻、出血、胆汁瘻、胆管炎、胃内容排出遅延、下痢などがあります。特に膵液瘻は出血や腹腔内膿瘍などを生じて致命的となることもあります。各合併症への対応方法は成書に譲りますが、これらの合併症は早期発見が重要です。

合併症の早期発見のためには、意識状態、発熱の有無を含めたバイタルサイン、胸部腹部を含めた全身診察そしてドレーン排液内容や量の観察などが重要です。いずれも、看護師、医師、

ポイントアドバイス

肝動脈合併切除再建は行うべき？

肝門部領域胆管がんに対する肝動脈合併切除再建の意義については、報告数も少なく、いまだ明らかではありません。しかしその可能性を考慮し、患者さんのために最大限の準備をすることは大切です。肝動脈合併切除再建は、多くの施設では形成外科や血管外科医師によるマイクロ（顕微鏡）を用いた再建が行われています。術前に予定術式や使用予定器械について医師にしっかり確認しておく必要があります。

知っておきたい豆知識

膵頭十二指腸切除術（PD）の再建法

PD の再建方法としては、Whipple（ウィップル）法[2]、Child（チャイルド）法[3]、Cattell（キャトル）法[4]、今永法[5]などがあります。現在のわが国では、Child 法に修正を加えた Child 変法を再建法として採用している施設が多いです。

新人、ベテランを問わずいつでも実施可能な基本的な観察事項です。つまり合併症の早期発見は集中力を持った観察に尽きます。常に考えながら「患者をよくみる」ことが何より大切です。

引用・参考文献
1) 高崎健ほか. グリソン鞘処理による新しい系統的肝切除術. 手術. 40 (1), 1986, 7-14.
2) Whipple, AO. et al. TREATMENT OF CARCINOMA OF THE AMPULLA OF VATER. Ann. Surg. 102 (4), 1935, 763-79.
3) C G Child. CARCINOMA OF THE DUODENUM. Ann. Surg. 118 (5), 1943, 838-42.
4) CATTELL, RB. Pancreatoduodenal Resection- A preliminary report of eighteen cases. N. Engl. J. Med. 232 (19), 1945, 521-6.
5) Imanaga, H. A new method of pancreaticoduodenectomy designed to preserve liver and pancreatic function. Surgery. 47, 1960, 577-86.
6) Kenjo, A. et al. Risk stratification of 7,732 hepatectomy cases in 2011 from the National Clinical Database for Japan. J. Am. Coll. Surg. 218 (3), 2014, 412-22.

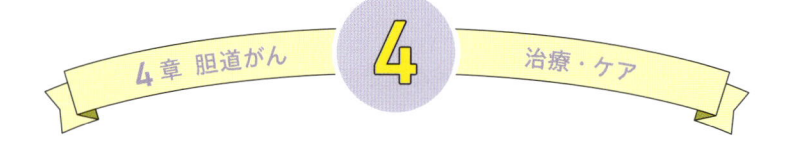
門脈塞栓術

地方独立行政法人 東京都立病院機構 がん・感染症センター都立駒込病院 肝胆膵外科

冲永裕子、脊山泰治

門脈塞栓術の 3point サマリー

Point 1 肝門部領域胆管がんは大量肝切除を要することが多く、術後肝不全のリスクがあります。

Point 2 門脈塞栓術は、術後十分な肝容積を確保し肝不全を回避する目的に行われる術前処置です。

Point 3 患者さんには、門脈塞栓術ががんに対する直接的な治療ではないが、安全な手術のために必要な処置であることを十分に説明し理解してもらいます。

術前門脈塞栓術（preoperative portal vein embolization；PVE）→用語解説 は肝切除後の肝不全発生を予防する目的で、摘出予定肝の門脈枝を塞栓する手技です。『胆道癌診療ガイドライン』では、右肝切除あるいは 50〜60％以上の肝切除を予定している胆道がん症例に PVE を施行することが推奨されており[1]、本項目ではその手技と術後ケアについて解説します。

用語解説

術前門脈塞栓術（PVE）
PVE は死亡率の高かった拡大肝切除術のための術前処置として、1984 年に幕内らが日本から世界で初めて報告し、その安全性が証明されて以降世界的に広く普及されることとなった手技です。

肝門部領域胆管がん治療のプロセス（図1）

肝門部領域胆管がんの根治的治療は外科切除ですが、しばしば術前に閉塞性黄疸や胆管炎を伴い、術式は片肝切除以上の肝切除になる症例が多いです。そのため、安全な手術の実施に向けて適切なプロセスで術前準備を進める必要があります。黄疸症例ではまず胆道ドレナージにより減黄を図り、PVE は血清ビリルビン値が 5mg/dL 以下になってから施行します。PVE は、切除予定肝の門脈枝の塞栓により、切除側の肝萎縮と温存肝の

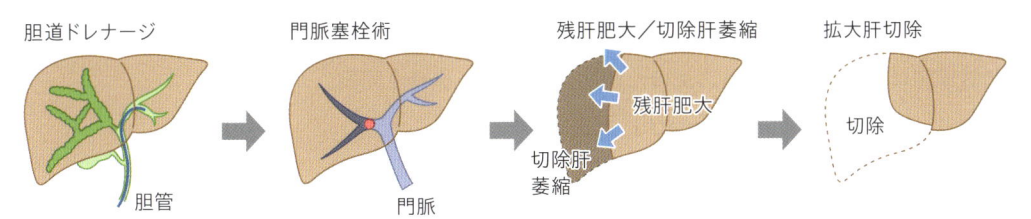

図1 肝門部領域胆管がん手術治療のプロセス

胆道ドレナージ　門脈塞栓術　残肝肥大／切除肝萎縮　拡大肝切除

胆管　門脈　残肝肥大　切除肝萎縮　切除

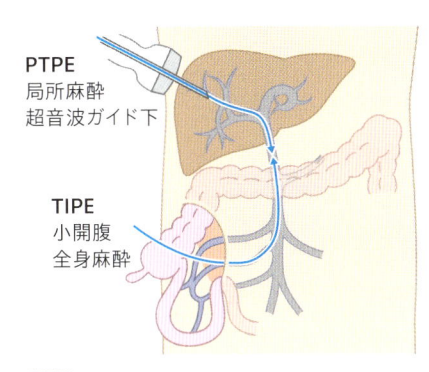

PTPE
局所麻酔
超音波ガイド下

TIPE
小開腹
全身麻酔

図2 PVE のアプローチ

肝肥大を促します。PVE 後、手術に必要十分な温存肝の肝肥大が得られていること、十分な減黄がされていることを確認し手術に至ります。

適応

　右肝切除あるいは切除容積が 50〜60% 以上の大量肝切除が想定される、肝門部領域胆管がん症例が適応となります。そのほか、肝膵同時切除術や肝細胞がん、転移性肝がんに対する大量肝切除の術前処置としても広く実施されています。

アプローチ法 ➡豆知識

　PVE のアプローチは、大きく 2 通りの方法で行われています（**図2**）。

経皮経肝門脈塞栓術（PTPE）

　経皮経肝門脈塞栓術（percutaneous transhepatic portal vein embolization；PTPE）は、経皮経肝的に門脈を穿刺して塞栓を行います。開腹手術の必要がなく局所麻酔下で行うことがで

> **知っておきたい豆知識**
>
> **PVE のアプローチ**
> PVE のアプローチには、経皮経肝門脈塞栓術（PTPE）と経回結腸静脈的門脈塞栓術（TIPE）の 2 つのアプローチ法があります。さらに PTPE には、切除予定肝を穿刺する同側アプローチ（ipsi-lateral approach）と、残存肝を穿刺する対側アプローチ（contra-lateral approach）があります。現在では残存肝温存の観点から、PTPE 同側アプローチもしくは TIPE が選択されます。

きるため、最も多く行われているアプローチ法となっています。門脈穿刺は、温存肝の損傷防止のため切除予定肝から行う同側アプローチ（ipsi-lateral approach）が選択されます。

経回結腸静脈的門脈塞栓術（TIPE）

　経回結腸静脈的門脈塞栓術（transileocolic portal vein embolization；TIPE）は、全身麻酔下に開腹手術で経回結腸静脈的に門脈にアプローチします。肝臓を直接穿刺しないため出血・胆汁漏のリスクがなく塞栓手技も順行性で操作性がよいというメリットがありますが、全身麻酔が必要で腸閉塞など開腹手術に準じた合併症リスクを有します。肝門部胆管がんでは、胆道ドレナージ不良で肝内胆管が拡張している症例も多く、胆道拡張例で門脈穿刺後胆汁漏のリスクが高い症例では、TIPEが選択肢となります。安全な穿刺ルートの確保が可能か、塞栓予定門脈枝の分岐の角度などカテーテル操作の確実性などから個々の症例に応じて適切なアプローチ法を選択する必要があります。

手技の流れ

PTPE

　血管造影室にて、右上肢挙上・体幹やや右上げの体位で行われます。消毒・局所麻酔後、超音波ガイド下に門脈を描出し穿刺、カテーテルを挿入します（図3）。門脈造影で血管走行を確認の後、塞栓物質を注入して目的の門脈枝を塞栓します（図4）。止血処置の後、カテーテルを抜去します。穿刺部をガーゼ圧迫しストレッチャーで病棟へ帰室します。

TIPE

　手術室にて仰臥位で行われます。全身麻酔下に傍腹直筋切開で開腹し、回結腸部を体外に脱転します。辺縁血管より中枢側で回結腸静脈を穿刺してカテーテルを挿入します。門脈造影で血管走行を確認の後、塞栓物質を注入して目的の門脈枝を塞栓します。カテーテルを抜去し閉腹操作を行って手術を終了します。

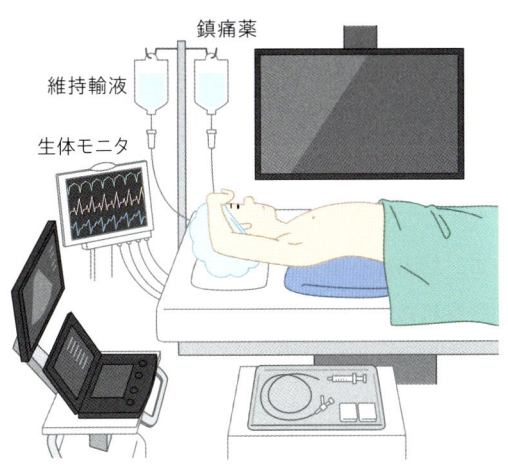

維持輸液

鎮痛薬

生体モニタ

図3 門脈塞栓術中の体位

A. 塞栓前

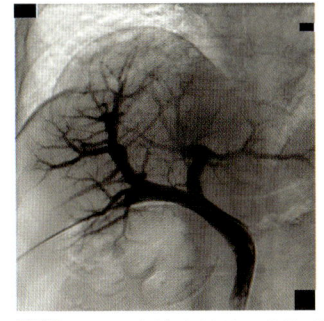

B. 塞栓後

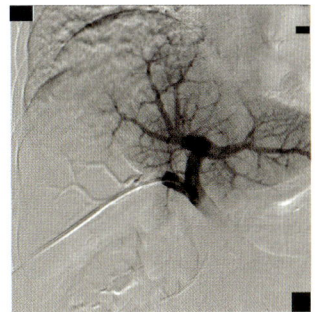

図4 右門脈塞栓術前後の血管造影

門脈塞栓後の管理

　PVE は合併症リスクが低く比較的安全な手技と考えられていますが、重篤な有害事象の報告もあり術後は慎重な経過観察を要します（→ポイント）。合併症として、穿刺に関連した腹腔内出血、胆道出血、胆汁漏（胆汁性腹膜炎）や塞栓手技に関連した過塞栓、肝膿瘍、肝不全など、TIPE の場合は開腹手術に準じた腸閉塞などのリスクがあります。

　帰室後は 2 時間、床上安静とします。術後腹腔内出血や胆汁漏を疑う所見がみられる場合はすぐに担当医に連絡し、血液検査や腹部超音波検査、CT 検査を行います。

　PTPE では安静解除後より、TIPE は術翌日より経口摂取を再

ポイントアドバイス

PVE 後の観察ポイント
PVE 後通常ドレーンは留置しないため、術後出血・胆汁漏の早期対応には術後バイタルや身体症状の細やかな観察が非常に重要です。所見として、冷汗・腹痛が血圧の低下・頻脈・頻呼吸といったバイタル変動とともにみられた場合には、速やかに担当医に報告し対応します。

開します。術後は連日、過塞栓と再疎通がないことを担当医が腹部超音波検査で確認し、有害事象がなければ術後5日程度で一旦退院となります。

退院後の経過

患者さんは通常通りの生活が可能です。禁酒は必須であり肝庇護に努めます。通常、予定残肝の全肝容積に対する比率は2週間で8.6〜10.8%増大すると報告されています。PVEから2〜3週間後をめどにCT検査を行い十分な肝肥大が得られているかを確認します。肝切除の時期はPVEから3〜4週間後が適当と報告されています。一方で肝硬変や糖尿病患者では肥大に時間がかかり十分な肝容積が得られない可能性があること、待機期間中の腫瘍進行で非根治因子が出現し手術適応外となる可能性があることも考慮しておく必要があります。

まとめ

PVEはがん治療ではなく術前処置です。合併症なく安全で確実な手技により、速やかに本来の目的である肝切除を行うことが肝要です。

引用・参考文献
1) 日本肝胆膵外科学会ほか編. エビデンスに基づいた胆道癌診療ガイドライン. 改訂第3版. 東京, 医学図書出版, 2019, 174p.
2) 日本インターベンショナルラジオロジー学会ガイドライン委員会. 経皮経肝門脈塞栓術（PTPE）ガイドライン. 第1版. 2018.
3) 幕内雅敏ほか. 胆管癌に対する肝切除前肝内門脈枝塞栓術. 日本臨床外科医学会雑誌. 45 (12), 1984, 1558-64.
4) Makuuchi, M. et al. Preoperative portal embolization to increase safety of major hepatectomy for hilar bile duct carcinoma: a preliminary report. Surgery. 107 (5), 1990, 521-7.
5) 脊山泰治ほか. 肝門部胆管癌に対する術前減黄戦略. 外科. 76 (11), 2014, 1234-9.
6) 佐野圭二. 胆管癌に対する術前門脈枝塞栓術. 手術. 72 (10), 2018, 1443-8.
7) 宮田明典ほか. 肝門部領域胆管癌に対する胆道ドレナージ, 門脈塞栓術後の外来管理. 胆と膵. 43 (特別号), 2022, 1431-5.
8) Seyama, Y. et al. Long-term outcome of extended hemihepatectomy for hilar bile duct cancer with no mortality and high survival rate. Ann Surg. 238 (1), 2003, 7383.

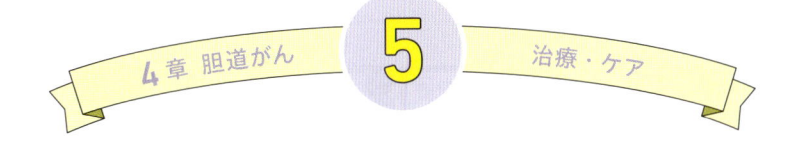

胆道ドレナージ・ステント留置

国立研究開発法人 国立がん研究センター中央病院 肝胆膵内科　**福田壮馬、肱岡 範**

胆道ドレナージ・ステント留置の 3Point サマリー

Point 1
胆道ドレナージは、胆管がん診療の最重要テーマの一つです。ドレナージ方法の第一選択は多くの場合、内視鏡的逆行性胆管膵管造影（ERCP）です！ERCP 困難例では超音波内視鏡下胆道ドレナージ（EUS-BD）、経皮経肝胆道ドレナージ（PTBD）が選択肢になります。

Point 2
ERCP や EUS-BD では腹臥位かつ鎮静下で処置が行われるため、呼吸状態をはじめバイタルサインの変化に要注意です。

Point 3
処置による偶発症には、出血、胆管炎、膵炎、穿孔、腹膜炎などがあります。特に膵炎や穿孔、腹膜炎は重症化すると命にかかわるため、早期発見が重要です！

胆道ドレナージ・ステント留置の種類と治療方法

　胆道がんでは、胆管狭窄により胆汁うっ滞が生じ黄疸や肝障害が出現するため、胆汁排出を確保するための胆道ドレナージが必要となります。その方法として、内視鏡的逆行性胆管膵管造影（endoscopic retrograde cholangiopancreatography；ERCP）、超音波内視鏡下胆道ドレナージ（endoscopic ultrasound-guided biliary drainage；EUS-BD）、経皮経肝胆道ドレナージ（percutaneous transhepatic biliary drainage；PTBD）などがあります。

ERCP

　多くの場合、十二指腸乳頭を介した ERCP が第一選択となります（図1）。ERCP では内視鏡を十二指腸まで進め、乳頭か

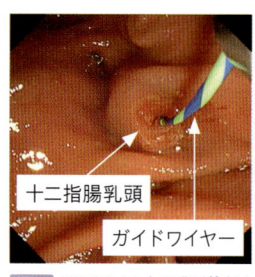
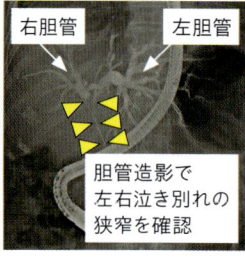
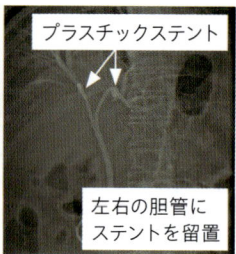
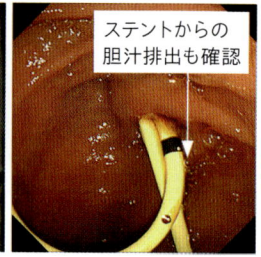

十二指腸乳頭
ガイドワイヤー

右胆管　左胆管
胆管造影で
左右泣き別れの
狭窄を確認

プラスチックステント
左右の胆管に
ステントを留置

ステントからの
胆汁排出も確認

図1 ERCP による胆道ドレナージ

肝門部領域胆管がんの患者。左右胆管の泣き別れがあり、2 本のプラスチックステントを留置。

ら胆管内へカテーテルを挿入し、造影剤の注入により胆管狭窄を評価します ➡豆知識① 。その後、ガイドワイヤーを胆管内に留置し、狭窄部をまたぐようにステントを留置します。狭窄部は主に遠位胆管と肝門部領域胆管に分けられ、肝門部胆管狭窄では胆管が泣き別れるため複数本のステント留置が必要となります。

　偶発症には、出血、膵炎、胆管炎、消化管穿孔などがあります。特に ERCP 後膵炎は発症頻度 3〜5% と最も多く、重症例では命にかかわることもあります。

EUS-BD、PTBD

　がんによる十二指腸狭窄や術後再建腸管で乳頭へのアプローチが困難な場合や、ERCP による胆管挿管が困難な場合には、EUS-BD や PTBD が用いられます。

　EUS-BD は消化管から胆管に瘻孔を形成するドレナージであり、経皮的な PTBD よりも疼痛が少なく、体外にチューブが出ないため患者さんの QOL も維持されます。EUS-BD には、胃から肝内胆管に瘻孔形成する EUS-HGS (hepaticogastrostomy) (図2)、十二指腸から総胆管に瘻孔形成する EUS-CDS (choledochoduodenostomy) などがあります。偶発症には、出血、胆管炎、胆汁性腹膜炎、消化管穿孔などがあります。EUS-BD は胆管と膵管の出口である乳頭を経由しないドレナージであり、偶発症として膵炎が起こりにくいこと、腫瘍による狭窄部を経由しないためステント閉塞が起こりにくいことが特徴です。ただし、胆汁が腹腔内へ漏れることで生じる胆汁性腹膜炎では高度の炎症や腹痛を生じることが多く、ステント逸脱

知っておきたい豆知識①

通常、ERCP にはレンズの位置が斜め後ろ向きのスコープ（側視鏡）が用いられます。一方、胃切除後や胆管切除後の患者さんでは、胆管までのルートが長くなることが多く、大腸用スコープやバルーン内視鏡が用いられます。

知っておきたい豆知識②

インサイドステント

インサイドステントとは、プラスチックステントを主乳頭から出さずに胆管内に留置する方法です。腸液の逆流を防ぐことで、保存期間の延長が報告されています（7〜8 カ月）。ステントには抜去用の糸がついています。

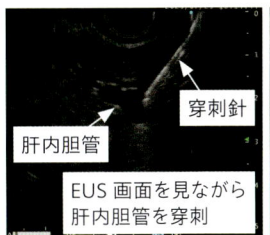
肝内胆管
穿刺針
EUS画面を見ながら
肝内胆管を穿刺

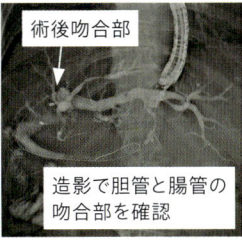
術後吻合部
造影で胆管と腸管の
吻合部を確認

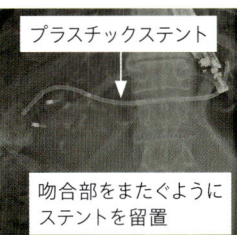
プラスチックステント
吻合部をまたぐように
ステントを留置

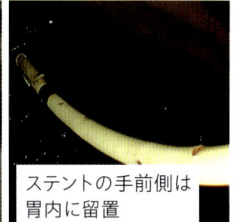
ステントの手前側は
胃内に留置

図2 EUS-HGS による胆道ドレナージ
肝門部領域胆管がんに対して肝右葉切除後の患者。EUS-HGS を行い、胆管空腸吻合部をまたぐようにプラスチックステントを留置。

例では緊急で手術やドレナージが必要となります。

PTBD は経皮的に肝内胆管へドレーンを留置する手技です。局所麻酔のみで施行でき、バイタルサインが不安定な患者さんでは第一選択になります。偶発症には、出血、胆管炎、胆汁性腹膜炎などがあります。

ステントの種類

ステントの種類にはプラスチックと金属があり、<mark>術前はプラスチックステントが第一選択</mark>ですが、遠位胆管狭窄や Stage IV の肝門部胆管狭窄では金属ステントも選択肢となります **➡豆知識③**。

プラスチックステントは径が 6〜10Fr（約 2〜3mm）と細く閉塞しやすい（開存期間：約 2〜5 カ月）ですが容易に交換でき、金属ステントは径が 6〜10mm と太く閉塞しにくい（開存期間：5〜12 カ月）という特性があります。

ENBD

外瘻 **➡用語解説②** **➡ポイント** である内視鏡的経鼻胆管ドレナージ（endoscopic nasobiliary drainage；ENBD）は胆汁の性状や量のモニタリングが可能ですが、患者さんの苦痛を伴い、不意にチューブが抜去されるリスクがあり、長期留置には適しません。

偶発症のリスク

上述のとおり、いずれのドレナージ方法にも偶発症リスクがあります。<mark>ERCP や EUS-BD では腹臥位かつ鎮静下で処置を行</mark>

知っておきたい豆知識③

金属ステントには、主にカバードタイプとベアー（アンカバード）タイプの 2 種類が用いられます。カバードタイプはステント内部への腫瘍浸潤を防げるため抜去も可能ですが、逸脱や迷入リスクがあり、脇から合流する枝がカバーされると胆管炎・胆囊炎・膵炎を生じ得ます。一方、ベアータイプは胆管の枝が合流する肝門部のドレナージにも適していますが、腫瘍や胆管組織が内部に入り込むため抜去は不可能です。

用語解説②

内瘻・外瘻
胆道ドレナージにおいて、「内瘻」、「外瘻」という用語がよく用いられます。「内瘻」は胆道にたまっている胆汁がステントにより腸管内へ流れるようにした状態で、「外瘻」は胆汁がドレーンにより体外へ流れるようにした状態です。

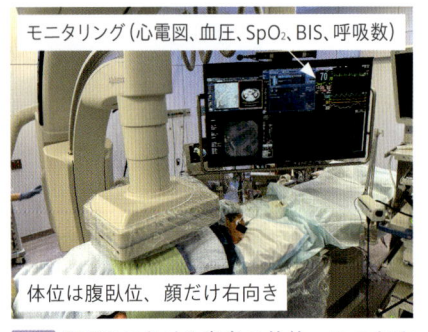

モニタリング（心電図、血圧、SpO₂、BIS、呼吸数）

体位は腹臥位、顔だけ右向き

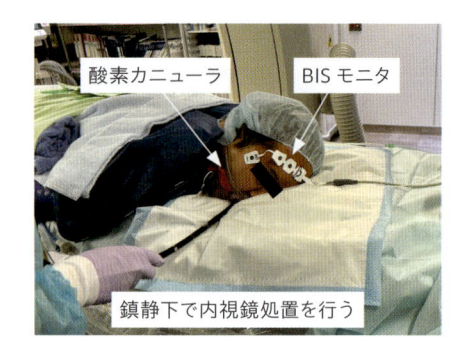

酸素カニューラ　　BIS モニタ

鎮静下で内視鏡処置を行う

図3 ERCP における患者の体位、モニタリング
ERCP は腹臥位・鎮静下で行う。バイタルサインのモニタリングが不可欠。

うため、バイタルサインに十分注意します（図3）。処置中に急変した場合には、ただちに内視鏡を抜去して仰向けに体位変換することが重要です。病棟帰室後、意識清明でも鎮静の影響でふらついて転倒する危険があるため、処置後数時間は床上安静とします。出血は吐血・下血・血圧低下など、膵炎や腹膜炎は腹痛・嘔吐などが発見の契機となるため、病棟帰室後はこれらの症状に注意して観察します。処置翌日までに症状が出ることが多く、偶発症の早期発見により重症化を防ぐことが重要です。

ポイントアドバイス

ENBD や PTBD などの外瘻では、胆汁排出が得られているか日々確認する必要があります。胆汁量が著しく少ない場合には、ドレーン閉塞や逸脱、キンク（折れ）を疑うことが重要です。また、胆管ステントが留置されている患者に黄疸や発熱が出現した場合には、ステント閉塞や逸脱を疑う必要があります。採血や CT 検査などの精査を行い、必要に応じてステント交換による胆道ドレナージが行われます。

引用・参考文献

1) Miura, F. et al. Tokyo Guidelines 2018: initial management of acute biliary infection and flowchart for acute cholangitis. J. Hepatobiliary Pancreat. Sci. 25 (1), 2018, 31–40.
2) 急性膵炎診療ガイドライン 2021 改訂出版委員会ほか編. 急性膵炎診療ガイドライン 2021. 第 5 版. 東京, 金原出版, 2021, 172-85.

胆道がん薬物療法

公益財団法人がん研究会有明病院消化器センター 肝胆膵内科　**三重尭文、笹平直樹**

胆道がん薬物療法の 3Point サマリー

Point 1　胆道がんに対する薬剤として、抗がん薬のゲムシタビン (G)、シスプラチン (C)、S-1 (S) と、免疫チェックポイント阻害薬のデュルバルマブ (D)、ペムブロリズマブ (P) があります。

Point 2　3 剤 (GC+D、GC+P、GCS) 療法が主流で、体調次第で 2 剤 (GC、GS) もしくは単剤 (G、S) が用いられます。一次治療で S 以外の併用療法を用い、二次治療に S を残しておくことが多いです。

Point 3　肝内胆管がんでは、遺伝子パネル検査の結果次第でペミガチニブが使用可能です。

　胆道がんは、胆汁の通り道である"胆道"に生じるがんであり、肝外胆管がん（肝門部領域胆管がん、遠位胆管がん）、胆嚢がん、十二指腸乳頭部がんの総称です。肝内胆管がんは肝臓内で発生することから、『肝癌取り扱い規約』[1] で扱われています。しかし、肝内胆管がんも胆道から生じるがんであるため、胆道がん用の化学療法が行われます。

　2010 年以降、切除不能・再発胆道がんに対して、ゲムシタビン＋シスプラチン（GC）療法が世界標準治療とされてきましたが、近年の臨床試験の結果を受けて、現在では GC 療法に免疫チェックポイント阻害薬を加えた GC+ デュルバルマブ（D）療法または GC+ ペムブロリズマブ（P）療法が標準治療となっています。わが国では S-1 も有力な薬剤であり、GC 療法とゲムシタビン＋ S-1（GS）療法がほぼ同等、GCS 療法が GC 療法を上回る位置付けとなっています。ただし、二次治療以降を見

据えると、GC+D 療法、GC+P 療法あるいは GC 療法を一次治療に用い、二次治療に S-1 を残しておく戦略が取られることが多いですが、手詰まり感が否めません。

一方周術期においては、S-1 が術後の補助療法（再発予防目的）として用いられていますが、術前治療に関してはまだ有効性が証明されていません。

近年、がんを引き起こす遺伝子を同定し、治療薬とのマッチングを行うがん遺伝子パネル（comprehensive genomic profiling；CGP）検査が行われることが増えてきました。肝内胆管がんでは 10〜20% 程度に線維芽細胞増殖因子受容体（*FGFR*）-2 遺伝子の異常がみられ、この異常に対しては経口薬のペミガチニブ・フチバチニブが承認されています。

レジメンの紹介

ゲムシタビン＋シスプラチン（GC）療法（図1）[2]

胆道がんの薬物療法の根幹をなす、1 回 3 時間の点滴治療です。ほかのがん種と比べてシスプラチンの投与量が少なく、副作用は軽めです。現在は後述の 3 剤療法が主流であり、GC 療法は免疫療法が適さない症例に用いられています。シスプラチンは長期投与により腎障害や神経障害が出ることがあり、途中からゲムシタビン単剤に移行することもあります。

ゲムシタビン＋シスプラチン＋デュルバルマブ（GC+D）療法（図2）[3]

GC 療法を上回る成績が報告され、現在の標準治療になっています。GC 療法にペムブロリズマブ（P）を加えた GC+P 療法も 2024 年 5 月に保険収載され、本誌が発刊されるころから臨床現場でも使用されることになります。免疫チェックポイン

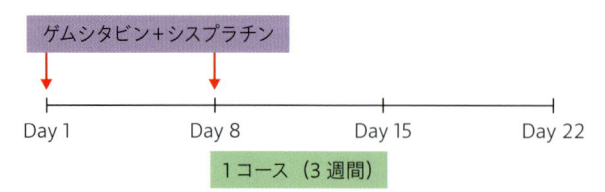

図1 GC 療法の投与スケジュール（文献 2 を参考に作成）

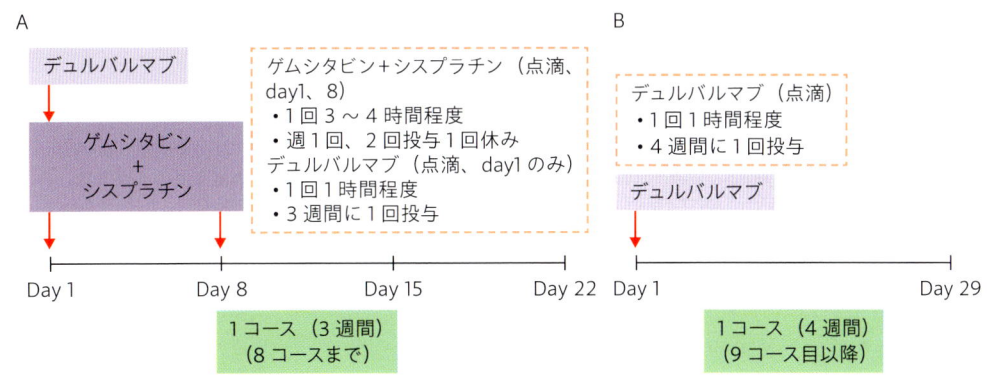

図2 GC+D 療法の投与スケジュール（文献 3 を参考に作成）

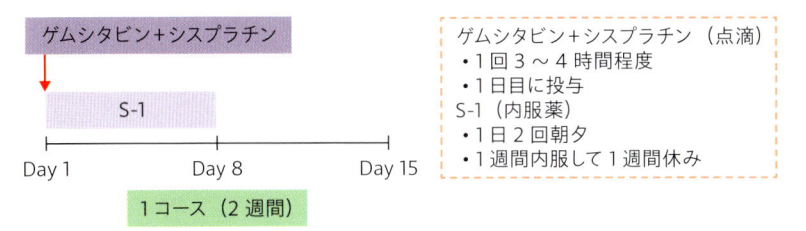

図3 GCS 療法の投与スケジュール（文献 4 を参考に作成）

ト阻害薬を用いた治療には、特有の免疫関連有害事象がみられることがあります（p.111「肝臓がん薬物療法」の豆知識①参照）。長期に用いる場合、デュルバルマブ単剤（図2B）あるいは、ゲムシタビン＋ペムブロリズマブの 2 剤などに移行します。

ゲムシタビン+シスプラチン+ S-1（GCS）療法（図3）[4]

GC 療法よりもよい成績が報告され、GC+D 療法と並ぶ一次治療の候補になります。腫瘍縮小効果が大きく、著効後の手術を視野に、ぎりぎり手術できないような症例に用いるといった考え方もありますが、十分なエビデンスはありません。GCS 療法の場合、不応後に推奨可能な二次治療がなくなることが問題です。

ゲムシタビン+ S-1（GS）療法（図4）[5]

GC 療法とほぼ同等の効果が期待できますが、3 剤療法が標準となった現在は、あまり使用されなくなっています。

ゲムシタビン療法（図5）

高齢者や腎障害などで、多剤併用化学療法の対象とならない症例で用いられます。

S-1 療法（図6）

GC ＋ D／P 療法や GC 療法後の二次治療、手術後の補助療法として用いられています。S-1 療法の主な副作用として、胃腸症状や粘膜症状（口内炎、鼻汁、角膜炎）、色素沈着があります。色素沈着は、長袖や日傘の利用などで日光に当たらなくすることである程度予防できます。

4 週内服、2 週休薬を 1 コースとすることが基本ですが、4 週連続での内服が困難な患者さんが散見されます。その場合、2 週内服、1 週休薬を 2 回繰り返すことで 1 コースとすることがしばしばあります。術後補助療法の場合、4 コース（半年間）行うことが一般的です[6]。

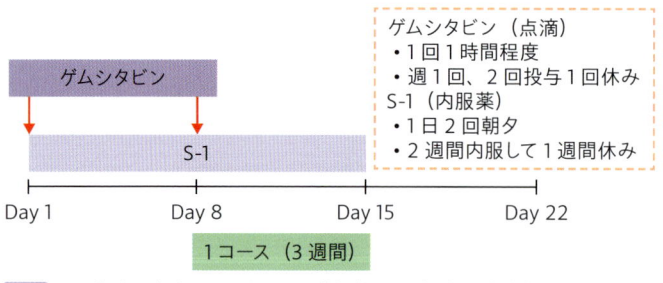

図4 GS 療法の投与スケジュール（文献 5 を参考に作成）

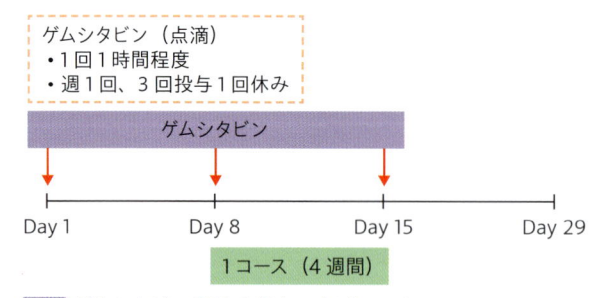

図5 ゲムシタビン療法の投与スケジュール

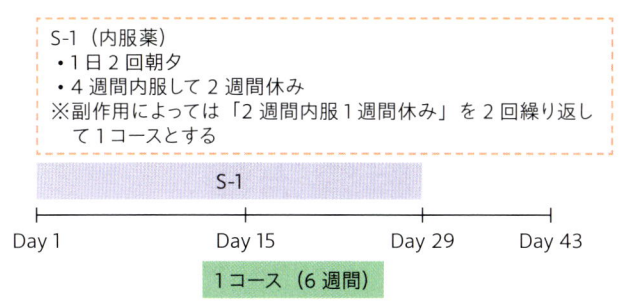

S-1（内服薬）
- 1日2回朝夕
- 4週間内服して2週間休み
※副作用によっては「2週間内服1週間休み」を2回繰り返して1コースとする

S-1

Day 1　　　Day 15　　　Day 29　　　Day 43

1コース（6週間）

図6 S-1 療法の投与スケジュール

引用・参考文献
1) 日本肝癌研究会編. 原発性肝癌取扱い規約. 第6版補訂版. 東京, 金原出版, 2019, 116p.
2) Valle, J. et al. Cisplatin plus gemcitabine versus gemcitabine for biliary tract cancer. N. Engl. J. Med. 362 (14), 2010, 1273-81.
3) Oh, DY. et al. Durvalumab plus Gemcitabine and Cisplatin in Advanced Biliary Tract Cancer. NEJM. Evid. 1 (8), 2022, EVIDoa2200015.
4) Ioka, T. et al. Randomized phase III study of gemcitabine, cisplatin plus S-1 versus gemcitabine, cisplatin for advanced biliary tract cancer (KHBO1401- MITSUBA). J. Hepatobiliary Pancreat. Sci. 30 (1), 2023, 102-10.
5) Morizane, C. et al. Combination gemcitabine plus S-1 versus gemcitabine plus cisplatin for advanced/recurrent biliary tract cancer: the FUGA-BT (JCOG1113) randomized phase III clinical trial. Ann. Oncol. 30 (12), 2019, 1950-8.
6) Nakachi, K. et al. Adjuvant S-1 compared with observation in resected biliary tract cancer (JCOG1202, ASCOT) : a multicentre, open-label, randomised, controlled, phase 3 trial. Lancet. 401 (10372), 2023, 195-203.

知っておきたい豆知識②

血管痛
ゲムシタビン投与時には血管痛を生じることがあります。血管痛に対する確立した対処法はありませんが、太い血管の選択、穿刺部位の保温、溶媒変更（生理食塩液→ブドウ糖）、鎮痛薬の予防内服などの対策を行います。

胆道がんの放射線治療

国立研究開発法人 量子科学技術研究開発機構 QST 病院 治療課　**瀧山博年**

胆道がんの放射線治療の 3Point サマリー

Point 1 胆道がんの放射線治療はあまり行われておらず、術後再発時や症状緩和など目的に応じて強度の異なる放射線治療が適宜行われます。

Point 2 上腹部は重要臓器が多く、特に黄疸や消化管障害などの症状には注意が必要です。

Point 3 肝内胆管がんに対して、粒子線治療が新たに保険適用となりました。

　胆道がんについて根治性を持つ治療は手術のみですが、診断された時点ですでに切除不能である症例も多く、その場合には原則として化学療法が行われます。放射線治療が有効であるかに関しては統一的な見解やデータはまだ存在せず、化学療法の効果を上乗せするため探索的に行われたり、化学療法無効例などで症状を有する患者さんを対象に症状緩和目的に行われたりしています。2022 年からは切除不能な肝内胆管がんに限り粒子線治療 ➡豆知識 も保険適用となり根治を目指した治療が行われるようになりましたが、対象は胃や十二指腸から十分に離れており、正常臓器の耐容線量 ➡用語解説 の制約を満たせる病変だけです（図1）。

放射線治療の副作用

　放射線治療の副作用（有害事象と呼びます）については、皮膚障害、消化管障害、骨折などが挙げられます。そのほか、同時に化学療法を併用する場合には薬物による副作用についても

知っておきたい豆知識

粒子線治療には、水素を用いる陽子線治療と、炭素を用いる重粒子線治療があります。特殊な施設が必要で、日本全体で 26 施設（うち重粒子線は 7 施設）しかありません。X 線治療よりもさらにピンポイントで高線量による治療が可能で高い根治性が期待されます（図2）。

用語解説

耐容線量
正常組織に有害事象が生じる可能性が高まる放射線量のことです。これ以上の線量が照射されると急激に有害事象が増え、安全な治療はできません。臓器・組織ごとに規定されており、肝臓では 40Gy 前後、消化管では 50Gy 前後、皮膚では 55Gy 前後です。

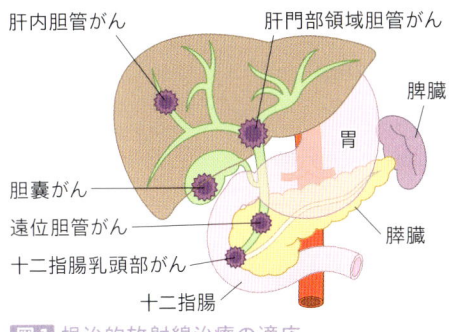

図1 根治的放射線治療の適応

肝内胆管がん
肝門部領域胆管がん
脾臓
胃
胆囊がん
遠位胆管がん
十二指腸乳頭部がん
膵臓
十二指腸

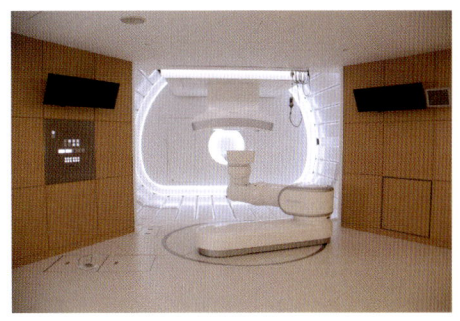

図2 重粒子線治療の治療室

理解が必要です。

皮膚障害

　皮膚障害は主に照射中〜照射終了1カ月程度にみられることがあり、日焼けによく似た皮膚の発赤や痒みなどの症状がみられます（図3）。特に腰背部など患者本人では視認できない部分である場合には思わず掻いてしまい、皮膚剥離やひどい場合には皮膚潰瘍となることもあるので、しっかりと観察することや日常的なケアも必要です。治療期間中には、酸やアルカリの強い温泉への入浴の制限、自宅での入浴時なども最後に清潔なシャワーで流すこと、皮膚は強くこすらずに石けんの泡で優しく洗うことを指導しましょう。照射中だけではなく、照射が終了した後も照射範囲の皮膚に保湿剤を使用します（特に入浴直後など皮脂が少ないときは重点的に）。日頃からスポーツや着衣・鞄のベルトなどで皮膚を強く擦ることがないように注意が必要ですし、湿布薬などは基材と皮膚が強く反応することもあるので照射範囲に安易に貼らないよう指導が必要です。

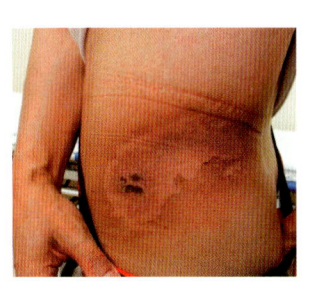

図3 放射線による皮膚炎

消化管障害

　消化管障害も照射中〜照射終了1カ月程度にみられることがあります。特に内服の抗がん薬を使用する場合には、それらの副作用の症状と重なって重篤になることもあるので注意が必要です。最も気を付けたいのが十二指腸潰瘍（図4）による出血、黒色便や腹痛です。その他には嘔気や嘔吐、下痢、倦怠感、食欲低下などがあります。副次的に脱水や栄養状態の偏りなどにもつながるため、全身的な観察と評価が大切です。

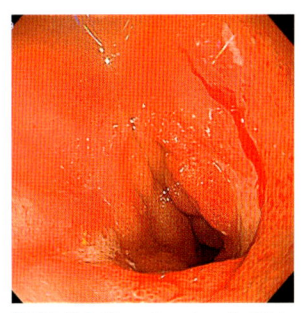

図4 放射線による十二指腸潰瘍と出血

安易に放射線治療や抗がん薬の内服を中止すれば目的を達成できませんが、無理に継続して全身状態が悪化してその後の治療に支障をきたしても本末転倒です。治療期間中は白血球が減少して抵抗力が低下することもあり、たとえば下痢や嘔吐であっても感染性腸炎などの可能性もあることから、止痢薬や制吐薬なども十分な評価をしたうえでなければ用いることができません。腹部の症状や患者さんの訴えなどをもとに十分にアセスメントしたうえで医師とよく連携を図って治療継続を目指しましょう。

胆汁うっ滞による症状

　胆道がんの治療において緊急性があり最も気を付けたい症状が胆汁うっ滞による症状です。放射線治療によって一過性に周囲組織に浮腫が生じることもあり、すでに胆道にステントが挿入されている場合であっても閉塞によって黄疸や白色便、尿の色調変化、熱発などの症状が出現する可能性があります。その場合には放射線治療を中断することもあります。

腰部の圧迫骨折

　腰部の圧迫骨折は照射後1年程度以降の晩期に出現する合併症です。腰椎に放射線治療が及ぶ場合には椎体が脆弱化し、日常生活のなかでも圧迫骨折をきたすことがあります。特に化学療法を行っている患者さんでは抗がん薬や副作用予防のためのステロイド投与などにより骨折のリスクが高くなるので、注意と指導が必要です。

おわりに

　残念ながら胆道がんで放射線治療を行う病状の患者さんの予後は、それほど長くはありません。症状の緩和だけではなく、通院や治療の時間すらも有意義に使えるよう、最大限の配慮をお願いできればと思います。

> **ポイントアドバイス**
>
> **急性期障害と晩期障害**
> 一般的に治療から3カ月以内に出現する副作用を急性期障害と呼び、それ以降（ときには数年後）に出現する副作用を晩期障害と呼びます。急性期は照射された組織そのものの障害であって、晩期は組織に血流を供給する血管の障害や、組織再生のための幹細胞の障害によると考えられています。抗がん剤の使用などで出現頻度が高まることもあります。患者が忘れたころに副作用が出ることもあるので、継続的な指導が大切です。

引用・参考文献
1)　大西洋ほか編. がん・放射線療法. 改訂第8版. Gakken, 2023, 1498p.

胆道がん症状への対症療法

国立研究開発法人 国立がん研究センター中央病院 肝胆膵内科　**福田壮馬、肱岡 範**

胆道がんの症状と対応

　胆道がんによる症状には、黄疸、腹痛、食欲不振・体重減少などがあります。

黄疸

　黄疸の進行に伴い皮膚掻痒感が出ますが、根本的治療は胆道ドレナージによる黄疸の改善となります（図1）。皮膚掻痒感を和らげるため、保湿を心掛け、抗ヒスタミン薬の外用や内服で対応します。

腹痛

　腹痛はがんの原発巣や転移巣の痛みとして出ることがあり、非ステロイド性抗炎症薬（non-steroidal anti-inflammatory drugs；NSAIDs）や弱オピオイドで鎮痛不良な場合には、強オピオイドを使用します。胆道ステント留置後の患者さんでは、ERCP後膵炎やステント閉塞・逸脱による胆管炎で腹痛が出現している可能性もありますので、発熱や黄疸に注意してフォローします。

食欲不振・体重減少

　がんの進行に伴い、食欲不振や体重減少が出やすくなります。また、化学療法による副作用でも嘔気・嘔吐、食欲不振などが出ることがあります。患者さんの嗜好を取り入れた食事や栄養補助食品の摂取を勧め、水分摂取も不十分となる場合には点滴を行う必要があります。

高アンモニア血症・肝性脳症

　胆道がんでは門脈狭窄・閉塞を生じることも多く、門脈血流が低下することで腹水貯留や高アンモニア血症・肝性脳症に陥りやすくなります。大量腹水となると腹部膨満感や腹痛が出現するため、症状緩和目的に腹水ドレナージを考慮します（図2）。高アンモニア血症・肝性脳症では異常行動や意識障害が出ることがあり、屋内外・病棟での転倒・事故リスクを患者家族含めて認識することが重要です。便秘は高アンモニア血症の増悪因子であるため、排便状況には注意が必要です。

眼球・皮膚の黄染

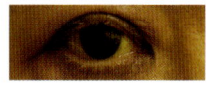

ENBD 留置中

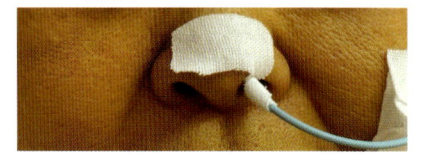

図1 黄疸と内視鏡的経鼻胆道ドレナージ
　　　（ENBD）

胆道がんによる黄疸に対して内視鏡的経鼻胆道ドレ
ナージ（endoscopic nasobiliary drainage；ENBD）
でドレナージ中。

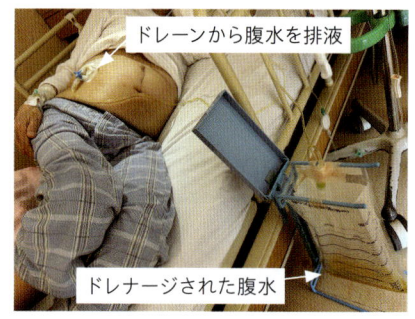

ドレーンから腹水を排液

ドレナージされた腹水

図2 腹水ドレナージ

末期胆道がんの大量腹水に対して腹腔ドレーンを
留置。腹部膨満感の緩和目的に腹水をドレナージ。

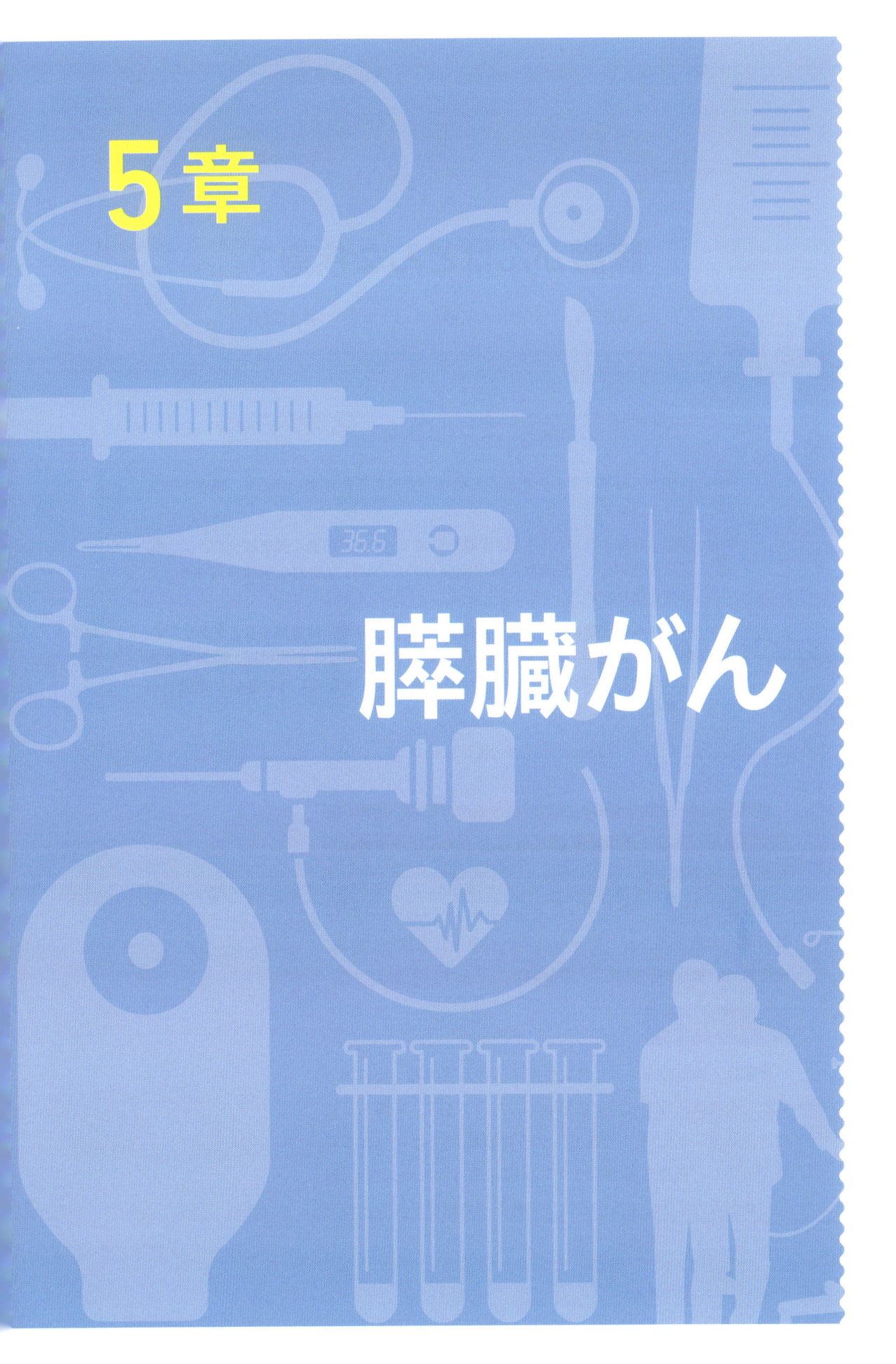

5章

膵臓がん

膵臓がんはどんな疾患？

公益財団法人がん研究会有明病院 肝・胆・膵外科　**井上陽介**

膵臓がんの病態と症状の 3Point サマリー

Point 1 膵臓がんはすべての消化器がんのなかで最も予後が悪いがんで、現在も増え続けています。

Point 2 膵臓は腹部の深いところ（後腹膜）に埋まっていて前面に胃も被っているため、症状が出にくく、膵臓がんの早期発見のためには定期的な画像検診を受ける必要があります。

Point 3 膵臓がんの症状は主に、心窩部痛、背部痛、黄疸、体重減少などがあります。膵臓がんに随伴する膵炎に伴う心窩部痛や背部痛は比較的早期の段階でもみられる症状ですが、超音波や MRI などの画像検査まで行わないと膵臓がんを発見することはできません。

膵臓がんは、主要な臓器のがんのなかで最も診断・治療が難しく、診断からの 5 年生存率は 10％程度と非常に予後の悪いがんとして有名です。2020 年時点でわが国のがん死亡数の 5 位に位置しており、2030 年には 3 位になるといわれています。膵臓がんの危険因子として知られているのは、家族歴、肥満、慢性膵炎、糖尿病、喫煙、大量飲酒があります（表1）。

膵臓の構造

膵臓は上腹部の深いところに位置する後腹膜臓器（腹腔内ではなく後腹膜に埋まっている臓器）です（図1）。膵臓のはたらきは大きく分けて 2 つあり、外分泌機能（消化液である膵液を分泌し、膵管を経由して十二指腸乳頭［主乳頭／副乳頭］から消化管内に供給する）と内分泌機能（血糖値をコントロー

表1 膵臓がんの危険因子

危険因子	罹患リスク
家族歴	4.5〜32 倍
肥満	3.5 倍
慢性膵炎	13.3 倍
糖尿病	1.9〜5.4 倍
喫煙	1.7 倍
大量飲酒	1.2 倍

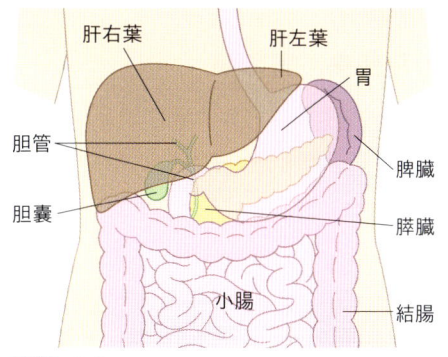

図1 膵臓の位置

膵臓は上腹部の深いところに埋まっており、前には胃や結腸が被っていて見えづらい臓器。

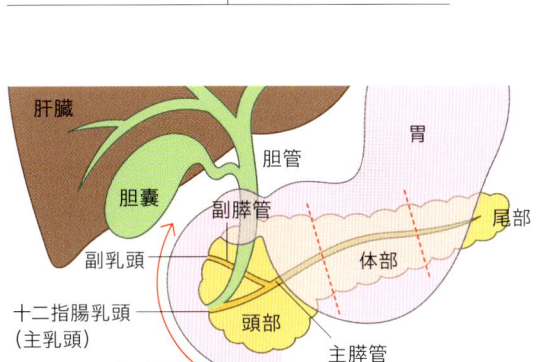

図2 膵臓の解剖学的構造と他臓器との関係

膵臓は膵頭部、膵体部、膵尾部に分類できる。膵頭部は十二指腸とつながっており、主膵管、副膵管は十二指腸内の主乳頭、副乳頭に開口して膵液を分泌している。肝臓から伸びてくる胆管も主乳頭に開口して、肝臓が産生する胆汁を分泌している。

ルするインスリンを分泌する、そのほかグルカゴン、ガストリン、ソマトスタチンなども分泌）に分けられます。**図2** に膵臓の解剖学的構造と他臓器との関係を示します。膵臓は頭部、体部、尾部に分けられます。膵頭部は十二指腸と接着し、主乳頭、副乳頭で十二指腸と通じています。また肝臓から伸びてくる胆管も下流で膵内を走行してから主乳頭に開口します（膵管のすぐ隣に開口しています）。

病態と症状

　膵臓がんは主に、膵管上皮の細胞ががん化することにより発生します。しかし症状は非常に出にくく、本人でも自覚できるような症状が出た段階では、すでに切除ができない Stage にまで進行してしまっていることがほとんどです。膵臓がんの主な

症状を下記に列挙します。

心窩部痛、背部痛

　痛みの原因は大きく分けて2つあります。一つは膵臓がんによって主膵管がつぶれることで、上流側の膵内に閉塞性膵炎が発生することによる痛みです。これは比較的早い段階からみられ、間欠性のことが多いです。痛みを主訴に近医を受診して胃カメラなどを受けても異常なしと診断されて、様子をみてしまうこともしばしばです。もう一つの痛みの原因は、がんがより進行して膵外の神経叢に浸潤 ➡豆知識① することによって起こる神経痛による痛みです。この痛みは持続性でありかなり症状が強いため、総合病院などに紹介されて精査を受け、進行膵がんであったと判明することが多いです。

黄疸

　膵頭部にがんがある場合は、胆管に膵臓がんが浸潤することで胆管閉塞となり閉塞性黄疸を発症します。眼球結膜や皮膚の黄染、尿の茶褐色化、排便の白色化などで自覚します。放置すると黄疸が進行して肝機能障害が著明になり、食事も取れなくなって体力が著しく低下します。==膵臓がんの症状のなかでは最も自覚しやすい==ものといえます。

食欲不振・体重減少

　膵臓は消化器であり、膵臓がんによって主膵管閉塞が起こることで本来乳頭から分泌されるべき膵液が出てこなくなり、食欲が低下したり、食事内容を消化できずに不消化性下痢が続いて栄養状態の低下から体重減少を起こしやすくなったりします。糖尿病の急激な悪化も体重減少の一因となります。2～3カ月で10kg痩せることもあります。

口喝・多飲多尿

　==膵臓がんに非常に多く随伴する病態が糖尿病です== ➡豆知識②。膵臓がんによる閉塞性膵炎・膵萎縮で膵内分泌機能が低下したり、膵臓がんそのものが血糖を高くするような信号を出していたりする場合もあります。高血糖自体は自覚しにくいですが、高血糖状態が続くと浸透圧利尿によって多尿となるため、常に口喝を感じて水分を余分に欲するようになります。

知っておきたい豆知識①

浸潤

膵臓がんは浸潤性の高いがんです。浸潤というと、がんが「膨らむ」というよりも「周囲に浸み込む」というイメージです。膵臓の周囲の血管周囲の神経の隙間に浸み込むように広がっていくため、本体が2cm程度の大きさでも、周囲の血管への浸潤によって切除不能となることが多いことも特徴です。切除のためには、浸潤を受けた血管（門脈や動脈）の合併切除・再建を要することも珍しくありません。また、他臓器（特に肝臓、遠隔リンパ節）へ転移しやすいだけでなく、腹膜への播種もしやすい臓器です。播種をしやすい理由は、膵臓自体が平たく被膜も薄い臓器だからです。膵臓がん本体が1cmを超えてくると容易に膵外に顔を出し、がん細胞が腹腔内にこぼれ落ちて腹膜播種を起こします。

知っておきたい豆知識②

膵臓がんと糖尿病

血糖値は、膵臓の内分泌機能が産生するインスリンによってコントロールされています。膵臓がんにより閉塞性膵炎が起こることで膵臓がダメージを受けると、内分泌機能の低下からインスリンが不足したり、膵臓がんそのものが血糖値を上げる信号を出したりして、それまで既往になかった糖尿病を発症したり、元々治療中の糖尿病が急激に悪化することがあります。このようなときは、膵臓がんを疑って精密検査を受けることが推奨されています。

どんな検査を行う？　どう診断する？

公益財団法人がん研究会有明病院 肝・胆・膵外科　**井上陽介**

膵臓がんの診断・検査の 3Point サマリー

Point 1 膵臓がんの検査には、膵臓がんを発見するためのスクリーニング検査と膵臓がんが疑われてから Stage や治療法を決めるための精密検査があります。

Point 2 スクリーニング検査の代表は腹部超音波検査で、患者さんの苦痛や身体的な負担の少ない検査です。最近では、MRCP も膵臓がんの早期発見に役立つといわれています。

Point 3 膵臓がんの精密検査には、ダイナミック CT、PET-CT、EUS、ERCP などがあります。特に EUS と ERCP は膵臓がんの組織学的な確定診断を得るために必須の検査です。

膵臓がんの各検査と診断

　膵臓がんは体表から触れたり見たりすることができないため、評価のためには必ず画像検査が必要です。また、化学療法を実施するためには細胞や組織でがんを確定診断することが求められますが、膵臓は内視鏡で覗いても見えてこない臓器であるため、少し特殊な検査でがん細胞を採取する必要があります。以下に膵臓がんの診断のためによく実施される検査を解説します。

腹部超音波検査（ 図1 ）

　腹部超音波検査は、放射線被曝、薬物投与、患者さんの苦痛といった侵襲のない優しい検査で、費用も安価です。しかし膵臓はお腹の奥深くにあるため、腹部超音波検査単体では全体を見ることが難しい臓器です。一つ重要な所見は、主膵管が拡張しているかどうかで、腫瘍本体が見えなくても主膵管拡張をも

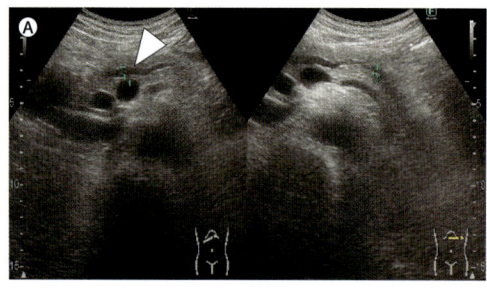
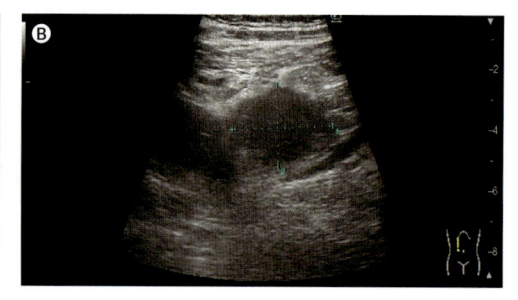

図1 腹部超音波検査

A：拡張した主膵管を認める（6mm）（▷）。
B：膵頭部に 33 × 26mm の低エコーの腫瘤を認める。精査の結果、膵頭部がんと診断された。

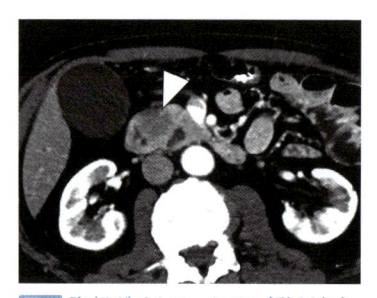

図2 腹部ダイナミック CT（動脈相）

図1と同症例。膵頭部に 3cm 大の造影
性の弱い腫瘤を認めた（▷）。

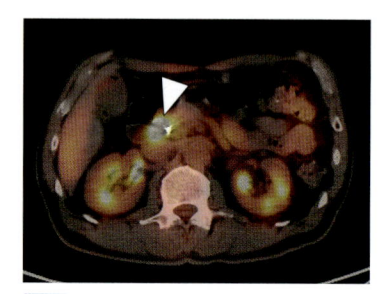

図3 PET-CT

図1と同症例。膵頭部に 3cm 大の強い
FDG 集積を認めた。他臓器や遠隔リン
パ節に転移を疑う集積は認めなかった。

って疑い所見として、精密検査への糸口となることがあります。

腹部 CT（図2）

　CT は、あらゆる画像検査のなかでも最も情報量が多い検査です。膵臓がんの精密検査のためには造影剤投与後、複数のタイミングで撮影を行うダイナミック CT が標準となります。これにより膵臓がんの進展範囲や血管への浸潤の具合、他臓器への転移の有無を評価し、膵臓がんの Stage が決まります。

PET-CT（図3）

　PET-CT（positron emission tomography-computed tomography）は、糖代謝の活発な組織をみつけるのに役立ちます。膵臓がんは通常糖代謝が活発なため、PET-CT で明るく光って見えることでがんの検出や評価に役立ちます。また、全身を一度に撮影できるため、膵臓がんがほかの臓器に転移しているかどうかのスクリーニングにも用いられます。近年は、化

学療法の効果の判定を PET-CT の明るさの変化で評価できるともいわれています。

腹部 MRI（図4）

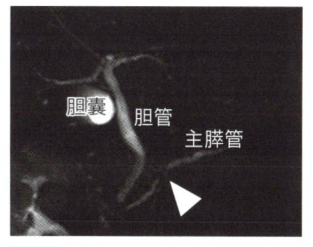

MRI も重要な検査です。検診でも MRI が用いられることが多く、主膵管の走行や拡張、途絶などを拾い上げやすい MR 胆管膵管造影検査（magnetic resonance cholangiopancreatography；MRCP）は膵臓がんのスクリーニングとして有用です。ほかの検査ですでに膵臓がんが強く疑われている段階でも MRI は用いられ、膵腫瘍の質的診断を行うためのガドリニウムによる造影 MRI や、肝転移の検索のために実施する EOB-MRI などがあります。

図4 MRI
主膵管、胆管、胆嚢の全体像が描出されている。膵頭部に主膵管の途絶があり（▷）、同部位に膵臓がんが指摘された。

超音波内視鏡（図5）

超音波内視鏡（endoscopic ultrasonography；EUS）は、超音波の端子を搭載した内視鏡を挿入して、胃や十二指腸の壁越しにすぐ隣にある膵臓に超音波を当てる検査です。あらゆる画像検査のなかでも最も解像度が高く、詳細な評価ができます。ただし高い技術と経験が要求されるため、専門病院でしか受けられない検査ともいえます。ただ見て観察するだけでなく、内視鏡の先端から針を出して超音波画面を見ながら腫瘍の針生検をして、組織・細胞学的診断をすることもでき、これを超音波内視鏡下穿刺吸引法（EUS- fine needle aspiration；EUS-FNA）といいます。EUS-FNA は膵臓がんの確定診断をするために最

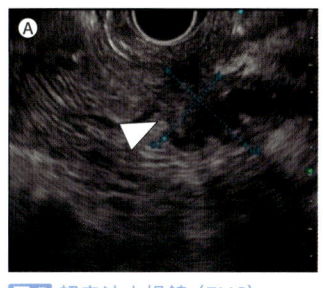
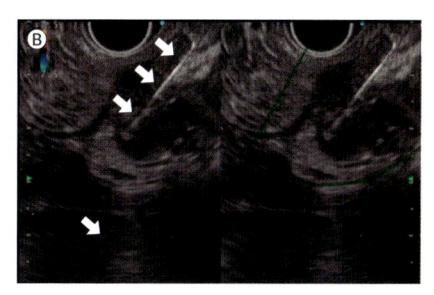

図5 超音波内視鏡（EUS）
A：十二指腸まで挿入した内視鏡先の超音波プローブからの映像。膵臓内の不整形の腫瘍が明確に描出されている（▷）。
B：同腫瘍に向けて画面右上より穿刺細胞診／針生検用の針が挿入され、がん細胞を採取している（⇨）。

といえます。

内視鏡的逆行性胆管膵管造影（図6）

内視鏡的逆行性胆管膵管造影検査（endoscopic retrograde cholangiopancreatography；ERCP）は膵臓がんの検査のなかでは最も技術が求められ、リスクも高い検査です。カメラが先端の脇に横向きに付いた内視鏡（側視鏡）を用いて十二指腸まで挿入します。内視鏡の先から細いカテーテルを、十二指腸主乳頭を経由して膵管内に挿入し造影を行います（これを逆行性造影といいます）。この検査・処置の目的は3つあり、①主膵管を造影することで、主膵管の形状、狭窄・拡張の有無を評価する、②膵液を吸引・顕微鏡で精査することで膵液内にがん細胞がいるかどうかの評価（細胞診）を行う、③がんによる閉塞性黄疸の解除（カテーテルを胆管内に進めると胆管造影となります）、です。この方法を応用することで、閉塞性黄疸症例で、狭くなった胆管にステントを留置して黄疸を解除する処置も同時に行うことができます。

最近では、②の膵液細胞診の精度を上げるため、ERCP終了時に主膵管内深くに経鼻的膵管チューブを留置し、2〜3日にわたって、バッグにたまる膵液を細胞診検査に提出するSPACEという検査もあります。

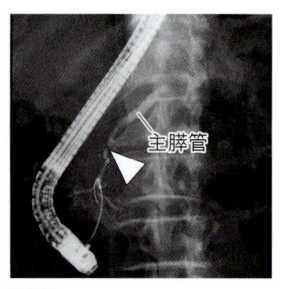

図6 ERCP

主乳頭より挿入されたカテーテルから主膵管が白く造影されている。途中に主膵管の狭窄・途絶している部位があり（▷）、同部位からがんが検出された。

画像以外の検査

膵臓がんの診断の補助として、画像以外にも採血で腫瘍マーカーを参考にすることがあります。最も頻用される項目はCA19-9で、正常値は37U/mLです。この値の上昇を伴う膵腫瘍が指摘された場合は、膵臓がんの可能性が高いと考えて精査を進めていきます。ときにCA19-9 > 500U/mLとなるような症例もあり、こういった症例はすでに大なり小なり膵外の転移を伴っている可能性が高く、手術前の化学療法の強度を強くするなどの判断の根拠になることがあります。

膵臓がんの検査の役割

前述のように、膵臓がんに関連する検査を数多く紹介しましたが、それぞれがどの目的で、診断過程のどの段階で行われる

ものかを理解するとよいでしょう。大きく分けると「スクリーニング」「進展評価・転移検索」「組織学的診断確定」と３つの段階があります。

　腹部超音波と MRCP は膵臓がんのスクリーニングに有用です。ただし怪しいかも？ と拾い上げることが主な目的であり、膵臓がんの局所での進展範囲・浸潤の有無や、他臓器への転移の有無を評価することはできません。両者がスクリーニングに適している理由はもう一つあり、それは患者さんへの侵襲が少ないことです。超音波は無害の超音波を腹部に当てて断面像を得る検査であり、痛みがほとんどなく、造影剤も通常用いません。MRCP も造影剤は不要で、CT のような放射線被曝がないため、健常者が検診目的で気軽に受けることができます。

　造影 CT／MRI、PET-CT は膵臓がんが疑われたときに、その進展範囲、浸潤の有無、転移の有無を評価してがんの Stage や治療方針を決めるために必要となります。放射線被曝や、造影剤投与などの身体的負担が生じますが、正しい治療方針を決定するために必須の検査となります。

　EUS、ERCP は両者とも内視鏡技術に熟練した内科医が担当するため、実施できる施設も限られています。膵臓がんの治療はほぼすべての Stage で化学療法からスタートするため、がんであることの確定診断が必要となります。膵臓がんを拾い上げ、Stage を決定して治療方針（どの抗がん薬を使うか）を決め、組織学的に診断を確定してから治療がスタートすることになります。

知っておきたい豆知識

膵臓がんの早期発見とは？

膵臓がんは現在でも、診断がついた段階で早期といえる Stage I は 14％ 程度しかなく、逆に局所進行や他臓器転移を伴う Stage III／IV が 39％ という、早期発見のとても難しいがんです。また、たとえ切除できたとしても５年生存率は４割程度と低く、膵臓がんにおける本当の早期発見は、Stage 0 での発見ということになります。Stage 0 は言い換えると「上皮内がん」という状態を指し、膵管上皮にがん細胞が並んでいるけど膵実質や脈管に浸潤が起こっていない状態です。この状態で切除ができると５年生存率は９割に達します。したがって現在、膵臓がんの危険因子を持つかたには年１回の MRCP 検診を推奨したり、膵臓がんのリスクが高いといわれる膵管内乳頭粘液性腫瘍 (intraductal papillary mucinous neoplasm；IPMN) を有する患者さんは、定期的に画像で追跡して IPMN の形状やサイズが危険なレベルに達したら手術を行うなどの早期発見の取組みが進められています。

膵臓がん切除術

順天堂大学医学部附属 順天堂医院 肝・胆・膵外科　**杉谷 純、齋浦明夫**

膵臓がん切除術の 3Point サマリー

Point 1　膵臓手術は消化器外科領域のなかでも難易度の高い手術の一つです。

Point 2　膵臓手術に特有の膵液瘻、仮性動脈瘤などの合併症は、発見・対応が遅れると、致死的な状況になり得るため、医師・看護師間で密な情報共有を行いながら術後管理を行う必要があります。

Point 3　本稿では、膵臓がん切除術で主に選択される 3 つの術式とそれぞれの術後管理のポイントを解説します。

膵臓がん切除の術式

　膵臓がんの手術には病変の位置や進展範囲によって主に 3 種類の術式があります[1]。膵頭部に存在するがんの場合は膵頭十二指腸切除、膵体尾部に存在するがんの場合は膵体尾部切除術、膵臓全体に病変が及ぶ場合は膵全摘術が必要となります。また良性の腫瘍と異なり、リンパ節転移を認めることや、血管浸潤を認めることから、領域リンパ節郭清や血管合併切除を伴うことも特徴です。

膵頭十二指腸切除術（pancreatoduodenectomy；PD）

　膵頭部は解剖学的に十二指腸や胆管と連続するため、膵頭部のみ切除することはできず、合併切除を要する臓器が多いことが特徴です。具体的な切除範囲は胃幽門側、胆管、胆嚢、膵頭部、十二指腸、空腸です。さらに PD は胃の切除範囲によって

3つに分類されます。胃の3分の1以上を切除する標準型のPD、胃を肛門側3cmほどのみ切除する亜全胃温存膵頭十二指腸切除術（subtotal stomach-preserving pancreatoduodenectomy；SSPPD）、胃をすべて温存する幽門輪温存膵頭十二指腸切除術（pylorus preserving pancreatoduodenectomy；PPPD）です（図1）。近年はSSPPDやPPPDが主流とされています。膵頭部は門脈と接することから、膵頭部がんは門脈浸潤を認めることも多く、その場合は門脈合併切除を行います。

　再建では、膵空腸吻合、胆管空腸吻合、胃空腸吻合、Braun吻合（小腸小腸吻合）を行います　➡豆知識①（図2）。

　膵空腸吻合部や胆管空腸吻合部のすぐ外に、腹腔内ドレーンなどを留置します。また膵管チューブや胆管チューブといった細いチューブを吻合部内に留置します。術後の栄養経路確保のために、腸瘻チューブを留置することもあります。

知っておきたい豆知識①

PDやSSPPDの再建では胃と空腸をつなぎますが、Braun吻合（小腸小腸吻合）がなかった場合、胃空腸吻合部を膵液や胆汁が逆流します。それに伴い胃内に消化液が貯留し、逆流性食道炎のリスクが高まります。Braun吻合（小腸小腸吻合）が手前にあることで、消化液が肛門側の小腸に流れやすくなるというメリットがあります。

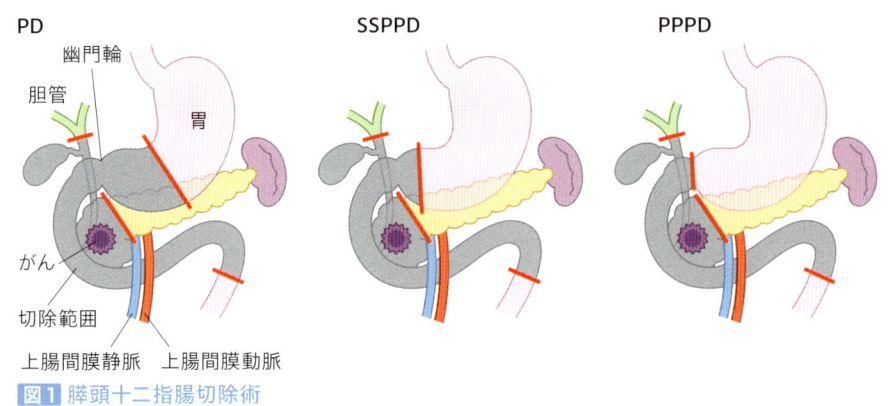

図1 膵頭十二指腸切除術

PD

幽門輪
胆管
胃
がん
切除範囲
上腸間膜静脈　上腸間膜動脈

SSPPD

PPPD

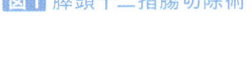
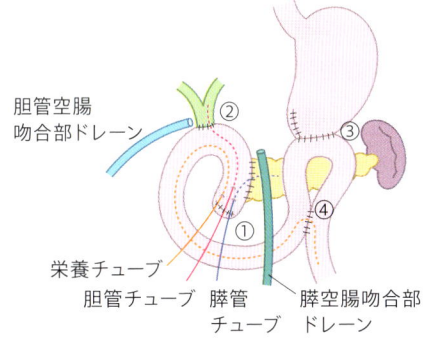

胆管空腸吻合部ドレーン　②
③
④
①
栄養チューブ
胆管チューブ　膵管チューブ　膵空腸吻合部ドレーン

図2 膵頭十二指腸切除術再建後
①膵空腸吻合、②胆管空腸吻合、③胃空腸吻合、④ Braun 吻合（小腸小腸吻合）

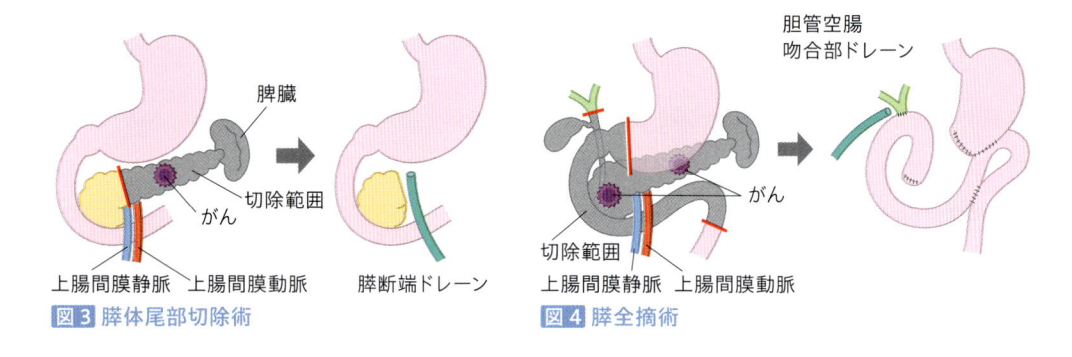

図3 膵体尾部切除術

図4 膵全摘術

膵体尾部切除術 (distal pancreatectomy ; DP)

膵頭部は残し、膵体尾部、そして脾臓を切除します（図3）。膵尾部がんの場合、背側に副腎など後腹膜への浸潤を認める場合も多く、その場合には後腹膜臓器（左副腎など）の合併切除を必要とすることもあります。

消化管の再建は不要です。ドレーンは膵断端や、左横隔膜下に留置することが多いです。

膵全摘術 (total pancreatectomy ; TP)

名称のとおり、膵臓すべて、および脾臓を切除します（図4）。

PDと異なり、膵空腸吻合は不要ですが、胆管空腸吻合、胃空腸吻合、Braun吻合（小腸小腸吻合）を行います。ドレーンは胆管空腸吻合部や左横隔膜下に留置します。胆管チューブや腸瘻チューブを留置することもあります。

膵切除特有の合併症：何をみる？

膵液瘻

膵切除後に最も注意すべき合併症です。PDであれば膵空腸吻合部から、DPであれば膵断端から膵液が腹腔内に漏れることをいい、「術後3日目以降のドレーンアミラーゼが施設の正常上限アミラーゼ値の3倍以上」の状態と定義されています[2]。膵液瘻は腹腔内感染を発症するほか、タンパク分解酵素を含む膵液が血管壁を溶かすことで仮性動脈瘤をつくり、それが破裂すると大量出血をもたらして致命的となります ➡豆知識②。よって、腹腔ドレーンの排液に常に注意して、術後管理を行います。正常な腹水は漿液性ですが、膵液瘻が起きるとやや濁っ

知っておきたい豆知識②

膵液は胆汁と混じることでタンパク分解酵素が活性化します。DPでは膵断端から純粋な（活性化していない）膵液が漏れますが、PDの再建後は胆管空腸吻合部と膵空腸吻合部が近いため、胆汁混じりの活性化した膵液が漏れます。したがってPDでは仮性動脈瘤などの危険がより高いといわれています。

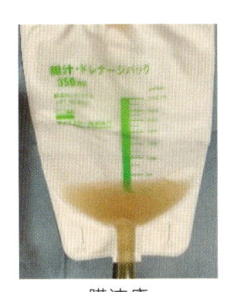
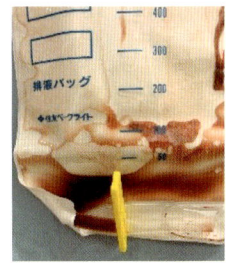
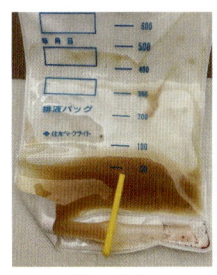
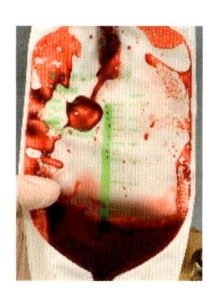

膵液瘻　　　ワインレッド様排液　　　膿性排液　　　血性排液

図5 ドレーン排液性状（文献 3 より転載）

た灰色混じりの性状や組織からの微量出血を反映してワインレッド（暗赤色）に変化します（**図5**）[3]。また膵液混じりの腹水が感染すると膿性排液に変化します。

<mark>ドレーンが血性に変化した場合は少量であっても仮性動脈瘤形成による出血の予兆と考えられ</mark>、緊急造影 CT 検査や血管造影検査を行う必要があります。

胆汁漏

胆管空腸吻合部から胆汁が腹腔内に漏れ出ることをいい、「術後 3 日目以降のドレーン排液のビリルビン値が血清ビリルビン濃度の 3 倍以上」の状態と定義されています[4]。胆管と腸管を直接吻合するため、腸内細菌を含んだ胆汁が腹腔内へ漏出します。胆汁漏が適切にドレナージされなかった場合は、胆汁性腹膜炎や腹腔内感染を発症します。

胃内容排泄遅延（delayed gastric emptying；DGE）　➡豆知識③

小腸や大腸の動きは正常である一方、胃の蠕動のみが停滞し、胃もたれや嘔吐といった症状を認めます。膵臓は胃の真裏に位置していて、膵切除の際には胃に向かう血管や神経も切る必要があるため、血流障害や神経障害によって DGE が発生すると考えられています。さらに膵液瘻などによる腹腔内の炎症が DGE の原因となることもあります。DGE の際は、特に高齢者では嘔吐による誤嚥性肺炎を発症し、致命的になるので要注意です。治療は絶食による胃の安静が基本ですが、場合によっては胃管の留置が必要となります。1 週間程度で軽快しますが、長ければ 1 カ月程度続くこともあります。

> **知っておきたい豆知識③**
>
> 膵頭十二指腸切除のなかでも PPPD で DGE が増えるとの報告がありましたが、近年の海外からの報告では PPPD と SSPPD で DGE 発生に差がないとの報告もあり、いまだ議論が続いています[5]。

高血糖

　膵臓は血糖を下げるインスリンを産生しています。膵切除によってインスリンの分泌が減ることで、膵性糖尿病を発症し、内服治療やインスリン注射などが必要となることがあります。特に膵臓の尾部側でインスリンを分泌する細胞が多いため、PD と比べて DP が糖尿病になりやすいと考えられます。また TP ではインスリンの分泌がなくなるため、厳密な血糖コントロールが必要です。頻回の血糖測定とインスリン注射が必須となりますが、インスリン注射による低血糖は致死的となるため要注意です。低血糖は頻脈や冷や汗、震え、顔面蒼白、痙攣、意識障害といった症状が現れます。このような症状が現れた場合には速やかにブドウ糖の内服や注射を行う必要があります。

下痢

　膵切除によって、膵外分泌酵素の産生が減ると脂肪吸収が不良となり、脂肪性下痢を発症します。脂肪吸収が不良な状態が続くと、栄養障害や内因性脂肪肝を発症します。これを予防するために、膵切除後にはパンクレリパーゼなどの膵酵素の補充を行います。加えて、膵臓がんの手術は解剖学的な特徴から上腸間膜動脈の周囲の神経の切除が必要な場合があり、この神経は小腸の蠕動を制御していることから、切除すると頻回の下痢が起こります。そのような場合には、一般的な止痢薬のほかにオピオイドなどを使用することもあります。

　注意すべき点は、術後に感染症を理由に抗菌薬を長期使用していた場合に、偽膜性腸炎 ➡用語解説 を発症している可能性もあることです。適宜、便培養などを提出し、偽膜性腸炎の否定を怠ることのないようにする注意する必要があります。

ドレーン管理

腹腔ドレーン（膵空腸吻合部ドレーン、胆管空腸吻合部ドレーン）

　膵空腸吻合部ドレーンは、膵空腸吻合部の近くに留置します。膵液瘻発症時のドレナージが目的です。

　胆管空腸吻合部ドレーンは、右側腹部からウインスロー孔（胃や小網の背側で網嚢の入り口）に留置します。胆汁漏発症

用語解説

偽膜性腸炎
抗菌薬の服用によって正常な腸内細菌のバランスが崩れ、クロストリディオイデス・ディフィシル菌などの毒素を菌が代わりに増殖する（菌交代現象）ことで大腸に炎症を起こす腸炎の一種です。

時のドレナージが目的です。

消化液ドレーン（膵管チューブ、胆管チューブ）

　膵管チューブは膵空腸吻合部、胆管チューブは胆管空腸吻合部に留置します。膵液や胆汁がステントを通って排出されることで、吻合部を直接通る膵液や胆汁が減り、膵液瘻や胆汁漏のリスクを軽減できます。また、吻合部の狭窄を予防する効果もあります。ステントは腸内を経由して体外へ留置する外瘻チューブと、短く切ったステントの出口を空腸内に留置する内瘻チューブ（ロストステント）に分類されます。外瘻チューブは2～3週間で溶ける特殊な糸で固定されていた場合は、術後2～3週間前後にベッドサイドで抜去します。一方、内瘻チューブは自然に腸内に脱落し、排便とともに排出されます。

　術後に膵管チューブや胆管チューブの排液量（➡ポイント）が少なくなった場合、それぞれ膵管や胆管の内圧が上昇し、縫合不全や膵炎、胆管炎を引き起こす可能性があるため、対応が必要です。まず初めにチューブが折れ曲がっていないかを確認し、折れ曲がっていないことが確認されたら、主に以下2つのことが原因と考えられます。

　一つ目はチューブ内の詰まりです。長期間チューブを留置していると、チューブ内にしばしば沈殿物がたまり、詰まってしまうことがあります。その場合にはチューブの吸引や医師によってワイヤーなどでチューブの掃除を行う必要があります。二つ目はチューブの先端が吻合部から引き抜けて腸管内に落ちている可能性です。膵液は通常無色透明なため、膵管チューブの排液が黄色くなった場合には腸管内に落ちて胆汁と混じっていることが示唆されます。X線やCT検査などで確定することができます。

ポイントアドバイス

正常膵であった場合、術後早期は膵液の排出は少ないですが、徐々に膵液が増え、500mL/日前後の排出があります。ただし、膵臓がんは長期の膵管閉塞により線維化と萎縮を認めることが多く、その場合は膵液の排液量が100mL/日以下のこともあります。

引用・参考文献
1)　日本膵臓学会編. 膵癌取扱い規約. 第8版. 東京, 金原出版, 2023, 160p.
2)　Bassi, C. et al. The 2016 update of the International Study Group (ISGPS) definition and grading of postoperative pancreatic fistula: 11 Years After. Surgery. 161 (3), 2017, 584-91.
3)　長櫓宏規ほか. 膵液漏と「ワインレッド・白濁排液」①排液の性状・変化. 消化器ナーシング. 2021年春季増刊. 2021, 162.
4)　Koch, M. et al. Bile leakage after hepatobiliary and pancreatic surgery: a definition and grading of severity by the International Study Group of Liver Surgery. Surgery. 149 (5), 2011, 680-8.
5)　Busquets, J. et al. Delayed gastric emptying after classical Whipple or pylorus-preserving pancreatoduodenectomy: a randomized clinical trial (QUANUPAD). Langenbecks. Arch. Surg. 407 (6), 2022, 2247-58.

バイパス手術

順天堂大学医学部附属 順天堂医院 肝・胆・膵外科　**杉谷 純、齋浦明夫**

バイパス手術の 3Point サマリー

Point 1　膵頭部は十二指腸や胆管と連続するため、高度に進行した膵臓がんの場合、十二指腸狭窄による通過障害や胆管閉塞による閉塞性黄疸などを発症します。

Point 2　遠隔転移などの理由で根治切除が困難な場合でも、QOL 改善のために消化管バイパス手術や胆道バイパス手術が選択されることがあります。

Point 3　本項目では膵臓がんに対する姑息的な消化管・胆道バイパス術のポイントを解説します。

バイパス術・ステント留置

　膵臓がんは、発見時点で肝転移や腹膜播種などの遠隔転移あるいは血管浸潤による局所進行などがあることから、半数以上は切除不能と判断されます[1]。それらの症例のなかには十二指腸狭窄による腸液の通過障害や胆管の閉塞による黄疸を発症している場合があります。根治的治療は不可能であっても、QOL 改善のためにこれらの狭窄や閉塞症状を解除することは可能であり、その後の全身状態次第では化学療法や放射線治療につなげることが可能となります。これらの閉塞症状の解除には外科的には消化管バイパス術や胆道バイパス術、内科的には内視鏡的ステント留置という選択肢があります 図1 。

バイパス術

　十二指腸狭窄に対する胃空腸バイパス術は、胃と空腸を吻合することで十二指腸狭窄部を回避するバイパス経路を作成しま

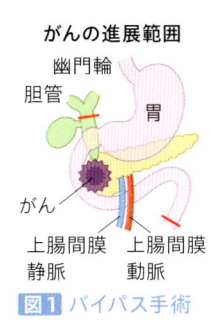
がんの進展範囲

幽門輪
胆管
胃
がん
上腸間膜静脈　上腸間膜動脈

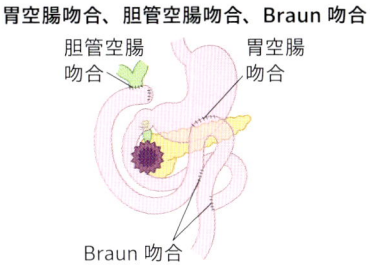
胃空腸吻合、胆管空腸吻合、Braun 吻合

胆管空腸吻合　胃空腸吻合
Braun 吻合

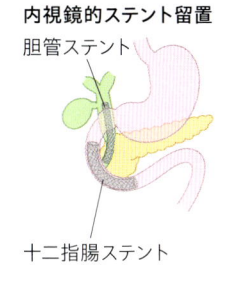
内視鏡的ステント留置

胆管ステント
十二指腸ステント

図1 バイパス手術

す。長期的な経口摂取が期待できるメリットがありますが、全身麻酔下の手術であり、侵襲が大きいというデメリットがあります。そのため高齢者や栄養状態が不良な患者さんには選択しにくいです。また胃内容排泄遅延によって、術後早期に経口摂取が再開できないこともあります。また、胆管狭窄に対する胆道バイパス術（胆管空腸吻合）は切離した空腸とがんの進展していない箇所で胆管を吻合します。続いて、胃空腸吻合を行い、最後に膵頭十二指腸切除術の際にも行う Braun 吻合（小腸小腸吻合）を行います。合併症は膵頭十二指腸切除術と同様に、胆汁漏や消化管の縫合不全などが挙げられます。

内視鏡的ステント留置

一方で十二指腸ステント留置や胆管ステント留置は近年増えてきた内視鏡手技であり、全身麻酔が不要で侵襲も小さく、高齢者や全身状態不良な患者にも行えるというメリットがあります。特に十二指腸ステントは食事再開や化学療法開始までの期間が短いといわれています[3]。デメリットは、長期的には腫瘍のステント内浸潤や食物残差による閉塞などによりステント機能不全になることが挙げられます。また十二指腸が完全閉塞している場合にはステントが留置できません。

バイパス術、ステント留置いずれもメリット、デメリットがありますが、患者の体力や予後、がんの進行状況などを考慮し、総合的に治療選択を行わなければなりません[2]。

引用・参考文献
1) Hidalgo, M. Pancreatic cancer. N. Engl. J. Med. 362 (17), 2010, 1605-17.
2) 林部 章ほか. 姑息手術としての胆道・消化管バイパス術の工夫. 外科. 65 (1), 2003, 97-9.
3) 日本膵臓学会膵癌診療ガイドライン改訂委員会編. 膵癌診療ガイドライン 2022 年版. 第6 版. 東京, 金原出版, 2022, p400.

内視鏡的膵管ステント留置術（EPS）

国立研究開発法人 国立がん研究センター中央病院 肝胆膵内科　**八木 伸、肱岡 範**

内視鏡的膵管ステント留置術（EPS）の 3point サマリー

Point 1 閉塞性膵炎を伴う膵臓がんによる主膵管閉塞は、内視鏡的な膵管ステント留置術（EPS）の適応となります。

Point 2 膵管ステント留置は、内視鏡的逆行性胆管膵管造影（ERCP）によって行います。通常の ERCP で膵管ステント留置が困難な場合は、超音波内視鏡下膵管ドレナージ（EUS-PD）を検討します。

Point 3 ERCP 後の偶発症として ERCP 後膵炎は特に重要であり、ERCP 後膵炎が発症した場合には速やかな対応が必要になります。

内視鏡的膵管ステント留置術（EPS）の適応

　膵臓がんによって主膵管が狭窄・閉塞すると、閉塞性膵炎を発症することがあります。閉塞性膵炎の症状は、典型的には腹痛や背部痛、嘔気などがありますが、腹部違和感や食欲不振などの症状は比較的軽度の場合もあります。閉塞性膵炎の症例では、血液検査からは膵酵素（アミラーゼ、リパーゼ）　➡豆知識①　の上昇や白血球、C 反応性タンパク（CRP）といった炎症反応の上昇、CT 検査からは膵臓がんによる主膵管の閉塞、膵がんよる膵尾側の主膵管の拡張などを認めます。

　膵臓がんによって主膵管が閉塞しているすべての症例に内視鏡的膵管ステント留置術（endoscopic pancreatic stenting；EPS）が必要となるわけではなく、膵臓がんによる主膵管の閉塞に加えて前述のような症状や検査値の異常を認め、閉塞性膵炎を伴う症例が EPS の適応になります。

知っておきたい豆知識①

アミラーゼとリパーゼ
一般的に血液検査で測定可能な膵酵素として、アミラーゼとリパーゼがあります。リパーゼはアミラーゼと比べて膵臓により特異的ですが、アミラーゼは唾液腺からも分泌される消化酵素であり膵臓以外の原因でも上昇することがあります。

EPS の実際

ERCP による EPS

　EPS は、内視鏡的逆行性胆管膵管造影（endoscopic retrograde cholangiopancreatography；ERCP）によって行います。ERCP 処置用の内視鏡（側視鏡）を使用し、主膵管が開口している十二指腸乳頭部まで内視鏡スコープを挿入します。カテーテルを主膵管内にカニュレーション（挿管）し、ガイドワイヤーを主膵管内に挿入し膵臓がんによる主膵管の閉塞部を越えて膵尾側の拡張した主膵管内まで進めていきます。ガイドワイヤーに沿って主膵管内にプラスチックステントを留置して処置終了とします（図1、2）。

EUS-PD による EPS

　また、通常の ERCP では EPS が困難な場合、超音波内視鏡下膵管ドレナージ（endoscopic ultrasound-guided pancreatic duct drainage；EUS-PD）を検討します ➡用語解説。通常の ERCP で EPS が困難となるのは、膵管へのカニュレーションが

> **用語解説**
>
> **EUS**
> 超音波内視鏡検査（endoscopic ultrasound；EUS）は、胆管や膵臓といった消化管外の臓器の観察が可能であり、胆膵内視鏡医にとってはなくてはならない内視鏡検査です。観察だけでなく、組織採取や EUS-PD といったドレナージ術などにも応用されています。

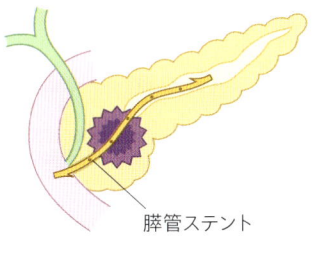

図1 膵管狭窄と膵管ステント留置

拡張した主膵管
膵がん
膵管ステント

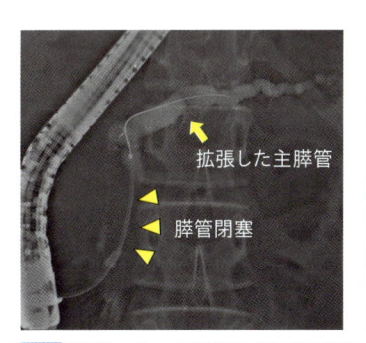

図2 膵管ステント留置の ERCP 画像（透視画像）

拡張した主膵管
膵管閉塞
膵管ステント

困難な症例、膵臓がんによる十二指腸狭窄があり内視鏡スコープを十二指腸乳頭部まで挿入できない症例、上部消化管（胃など）の手術歴があり術後再建腸管を有しており、通常の内視鏡では乳頭部までの到達が困難な症例などが考えられます。EUS-PD の際に用いる超音波内視鏡は先端にエコープローブがついた内視鏡で、胃や十二指腸から消化管の外にある臓器を観察することが可能です。EUS-PD の手技としては、まず超音波内視鏡を用いて膵がんより膵尾側の拡張した主膵管を胃内から描出します。主膵管を穿刺針で穿刺した後にガイドワイヤーを膵管内に先進させます。穿刺した経路である胃壁や胃と膵の瘻孔部を拡張した後に、胃から膵管内にステントを留置します（図3）。EUS-PD は膵管を穿刺しているため膵液が腹腔内に漏出するリスクがあるので、処置後に腹痛がないかなど注意して観察を行うことがとても重要です。

ERCP 前の準備、処置後の管理

内視鏡処置日は朝から絶食となるため、補液を行います。その他、処置前に予防的な抗菌薬の投与、ERCP 後膵炎（➡ポイント）のリスク低減目的に、非ステロイド性抗炎症薬（non-steroidal anti-inflammatory drugs；NSAIDs）の投与を行います。NSAIDs の投与経路について ERCP 後膵炎に予防効果があると複数の研究から証明されているのは直腸内投与（坐剤）ですが、ERCP 前に直腸内投与を行うのは処置が煩雑になる懸念もあります。そのため、NSAIDs の静脈内投与（点滴）を行

ポイントアドバイス

ERCP 後膵炎は ERCP による最も代表的な偶発症です。膵炎が重症化すると長期間の治療を要することや、ときに不幸な転帰をたどることもあります。ERCP 後膵炎が発症した際には速やかな対応が必要であり、処置後に腹痛や嘔気などの症状がないか観察し、施設にもよりますが処置後（2〜4 時間後）に血液検査を行い膵酵素が上昇していないかを確認します。NSAIDs の予防的直腸内投与が膵炎リスクを低減するとされています。

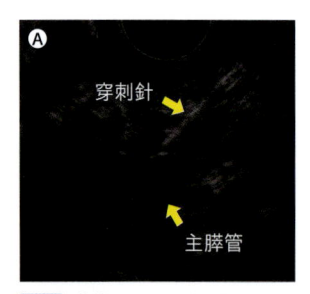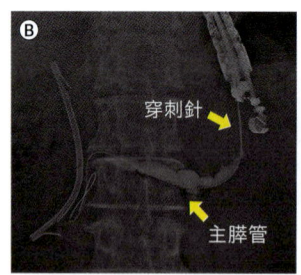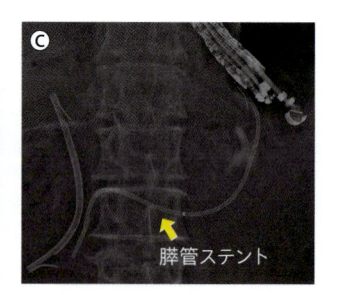

図3 膵管ステント留置の EUS-PD 画像
A：EUS 画像、B・C：透視画像

う施設もあります[1]。また近年では ERCP 後膵炎の予防として、ERCP 前後の積極的な補液が効果的であると報告されています[2]。

ERCP 処置後の偶発症としては膵炎や消化管穿孔、出血などが報告されていますが、膵管ステント留置後としては膵炎に特に注意が必要です。膵炎を疑う症状として最も重要なのは腹痛ですが、腹痛はあまり目立たずに嘔気のみを認める場合もあります。また血液検査から膵酵素の上昇を認めた場合には、膵炎に対する対応として大量補液やタンパク分解酵素阻害薬の投与、また鎮痛薬を使用し十分に鎮痛を得ることが重要です。処置翌日に血液検査、腹部 X 線検査を行い、偶発症や留置したステントの逸脱がないかを確認し食事の再開を検討します。処置後は、膵臓への負担が少ない脂肪制限食から開始するのが一般的です。

引用・参考文献
1) Fujita, Y. et al. Intravenous injection of low-dose flurbiprofen axetil for preventing post-ERCP pancreatitis in high-risk patients: An interim analysis of the trial. Endosc. Int. Open. 4 (10), 2016, E1078-E82.
2) Kurita, Y. et al. Pre-emptive hydration with lactated Ringer's solution could reduce the incidence of post-endoscopic retrograde cholangiopancreatography pancreatitis in at-risk patients: Propensity score-matched analysis. J. Hepatobiliary Pancreat Sci. 30 (6), 2023, 777-83.

知っておきたい豆知識②

膵仮性嚢胞
膵管閉塞によって膵管が破綻すると膵仮性嚢胞を形成することがあり、疼痛や感染を伴うと治療適応となります。超音波内視鏡下嚢胞ドレナージ (endoscopic ultrasound-guided cyst drainage；EUS-CD) が第一選択となることが多いです。

5 章 膵臓がん

5 内視鏡的膵管ステント留置術（EPS）

膵臓がん薬物療法

公益財団法人がん研究会有明病院 消化器センター 肝胆膵内科 **三重尭文、笹平直樹**

膵臓がん薬物療法の 3Point サマリー

Point 1 膵臓がんに対する薬物療法は、切除不能症例のみならず、術前や術後にも行われます。

Point 2 膵臓がんに対して使用される薬物療法は、主にゲムシタビン関連レジメンと5-FU 関連レジメンが中心です。

Point 3 切除不能膵臓がんに対する化学療法の副作用として、末梢神経障害は発生頻度が高く、注意を要します。

　膵臓がん患者における薬物療法は、切除不能（局所進行・遠隔転移）膵臓がん患者を中心に施行されてきましたが、近年術前や術後といった周術期にも施行されており、==全膵臓がん患者が何らかの薬物療法を受ける時代となりつつあります==（図1）[1]。膵臓がんの resectability（切除可能、切除可能境界、切除不能）、術前か術後か、初発か再発か、などを正確に把握する必要があり、それぞれの病態に応じた薬物療法が選択されます（図2）[1]。

　2013 年以降、切除不能・再発膵臓がんに対して FOLFIRINOX（オキサリプラチン＋イリノテカン＋フルオロウラシル［5-FU］＋レボホリナート）療法とゲムシタビン＋ナブパクリタキセル（GnP）療法が標準治療となっています。2020 年からはナノリポソーマルイリノテカン＋ 5-FU／LV 併用療法がゲムシタビン関連レジメン（主に GnP 療法）後の二次治療として使用可能となりました。FOLFIRINOX 療法は副作用や年齢制限（75 歳

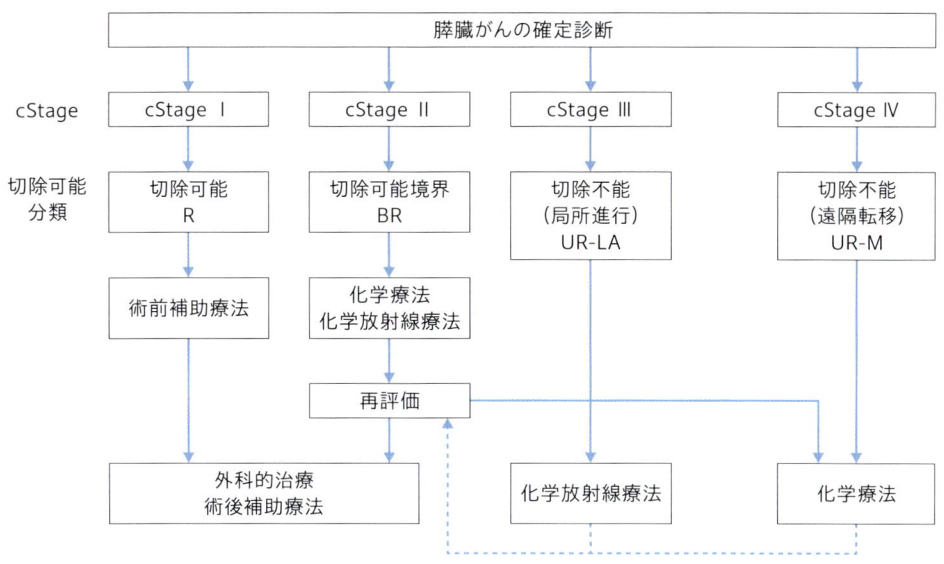

図1 膵臓がん治療のアルゴリズム（文献1を参考に作成）

R：resectable、BR：borderline resectable、UR：unresectable、LA：locally advanced、M：metastatic

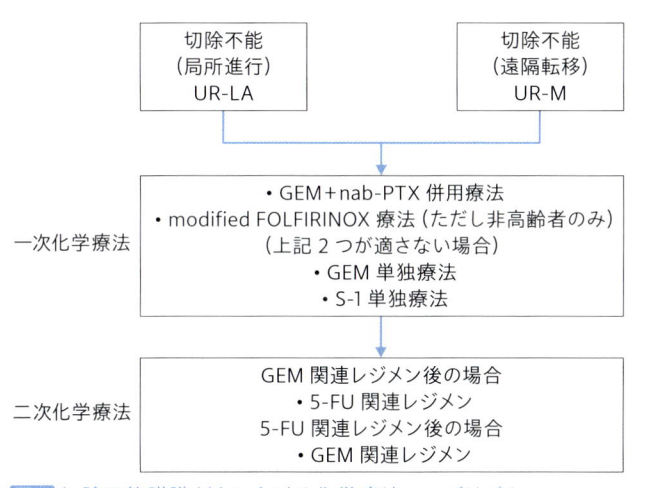

図2 切除不能膵臓がんにおける化学療法アルゴリズム
（文献1を参考に作成）

UR：unresectable、LA：locally advanced、M：metastatic、GEM：ゲムシタビン、nab-PTX：ナブパクリタキセル

以下が対象）といった制約も多く、また近年の臨床試験の結果を受けて、多くは一次治療として GnP 療法が選択され、二次治療としては全身状態次第でナノリポソーマルイリノテカン＋5-FU／LV 併用療法か S-1 が選択されることが多いです。

各種レジメン

ゲムシタビン+ナブパクリタキセル（GnP）療法（図3）[2]

<mark>切除不能膵臓がんの薬物療法として、わが国において最も頻用されている点滴治療です。</mark>その治療効果から切除可能境界膵臓がんに対する術前補助化学療法（neoadjuvant chemotherapy；NAC）➡豆知識① として使用されることもあります。副作用として脱毛 ➡豆知識②、末梢神経障害 ➡ポイント①、血球減少の頻度が高いです。3投1休の投与スケジュールですが、スケジュール変更（2投1休や1投1休）や減量を行うことも多いです。

modified FOLFIRINOX 療法（図4）[3]

切除不能膵臓がんにおいて GnP 療法と双璧をなす一次治療レジメンです。副作用軽減のために modified レジメンが使用されます。75歳以下と年齢制限があること、5-FU 投与のためにポート留置と点滴管理を必要とすることから、GnP 療法と比較し導入されることは少ないです。<mark>特に点滴管理は、家族の協力が得られるかも重要なポイントです。</mark>GnP 療法と同様に末梢神経障害を生じ得ます。

知っておきたい豆知識①

術前補助化学療法（NAC）により、全生存期間が延長すると報告されています。大部分は切除に至る一方で、NAC 中の腫瘍増悪・遠隔転移出現や、NAC の副作用にて切除に至らない患者さんがいることには留意しておく必要があります。

知っておきたい豆知識②

脱毛は GnP 療法実施症例のほぼ全例に生じ、治療開始早期（早い人だと治療開始1〜2週間後）から生じ得る副作用です。治療開始前にウィッグや帽子の案内を行っておくことが望ましいです。

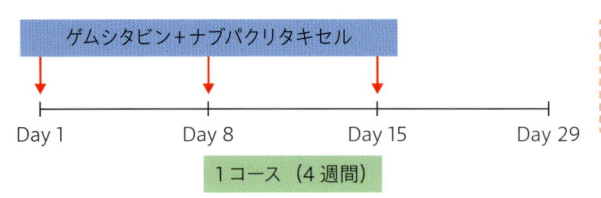

ゲムシタビン+ナブパクリタキセル		
Day 1	Day 8	Day 15	Day 29

1コース（4週間）

ゲムシタビン（点滴）
ナブパクリタキセル（点滴）
・1回2時間程度
・週1回、3回投与1回休み

図3 GnP 療法の投与スケジュール（文献 2 を参考に作成）

1コース（2週間）

Day 1		Day 2	Day 3
オキサリプラチン 静脈内点滴	レボホリナート 静脈内点滴	5-FU 持続静注	
	イリノテカン 静脈内点滴 90分		
2時間	2時間	46時間	

図4 modified FOLFIRINOX 療法の投与スケジュール
（文献 3 を参考に作成）

ナノリポソーマルイリノテカン+ 5-FU／LV 療法（図5）[4]

　GnP 療法後の二次治療として有用な成績が報告されています。GnP 療法後の二次治療は、全身状態が良好であればナノリポソーマルイリノテカン + 5-FU／LV 療法が、全身状態が良好でなければ後述の S-1 もしくはベストサポーティブケア（BSC）が選択されることが多いです。FOLFIRINOX 療法と同様にポート留置を必要とするレジメンです。

ゲムシタビン+ S-1 療法（図6）[5]

　切除可能膵臓がんに対する NAC として、2 コース投与されることが多いです。下痢や血球減少に注意を要します。

S-1 療法（図7）

　術後補助化学療法（adjuvant chemotherapy；Adj）として膵臓がん術後に使用されるほか、切除不能膵臓がんに対しても使用されます。S-1 療法の主な副作用として、胃腸症状や粘膜

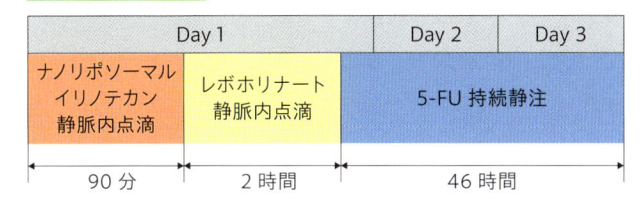

図5 ナノリポソーマルイリノテカン+ 5-FU／LV 療法の投与スケジュール（文献 4 を参考に作成）

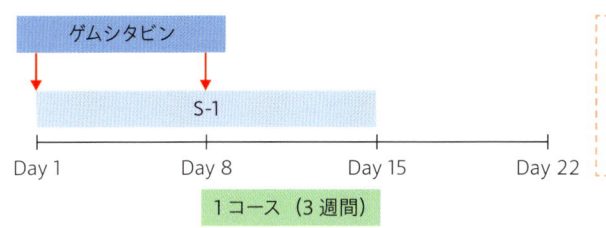

図6 ゲムシタビン +S-1 療法の投与スケジュール（文献 5 を参考に作成）

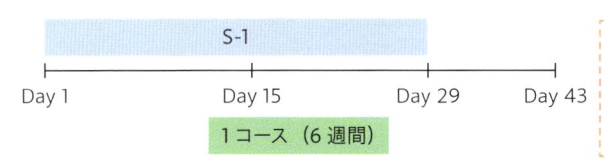

図7 S-1 療法の投与スケジュール

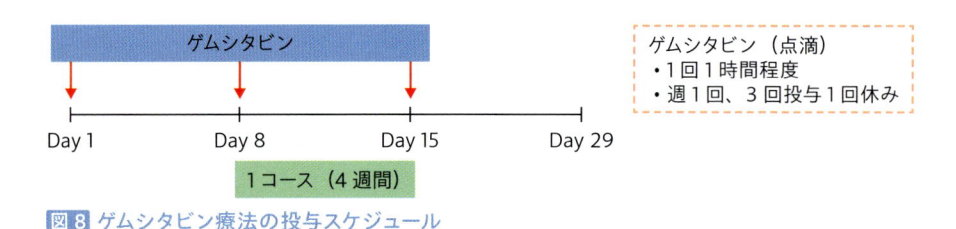

図8 ゲムシタビン療法の投与スケジュール

症状（口内炎、鼻汁、角膜炎）、色素沈着があります。色素沈着は、長袖や日傘の利用などで日光に当たらなくすることである程度予防できます。

4週内服、2週休薬を1コースとすることが基本ですが、4週連続での内服が困難な患者さんが散見されます。その場合、2週内服、1週休薬を2回繰り返すことで1コースとすることがしばしばあります。Adjの場合、4コース（半年間）行うことが一般的です[6]。

ゲムシタビン療法（ 図8 ）

膵臓がん術後に対するAdj、切除不能膵臓がんに対して使用されます。高齢者や腎障害などで、多剤併用化学療法の対象とならない症例で用いられることが多いです。Adjの場合、6コース（半年間）行うことが一般的です[7]。

引用・参考文献

1) 日本膵臓学会膵癌診療ガイドライン改訂委員会編. 膵癌診療ガイドライン2022年版. 第6版. 東京, 金原出版, 2022, 400p.
2) Von Hoff, DD. et al. Increased survival in pancreatic cancer with nab-paclitaxel plus gemcitabine. N. Engl. J. Med. 369 (18), 2013, 1691-703.
3) Conroy, T. et al. FOLFIRINOX versus gemcitabine for metastatic pancreatic cancer. N. Engl. J. Med. 364 (19), 2011, 1817-25.
4) Wang-Gillam, A. et al. Nanoliposomal irinotecan with fluorouracil and folinic acid in metastatic pancreatic cancer after previous gemcitabine-based therapy (NAPOLI-1)：a global, randomised, open-label, phase 3 trial. Lancet. 387 (10018), 2016, 545-57.
5) Unno, M. et al. Randomized phase II/III trial of neoadjuvant chemotherapy with gemcitabine and S-1 versus upfront surgery for resectable pancreatic cancer (Prep-02/JSAP05). J. Clin. Oncol. 37 (4_suppl), 2019, 189.
6) Uesaka, K. et al. Adjuvant chemotherapy of S-1 versus gemcitabine for resected pancreatic cancer: a phase 3, open-label, randomised, non-inferiority trial（JASPAC 01）. Lancet. 388 (10041), 2016, 248-57.
7) Oettle, H. et al. Adjuvant chemotherapy with gemcitabine and long-term outcomes among patients with resected pancreatic cancer: the CONKO-001 randomized trial. JAMA. 310 (14), 2013, 1473-81.

用語解説

NAC、Adj
術前補助化学療法はneoadjuvant（ネオアジュバント）chemotherapyと表記され、略してNACと記載されることが多いです。術後補助化学療法はadjuvant（アジュバント）chemotherapyと表記され、カルテ上ではAdjと記載されることがあります。

膵臓がん放射線療法

昭和大学医学部 放射線医学講座放射線治療学部門　**伊藤芳紀**

膵臓がん放射線療法の 3Point サマリー

Point 1　膵臓がんに対する化学放射線療法は、局所進行切除不能膵がんと切除可能境界膵がんに対して治療選択肢として推奨され、高精度放射線治療の施行が増加しています。

Point 2　膵臓がんの位置再現性確保のために空腹時照射をする際、治療計画 CT 撮像時と毎回の照射前に問診で食事時間を確認します。

Point 3　心窩部痛、食欲低下、嘔気・嘔吐、下痢などの消化器症状に対して、食事指導、粘膜保護薬、制吐薬、止痢薬などによる支持療法を行い、栄養摂取状況に留意します。

適応

　局所進行切除不能膵がんに対して、化学放射線療法が化学療法単独とともに標準治療として推奨されています[1]。化学放射線療法や化学療法単独が奏効して治癒切除が可能と判断された症例には、予後延長効果を目指して、原発巣切除（conversion surgery）を行うことが推奨されています[1]。

　切除可能境界膵がんに対しては、術前化学放射線療法ないしは術前化学療法を施行して治療効果を再評価し、治癒切除可能か否かの検討を行った後に手術を施行することが推奨されています[1]。

　遠隔転移例でも、がん性疼痛などの腫瘍随伴症状に対して疼痛緩和目的の放射線療法の適応があります[1]。

治療計画と照射方法

治療計画

外部照射として、三次元原体照射（3D-CRT）では 50〜54 Gy/25〜30 回 /5〜6 週が標準的です[1,2]。強度変調放射線治療（IMRT）では、50〜70 Gy/15〜30 回 /3〜6 週が用いられます。体幹部定位放射線治療では、25〜50 Gy/5 回 / 週が用いられています[1]。陽子線治療では 50〜67.5 Gy（RBE）/25 回 /5 週、重粒子線治療では 55.2 Gy（RBE）/12 回 /3 週が用いられています（粒子線治療の単位は生物学的効果比を加味した線量である Gy［RBE］を用います）[1]。

術前照射の場合、36 Gy/15 回 /3 週，45〜54 Gy/25〜30 回 /5〜6 週が用いられています[3]。症状緩和目的では、遠隔転移例に対して放射線単独療法で 30 Gy/10 回 /2 週が一般的に用いられています[1]。

照射範囲は、S-1 やゲムシタビンを併用する場合、原発巣と転移リンパ節に限局した範囲が一般的です[2]。

照射方法

照射方法として、三次元原体照射（3D-CRT）（p.36「食道がん放射線療法」用語解説①参照）が標準的に行われています[2]（ 図1 ）。周囲正常臓器の線量低減による有害事象の軽減や腫瘍への線量増加による有効性の向上を目的として、強度変調放射線治療（IMRT）（ 図2 ）（p.36「食道がん放射線療法」用語解説②参照）を施行する施設も増えてきています。さらに、近年局所進行切除不能膵がんに対して保険適用になった体幹部定位放射線治療 ➡用語解説① や粒子線治療（陽子線治療、重粒子線治療） ➡用語解説② も施行可能な施設では治療選択肢に

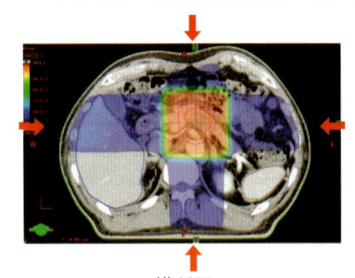
横断面

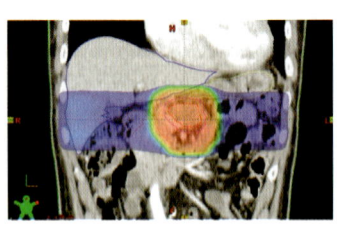
冠状断面

図1 三次元原体照射：4 門照射

用語解説①

体幹部定位放射線治療
体幹部の限局した小腫瘍に対して、局所制御の向上と周囲正常臓器への有害事象の低減を目的に、多方向から高精度に放射線を集中させ、従来の放射線療法よりも大線量を短期間に照射が可能な高精度照射技術。

用語解説②

粒子線治療
陽子線治療や重粒子線治療はブラッグピークを有するため、周囲正常臓器の線量低減が可能で、X 線よりも良好な線量分布を形成できます。さらに重粒子線治療は生物学的効果比が X 線よりも高く、有効性向上が期待されます。

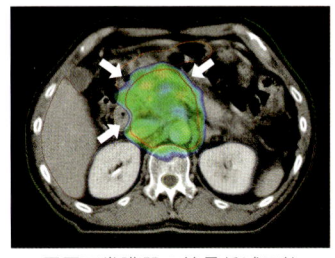

| 周囲正常臓器の線量低減目的 | 腫瘍への線量増加目的 |

図2 強度変調放射線治療

	1週目	2週目	3週目	4週目	5週目	6週目
放射線療法	■	■	■	■	■	■
S-1	■	■	■	■	■	

放射線療法：1日1回（10〜15分）、週5回
S-1：放射線療法日に1日2回内服

図3 S-1 併用化学放射線療法のスケジュール

なっています[2]。位置再現性の精度を保つために、腫瘍の呼吸性移動の把握を行うことが重要であり、空腹時（3〜5時間絶食）照射をする際、治療計画 CT 撮像時と毎回の照射前に問診で食事時間の確認をする必要があります。

併用療法

化学療法が施行可能な全身状態の場合、併用化学療法としてフッ化ピリミジン系抗がん薬（5-FU または S-1）、ゲムシタビンが推奨されており、わが国ではゲムシタビンか経口薬である S-1 を併用することが多いです[1〜3]。S-1 併用化学放射線療法のスケジュールは **図3** のとおりです。経口摂取可能で、全身状態が良好であれば、外来にて化学放射線療法が行われます。

有害事象

急性期

食欲不振、嘔気・嘔吐：上腹部への照射と併用する化学療法により、治療開始後すぐに生じる可能性があります。嘔気・嘔吐の症状が軽い場合には制吐薬としてドパミン受容体拮抗薬のメトクロプラミドの食前内服を開始し、症状が強めの場合には 5-HT3 受容体拮抗薬のグラニセトロンを放射線療法前に内服します。嘔気症状が継続する場合には、化学療法を休止して、放

射線療法を継続することを考慮します（➡ポイント）。経口摂取が困難な場合には入院対応にて補液、中心静脈栄養管理などを行います。

皮膚炎：多門照射の施行にて皮膚線量は低いため、治療開始後2〜3週ごろから軽度の皮膚発赤が生じる程度で、自覚症状が起こることはほとんどありません。ほかの部位への放射線療法と同様に照射範囲の皮膚は擦らず、湿布や市販の軟膏の使用は避けるように治療前に説明します。乾燥感、掻痒感を自覚する場合には、保湿剤、軟膏にて支持療法を行います。症状は治療終了後2週で改善します。

粘膜炎・潰瘍：消化管（胃、十二指腸、小腸）の粘膜炎や潰瘍が治療開始後に生じる可能性があります（➡豆知識）。食事指導として消化の悪いものや刺激物は控え、低脂肪で低刺激の高タンパク質食などの摂取を推奨します。心窩部痛を生じた場合には胃の粘膜保護薬や抗潰瘍薬を内服します。症状が強い場合には上部消化管内視鏡検査で粘膜面を確認します。

肝機能障害：肝臓の一部に照射されることと併用化学療法により、治療開始後に生じる可能性があります。症状としては全身倦怠感ですが、自覚症状はほとんど生じず、採血にて肝機能異常を認めることが多いです。膵頭部の腫瘍による胆管狭窄などのために治療前に留置したステントの再狭窄を生じた場合には、黄疸症状がでることに留意が必要です。

そのほかの有害事象：化学療法併用の場合、骨髄抑制、S-1併用の場合に口内炎、下痢、色素沈着や発疹などが起こり得ます。下痢が強い場合には整腸薬、止痢薬の内服を開始します。

遅発性

消化管（胃、十二指腸）の潰瘍・出血・穿孔・狭窄、胆管炎、肝機能障害が生じることがあります。

引用・参考文献
1) 日本膵臓学会膵癌診療ガイドライン改訂委員会編. 膵癌診療ガイドライン2022年版. 第6版. 東京, 金原出版, 2022, 381p.
2) 日本放射線腫瘍学会編. 放射線治療計画ガイドライン2020年版. 第5版. 東京, 金原出版, 2020. 456p.
3) NCCN Clinical Practice Guidelines in Oncology (NCCN Guidelines®). Pancreatic Adenocarcinoma. Bethesda, The National Comprehensive Cancer Network. https://www.nccn.org/professionals/physician_gls/pdf/pancreatic.pdf.

ポイントアドバイス

放射線療法は予定期間よりも2〜3週を超えた場合に治療成績が低下する可能性があり、できるだけ休止せずに治療完遂を目指しています。化学放射線療法の主体は放射線療法であり、消化器症状に対する食事指導、各症状に対する対症療法が重要で、症状が強い場合には化学療法のみを休止し、放射線療法の継続を図ります。それでも症状が改善しない場合には放射線療法の休止を検討します。食事内容、食事摂取量の確認が重要です。

知っておきたい豆知識

腫瘍による胆道狭窄に対する金属ステント留置後に放射線療法を施行する場合、散乱線による腸管粘膜炎の影響が懸念されましたが、通常分割照射での50 Gy前後での重篤な有害事象は認めておらず、放射線療法可能です。

膵臓がん症状への対症療法

国立研究開発法人 国立がん研究センター中央病院 肝胆膵内科　**八木 伸、脇岡 範**

膵がんの症状と治療法

　膵がんが増大することによって胃や十二指腸が狭窄すると、食事摂取が困難となるだけでなく、嘔気や頻回の嘔吐によって患者さんの quality of life（QOL）を著しく低下させます。胃・十二指腸狭窄に対する治療法としては、外科的なバイパス手術も選択肢となりますが、安全かつ低侵襲な内視鏡的胃十二指腸ステント留置術が広く行われています。特に、膵臓がんが進行し performance status（PS）が悪く、耐術能が低い症例は内視鏡治療のよい適応と考えられます[1]。

内視鏡的胃十二指腸ステント留置術

　ステント留置前の準備として、CT 検査などで胃内に食物残渣や消化液を認める場合には、内視鏡処置の数日前から経鼻胃管を留置しておくことが重要です。経鼻胃管の留置は胃内の残渣を減少させ内視鏡処置を行いやすくするだけでなく、処置中・処置後の嘔吐による誤嚥を予防することも期待できます。経鼻胃管は内視鏡処置の直前に抜去します。

　内視鏡的胃十二指腸ステント留置術は、内視鏡的逆行性胆管膵管造影（endoscopic retrograde cholangiopancreatography；ERCP）と同様に鎮静下で、腹臥位で行います。内視鏡スコープを挿入し、まずは造影剤を用いて消化管造影を行います。狭窄の部位や長さなどを確認した後に、狭窄部をカバーするように専用の金属ステントを留置します（図1、2）。

　処置の翌日に血液検査や腹部 X 線検査を行い、ステントの逸脱や消化管穿孔、また留置したステントが十二指腸乳頭部にかかる場合には閉塞性黄疸や膵炎が発生していないか確認します。偶発症がないことを確認した後に食事を再開し、数日かけて状態をみながら食上げをしていきます。

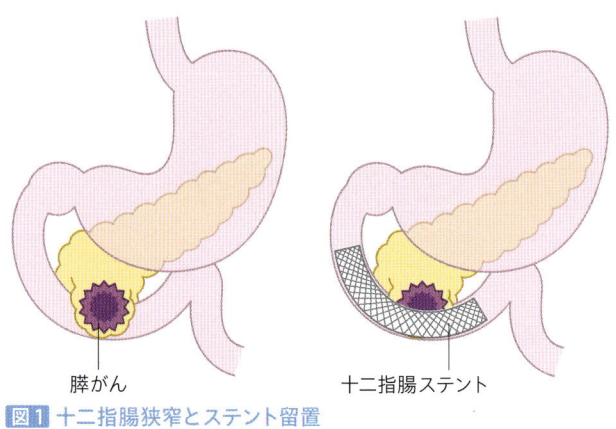

膵がん　　　　　十二指腸ステント

図1 十二指腸狭窄とステント留置

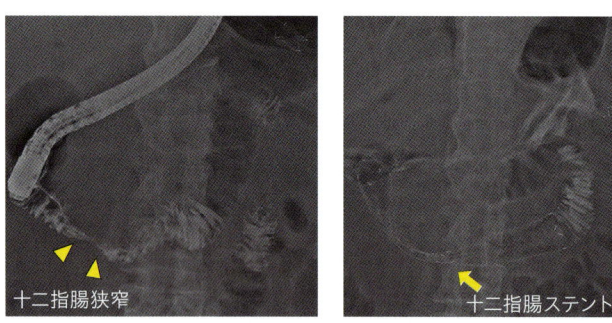

十二指腸狭窄　　　　　　十二指腸ステント

図2 十二指腸ステント留置の透視画像

引用・参考文献

1) Yamashige, D. et al. Incidence and factors associated with stent dysfunction and pancreatitis after gastroduodenal stenting for malignant gastric outlet obstruction. Endosc. Int. Open. 12 (3), 2024, E367-E76.

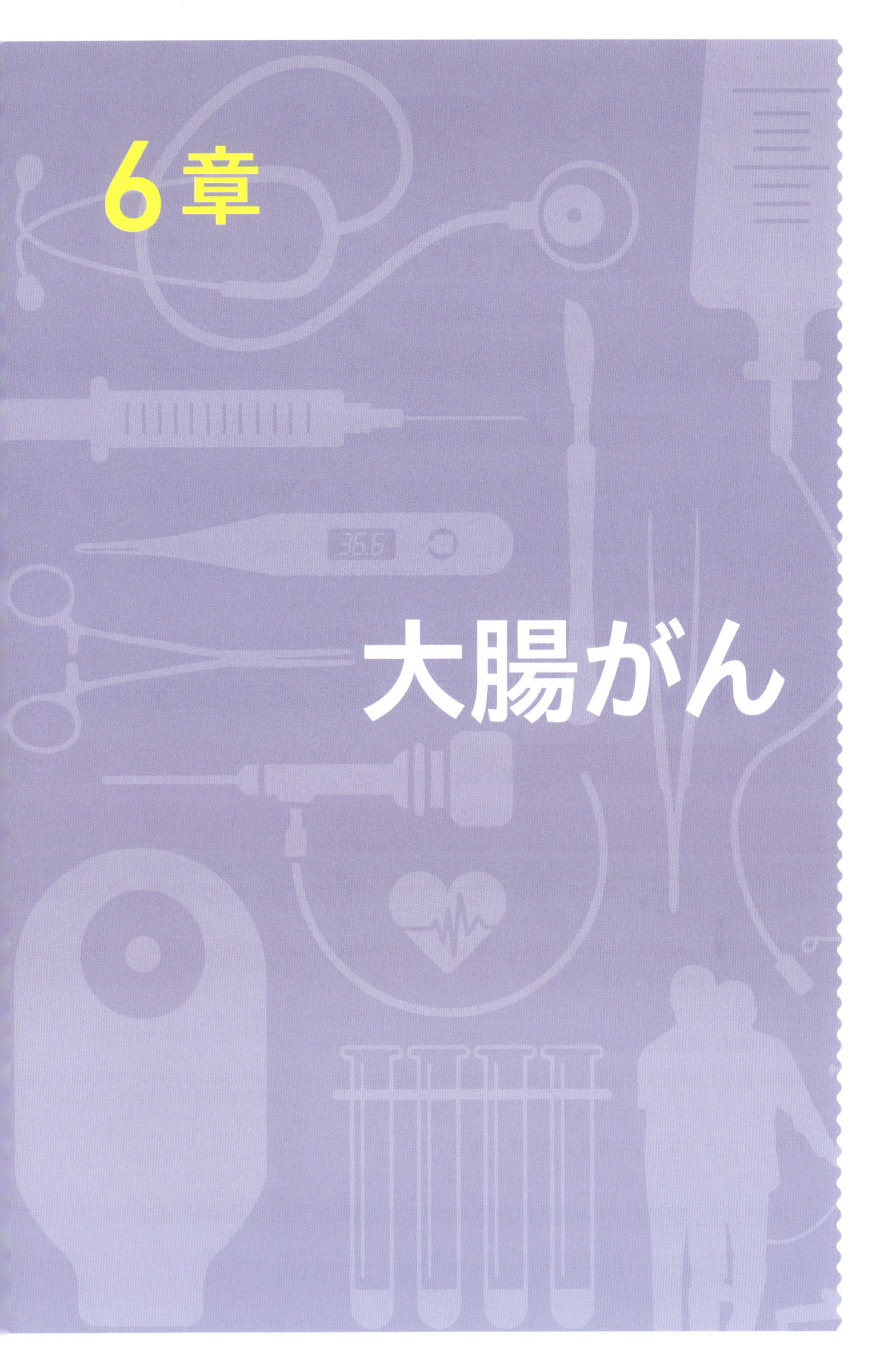

6章

大腸がん

大腸がんはどんな疾患？

日本医科大学付属病院 消化器外科　**進士誠一**

大腸がんの病態・症状の 3Point サマリー

Point 1　大腸がんは日本人が最も多く罹患するがんであり、死亡数は肺がんに次いで多いです。

Point 2　大腸がんの進行度は深達度、リンパ節転移の程度、遠隔臓器への転移の有無によって、5段階の病期（Stage）に分類されます。

Point 3　早期の大腸がんでは症状はありません。進行すると多彩な症状が出現しますが、その症状はがんの占拠部位によって異なります。

大腸がんの疫学とリスク因子

　2019年の統計では、日本では1年間に約100万人が新たにがんと診断されたと報告されています。この中で、結腸がんと直腸がんを合わせた大腸がんの罹患数は、男女全体で約15.6万人であり第1位です。男女別にみると、男性では約8.8万人で前立腺がんに次いで2番目に多く、女性においても約6.8万人で乳がんに次いで2番目に多い部位となっています（表1）[1]。死亡数については、2021年のデータでは、がんで死亡した人は1年間に約38万人おり、大腸がんによる死亡数は、男女全体で約5.2万人であり肺がんに次いで2番目でした。男女別にみると、男性では約2.8万人であり、肺がんに次いで2番目に多く、女性では約2.4万人で最も多い部位となっています（表2）[1]。一方で、死亡率の年次推移をみてみると、これまで増加してきた男性の肺がんおよび女性の乳がん死亡率は最近で

知っておきたい豆知識①

大腸がんリスクの低い日本人の国内在住者集団とリスクの高いハワイ移民などを比較した解析により、大腸がんリスク関連細菌として15種類が報告され、中でも歯周病菌として知られている *F. nucleatum* が大腸の発がんにも寄与すると考えられています。

表1 部位別がん罹患数（2019 年）

- 2019 年に新たに診断されたがんは 99 万 9,075 例（男性 56 万 6,460 例、女性 43 万 2,607 例）
- 2019 年の罹患数が多い部位
- 999,075new cancer cases were diagnosed in 2019 (males 566,460,females 432,607)
- Five leading sites in 2019 incidence

	1位 1st	2位 2nd	3位 3rd	4位 4th	5位 5th	備考 Memo
男性 Male	前立腺 Prostate	大腸 Colon/rectum	胃 Stomach	肺 Lung	肝臓 Liver	大腸を結腸と直腸に分けた場合、結腸 4 位、直腸 5 位 Colon:4th,rectum:5th,when separated.
女性 Females	乳房 Breast	大腸 Colon/rectum	肺 Lung	胃 Stomach	子宮 （全体） Uterus	大腸を結腸と直腸に分けた場合、結腸 2 位、直腸 7 位 Colon:2nd,rectum:7th,when separated.
総数 Total	大腸 Colon/rectum	肺 Lung	胃 Stomach	乳房 Breast	前立腺 Prostate	大腸を結腸と直腸に分けた場合、結腸 3 位、直腸 6 位 Colon:3rd,rectum:6th,when separated.

2019 年に新たに診断されたがんは 99 万 9,075 例（男性 56 万 6,460 例、女性 43 万 2,607 例）。

表2 部位別がん死亡数（2021 年）

- 2021 年にがんて死亡した人は 38 万 1,505 人（男性 22 万 2,467 人、女性 15 万 9,038 人）
- 2021 年の死亡数が多い部位
- 381,505 persons died from cancer in 2021 (males 224,467,females 159,038)
- Five leading sites in 2021 mortality

	1位 1st	2位 2nd	3位 3rd	4位 4th	5位 5th	備考 Memo
男性 Male	肺 Lung	大腸 Colon/rectum	胃 Stomach	膵臓 Pancreas	肝臓 Liver	大腸を結腸と直腸に分けた場合、結腸 4 位、直腸 7 位 Colon:4th,rectum:7th,when separated.
女性 Females	大腸 Colon/rectum	肺 Lung	膵臓 Pancreas	乳房 Breast	胃 Stomach	大腸を結腸と直腸に分けた場合、結腸 3 位、直腸 10 位 Colon:3rd,rectum:10th,when separated.
男女計 Both	肺 Lung	大腸 Colon/rectum	胃 Stomach	膵臓 Pancreas	肝臓 Liver	大腸を結腸と直腸に分けた場合、結腸 4 位、直腸 7 位 Colon:4th,rectum:7th,when separated.

2021 年にがんて死亡した人は 38 万 1,505 人（男性 22 万 2,467 人、女性 15 万 9,038 人）。

は横ばいですが、今なお増加し続けているのは大腸がんと膵がんです（**図1**）[2, 3]。

　また大腸がんは、世界的にも多いがんです。2018 年の統計では肺がん、乳がんに次いで 3 番目に多く、がんに関連した死亡原因の第 3 位です[4]。日本における大腸がんの患者の増加は、第二次世界大戦後からの環境の変化、特に食生活の欧米化や他国より先んじている超高齢化がその一因といわれていま

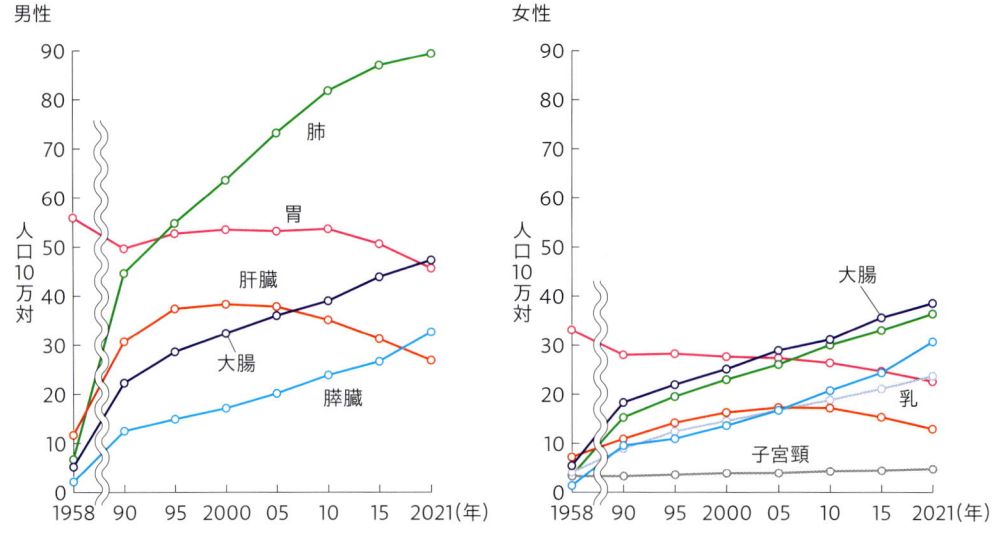

図1 主要ながん粗死亡率の年次推移（文献 2、3 を参考に作成）

す[2]。具体的には、肉の摂取量が 50 年間で約 10 倍、脂肪分も約 3 倍にも増加するなか、野菜や果物の消費量は減少し、米国を下回っている状況です[4]。

　一般的に、大腸がんは高齢者に多くみられますが、近年では若年での発症も増加してきています。しかしその明確な理由はわかっていません[5]。遺伝的要因が関与する大腸がん ➡️用語解説① もありますが、大腸がんの発症を高めるリスク因子のうち、遺伝的要因の寄与は 35% であり、==環境要因の寄与が 65%== であるといわれています[6]。環境要因のリスク因子としては、World Cancer Research Fund（世界がん研究基金）と American Institute for Cancer Research（米国がん研究協会）の「がん予防のための食物・栄養などに関する勧告」[7] では、表3〜5 のように示されています。これらの因子は個々の生活習慣や環境によって異なり、大腸がん発症のリスクを低減させるためには、バランスの取れた食事や適度な運動、ストレスの管理などの健康的な生活習慣の実践が重要です。

大腸がんの病態

　大腸は消化管の末端に位置する臓器で、小腸に続いて、右下

ポイントアドバイス①

大腸がんは早期に発見されれば治る可能性が高い疾患です。便潜血検査を用いた定期的な検診や下部消化管内視鏡によるスクリーニング検査を受けることで、早期の段階での発見が可能となります。大腸がん検診として便潜血検査を 1 万人が受けた場合、607 人が「要精密検査」と判定されています。このうち精密検査を受ける人は 417 人で、大腸がんは 17 人（精密検査を受けた人のうち約 4%）にみつかるとされています。患者さんには検診で「要精密検査」と判定されても、怖がらずに精密検査を受けるよう勧めましょう。

用語解説①

遺伝性大腸がん
遺伝的な要因によってリスクが高まる大腸がんの一群です。たとえば、家族性大腸ポリポーシス（familial adenomatous polyposis）やリンチ症候群（lynch syndrome）などがあります。

表3 大腸がんの発生リスク因子（文献 7 を参考に作成）

大腸がんの発生リスクを高める因子	メカニズム
加工肉・赤肉	N- ニトロソアミンの生成、ヘム鉄の過剰摂取など
アルコール（> 30g/ 日）	代謝物による発がん性、腸管運動阻害など
肥満	穏やかな炎症の誘発、アディポサイトカインの生成、インスリン抵抗性上昇など
成人の高身長	増殖ホルモン過多
大腸がんの発生リスクを低下させる因子	
身体活動　　全粒穀類　　食物繊維を含む食品	
乳製品　　カルシウムのサプリメント（> 200mg/ 日）	

表4 大腸がんの発生リスクを高める疾患
（文献 7 を参考に作成）

2 型糖尿病
脂質異常症
肥満症
潰瘍性大腸炎
クローン病
過敏性腸症候群

表5 そのほかの大腸がんの発生リスク因子（文献 7 を参考に作成）

過剰に摂取すると悪いとされるもの	職業性要因
甘味料入りソフトドリンク ジャガイモ（週に 7 皿程度） 米飯 加工肉（ベーコンなど） 牛肉や豚肉 食物中のリンや銅	就寝時間が遅いこと（夜勤を含む） 睡眠時間が短いこと（< 5.5 時間） 職務ストレスが高いこと せっかちで怒りっぽく積極的で競争心が強いこと 坐位時間が長いこと

知っておきたい豆知識②

同じ時期に同じ臓器に 2 つ以上のがんができることを同時性多発がんと呼びます。大腸では約 3.5%[8] の症例において多発病変を有するため、見逃さないように注意が必要です。

ポイントアドバイス②

大腸切除後の排便習慣について

盲腸から横行結腸までのがんの術後は、排便習慣に変化が起こることはあまりありません。一方で、S 状結腸や直腸のがんの術後は、排便回数が増える、便がすっきりしない（残便感）、下痢になる、腸の動きが悪くなって便秘になるなどの排便習慣の変化が起こります。術後 3 ～6 カ月ほどで、術直後よりは排便の回数が減り、残便感も軽減しますが、その後はほぼ変わらないため、投薬による調整が必要となります。

腹部から始まり、盲腸・上行結腸・横行結腸・下行結腸・S 状結腸・直腸・肛門へと続く、太さは 5～8cm、全長約 1.5～2m の管状の臓器です。消化吸収された残りの内容物が大腸に送られてくると、大腸全体が反射的に蠕動運動（腸管の口側の収縮に合わせて肛門側が弛緩する）を始め、水分を吸収しながら内容物を肛門側に運んでいきます。通常、食事をしてから便が排泄されるまでに 24～72 時間かかります（**図2**）。一方で、約 1,000 種類、100～1,000 兆個に及ぶ腸内細菌の定着場所としても知られており、食物繊維の分解や免疫システムの構築など

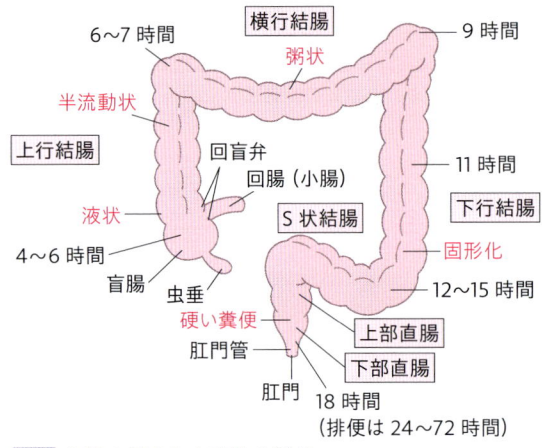

図2 大腸の区分と内容物の形状

- 横行結腸
- 粥状
- 6〜7 時間
- 9 時間
- 半流動状
- 上行結腸
- 回盲弁
- 回腸（小腸）
- S 状結腸
- 11 時間
- 下行結腸
- 液状
- 固形化
- 4〜6 時間
- 盲腸
- 虫垂
- 12〜15 時間
- 硬い糞便
- 肛門管
- 上部直腸
- 下部直腸
- 肛門
- 18 時間
  （排便は 24〜72 時間）

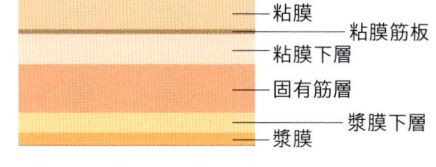

図3 大腸壁の構造

- 粘膜
- 粘膜筋板
- 粘膜下層
- 固有筋層
- 漿膜下層
- 漿膜

にも寄与している器官です[9]。

　大腸壁は内側から順に粘膜、粘膜下層、固有筋層、漿膜下層、漿膜の 5 つの層に分かれています（図3）。大腸がんの部位別発生頻度は、盲腸 6%、上行結腸 11%、横行結腸 9%、下行結腸 5%、S 状結腸 34%、直腸 35% で、<mark>大腸がんの約 7 割は S 状結腸と直腸に発生します。</mark>

　大腸がんは、表層粘膜の上皮細胞が異常増殖し、腫瘍が形成されることで発症します。正常な細胞の遺伝子に傷が付き、細胞の性質が変化（細胞を増殖させる役割をする遺伝子に必要ではないときにもアクセルが踏まれた状態や、細胞増殖を停止させる役割をする遺伝子にブレーキがかからなくなった状態）し、増殖が止まらずに大きくなることから始まります。大腸がんの発生機序としては、正常粘膜から前がん病変とされる腺腫を経て発生する adenoma-carcinoma sequence と、正常粘膜から直接発生する *de novo* がんが主に知られていますが、近年は過形成性ポリープや鋸歯状腺腫から発生する serrated pathway も注目されています[9]。

　<mark>大腸がんの組織型は約 97% が腺がんであり、分化型腺がんが大半を占めています。</mark>大腸の粘膜に発生した大腸がんは進行するにつれて内腔に向けて大きく増殖するだけではなく、次第に大腸壁に深く浸潤していきます（図4）。この浸潤の程度を

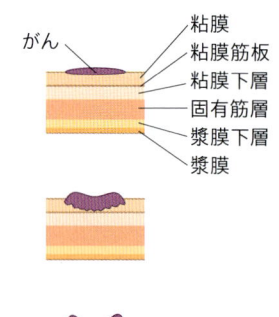
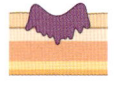
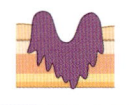

- がん
- 粘膜
- 粘膜筋板
- 粘膜下層
- 固有筋層
- 漿膜下層
- 漿膜

図4 がんの浸潤

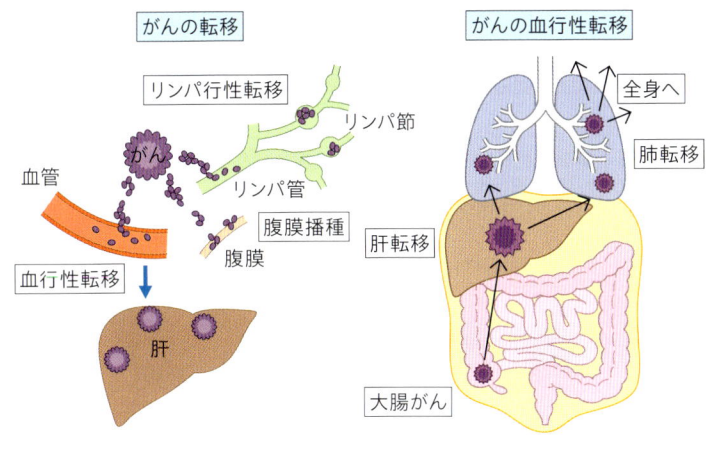

図5 がんの転移

深達度といいます。粘膜下層までの浸潤にとどまるものは早期がん、固有筋層以深にも浸潤を認めるものは進行がんと分類され、がんが壁外まで達すると他臓器に浸潤したり、腹腔内にがん細胞が散らばる腹膜播種をきたしたりします。

またがん細胞がリンパ管に入り込み、リンパ液の流れに乗りリンパ行性に転移をきたすことがあり、これをリンパ節転移といいます。リンパ節は腸管から中枢血管へ向かって腸管傍リンパ節、中間リンパ節、主リンパ節と呼ばれ、通常、腫瘍近傍のリンパ節から中枢側のリンパ節へと転移します。一方で、がん細胞が血管に入り込み、血液の流れに乗り転移をきたすことを、血行性転移といいます。その結果、肝臓や肺などの遠隔臓器に転移します（**図5**）。

大腸がんの進行度は、①がんが大腸の壁に食い込んでいる程度（深達度）、②リンパ節転移の有無、③肝臓や肺、腹膜などの遠隔転移の有無の3つを総合して、ステージ0、I、II、III、IVの5段階に分類されます（**表6**）[10, 11]。

大腸がんと診断されてから5年経過後に生存している患者さんの比率は全体で72.1%ですが、肝臓や肺などに転移したステージIVでは18.8%と著しく低下します。

表6 大腸がんの病期（Stage）分類（文献 8, 9 を参考に作成）

Stage0	Stage Ⅰ	Stage Ⅱ	Stage Ⅲ	Stage Ⅳ
早期がん	進行がん			
●がんが粘膜の中にとどまっている	●がんが大腸の壁の筋肉の層（固有筋層）までにとどまっている ●リンパ節転移はない	●がんが大腸の壁の筋肉の層（固有筋層）の外にまで浸潤している ●リンパ節転移はない	●深達度に関係なく、リンパ節転移がある	●他の臓器への転移や腹膜転移がある

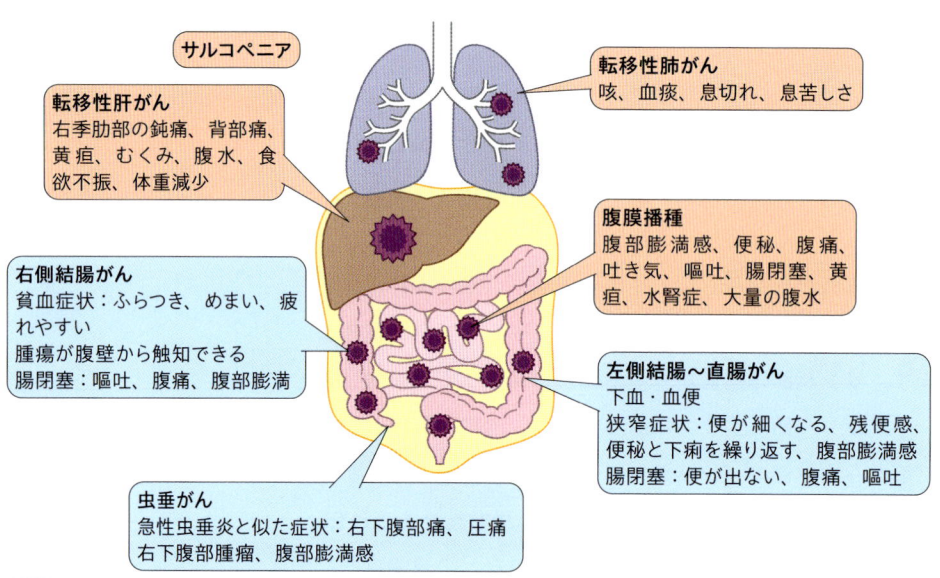

図6 大腸がんの占拠部位別の症状・遠隔転移による症状

大腸がんの症状

　早期の大腸がんでは自覚症状がほとんどありません。実際、大腸がんと診断された患者さんの4割以上は、健康診断で指摘されるなど診断時に自覚症状がなかったという調査結果があります。しかし、進行するとさまざまな症状が現れてきます。これらの症状は大腸がんの占拠部位や、遠隔転移した臓器などによっても異なります（図6）。

知っておきたい豆知識③

膿瘍形成を伴う複雑性虫垂炎に対し抗菌薬で保存的加療を行った40歳以上の患者40例のうち24%（10例）に虫垂腫瘍がみられたとの報告があり[12]、保存的加療により虫垂炎が軽快しても、待機的に虫垂切除を検討する必要があります。

右側結腸のがんの症状

盲腸や上行結腸は、内腔が広く、腸内容物が液状であるため、腫瘍が増大するまで狭窄症状を生じることがありません。このため、腫瘍からの慢性的な出血により徐々にふらつき、めまい、疲れやすいなどの貧血症状や、腫瘍が増大することにより、腫瘍を腹壁から触知できるなどの症状がみられます。しかし、腫瘍が小腸と大腸の移行部である回盲弁（バウヒン弁）にかかると、嘔吐、腹痛、腹部膨満などの腸閉塞の症状が比較的早期にみられることもあります。

左側結腸〜直腸のがんの症状

下行結腸〜S 状結腸の左側結腸や直腸は、内腔が狭く腸内容物が固形となるため、便とがんが接触することにより腫瘍から出血して下血や血便がみられます。また便が細くなる、便が残っている感じがする、便秘と下痢を繰り返す、腹部膨満感などの狭窄症状が特徴的です。さらに進行すると腸閉塞となり、便は出なくなり、腹痛や嘔吐などの症状が起こります。体重が減ることもあります。

虫垂がんの症状

虫垂がんは消化管悪性腫瘍の中でも比較的まれな疾患であり、術前診断が困難です。腫瘍による内腔の閉塞、血流障害から、右下腹部痛や圧痛などの急性虫垂炎に類似した症候が認められること多く、虫垂炎の診断で手術施行後に、病理組織学的検査で虫垂がんと診断されることが多いです。進行すると右下腹部腫瘤や腹部膨満などの症状が出現する場合もあります。

転移性肝がんの症状

転移性肝がんは、初期の段階ではほとんど症状はありません。ゆっくり進行し、ある程度の大きさや個数になると、右季肋部の鈍痛、背部痛、黄疸、むくみ、腹水、食欲不振、体重減少などが認められます。

転移性肺がんの症状

転移性肺がんは、初期の段階ではほとんど症状はありません。病状が進行すると、咳、血痰、息切れ、息苦しさなどの症状が出現します。

> **ポイントアドバイス③**
>
> 血便や下血といった症状は、さまざまな疾患で生じることがあります。大腸がんの可能性もありますが、それ以外の消化管の病気として、痔、大腸ポリープ、大腸炎（潰瘍性、虚血性など）、大腸憩室症が挙げられます。いずれにしても早めの検査と治療が必要なので、消化器科や胃腸科、肛門科などの専門家の診断を受けることが重要です。

腹膜播種の症状

腹膜播種は、初期の段階ではほとんど症状はありません。病状が進行すると、腹部膨満感、便秘、腹痛、吐き気、嘔吐などの自覚症状が出てきます。さらに進行すると、小腸や大腸の通りが悪くなったり（腸閉塞）、胆管が細くなって黄疸がでたり、尿管が狭くなって水腎症をきたしたり、大量の腹水が溜まったりします。

サルコペニア ➡用語解説③

がんの進行に伴い宿主の状態も変化しますが、大腸がん患者においては、39〜48%の患者さんがサルコペニアを有すると報告されています[13]。大腸がん術前のサルコペニアは、腫瘍学的予後不良因子かつ周術期感染性合併症のリスク因子となることが知られており[14]、今後、サルコペニアをターゲットとした栄養・リハビリテーション介入が、大腸がん治療成績向上につながる可能性があります。

用語解説③

サルコペニア
ギリシャ語で筋肉を意味する「sarx」と減少を意味する「penia」に由来します。「進行性かつ全身性の筋肉量の低下と筋力の低下を特徴とする症候群」と定義され、加齢のみならずさまざまな原因から引き起こされます。

引用・参考文献

1) がんの統計編集委員会編. がんの統計. 2023年版. 公益財団法人がん研究振興財団. 2023. https://ganjoho.jp/public/qa_links/report/statistics/pdf/cancer_statistics_2023.pdf （2024年8月最終閲覧）

2) 国立がん研究センターがん情報サービス「がん統計」（厚生労働省人口動態統計）. https://ganjoho.jp/reg_stat/statistics/stat/summary.html（2024年8月閲覧）

3) 松田一夫. 大腸癌の疫学. 日本臨牀. 81（増刊号5）, 2023, 7-11.

4) 畑泰司ほか. 大腸癌の疫学と大腸がん検診. 医学と薬学. 79（3）, 2022, 309-13.

5) Takada, K. et al. Comprehensive Analysis of Early-onset Colorectal Cancer: A Review. J. Anus Rectum Colon. 7（4）, 2023, 241-9.

6) 武藤倫弘ほか. 大腸癌リスク因子. 日本臨床. 81（増刊号5）, 2023, 12-6.

7) Diet, nutrition, physical activity and colorectal cancer https://www.wcrf.org/wp-content/uploads/2021/02/Colorectal-cancer-report.pdf（2024年8月最終閲覧）

8) Lam, AK. et al. Synchronous colorectal cancer: clinical, pathological and molecular implications. World J. Gastroenterol. 20（22）, 2014, 6815-20.

9) 高城健ほか. 内科的診断・治療. Medical Technology. 43（6）, 2015, 542-6.

10) 大腸癌研究会編. 患者さんのための大腸癌治療ガイドライン2022年版. 第4版. 東京, 金原出版, 2022, 88p.

11) 石黒めぐみ監修.【2022年改訂】もっと知ってほしい大腸がんのこと. https://www.cancernet.jp/daicyougan（2024年8月最終閲覧）

12) Mällinen, J. et al. Risk of Appendiceal Neoplasm in Periappendicular Abscess in Patients Treated With Interval Appendectomy vs Follow-up With Magnetic Resonance Imaging: 1-Year Outcomes of the Peri-Appendicitis Acuta Randomized Clinical Trial. JAMA Surg. 154（3）, 2019, 200-7.

13) 海道利実ほか. がん治療とサルコペニア. 日本静脈経腸栄養学会雑誌. 32（1）, 2017, 822-8.

14) 奥川喜永ほか. 大腸癌とサルコペニア. 臨床消化器内科. 39（3）, 2024, 277-85.

どんな検査を行う？　どう診断する？

久留米大学医学部外科学講座　**吉田武史**

大腸がんの検査・診断の 3Point サマリー

Point 1　大腸がんの早期発見は、患者さんの治療成績と生存率に大きな影響を与えます。

Point 2　主要な診断ツールとして、便潜血検査、内視鏡検査、画像診断技術、生検があります。

Point 3　看護師は、これらの検査を通じて得られる情報を患者さんとその家族に適切に伝え、患者さんの不安を和らげ、治療プロセスへの積極的な参加を促す役割を担います。

　大腸がんの早期発見は、患者さんの治療成績と生存率に大きな影響を与えます[1]　➡豆知識①②　。看護師は、検査の準備、患者さんへの説明、結果の解釈、患者ケアに至るまで、診断プロセスの多くの段階に深く関与していますが、本項では大腸がんの検査と診断に焦点を当て、看護師が患者さんの診断プロセスを効果的に支援するために必要な知識とスキルを詳述します。

　具体的には、症状の評価から始まり、非侵襲的および侵襲的検査、最終的な診断に至るまでの一連のステップを解説し、看護師が患者とその家族に検査の目的、手順、潜在的なリスクについて明確に説明できるように、各検査のガイドラインを提供します。特に、便潜血検査（FOBT／FIT）[3]、下部消化管内視鏡検査、画像診断技術（CT、MRI、PET-CT）[4~6]、そして生検という主要な診断ツールに焦点を当てています。これらの検査がどのようにして大腸がんの診断に寄与し、その結果が患者さんの治療選択肢にどのように影響するかを理解することは、看護

知っておきたい豆知識①

大腸癌研究会の「全国大腸癌登録」報告書によると、わが国の大腸がん術後の5年全生存率は以下のようになっています[2]。
Stage 0：89.6%
Stage I：92.5%
Stage II：84.9%
Stage IIIa：81.7%
Stage IIIb：65.3%
Stage IV：35.7%

師にとってきわめて重要です。

　看護師は、これらの検査を通じて得られる情報を患者さんと家族に適切に伝え、彼らの不安を和らげ、治療プロセスへの積極的な参加を促すためのサポートを提供する役割を担います。本項を通じて、看護師がこの重要な役割をより効果的に果たすための知識を深めることを目指します。

症状の評価

　大腸がんの症状は多様で、初期段階ではしばしば症状が現れないため、定期的なスクリーニングが非常に重要です。以下に、症状の評価における主要なポイントを示します。

主要症状の識別

- ●便通習慣の変化：長期間にわたる便秘や下痢。
- ●便の形状の変化：便が細くなるなど。
- ●便血：明るい赤色または黒色の便。
- ●腹痛：不明瞭または局所化された痛み。
- ●体重減少：明確な原因がない体重の減少。
- ●疲労感：通常の活動での過度の疲労。

詳細な病歴の収集

- ●家族歴（特に大腸がんの家族歴）、個人の医療歴、生活習慣などを含む。

身体検査

- ●腹部検査、直腸診などを行い、異常の有無をチェック。

検査のガイドライン

　大腸がんの検査は、潜在的ながんの発見と評価のために不可欠です。以下に、主要な診断ツールとその使用ガイドラインを示します。

便潜血検査（FOBT／FIT）

　糞便中に隠れた血を検出し、大腸がんまたは前がん病変の可能性を評価します。

FOBT (fecal occult blood test：便潜血反応検査)

　化学物質を用いて血液のヘモグロビンを検出します。これに

は食事制限が必要な場合があります。

FIT (fecal immunochemical test：免疫学的便潜血検査)

特定の抗体を用いて人間のヘモグロビンを特異的に検出します。食事制限が不要でより感度が高いです。

大腸内視鏡検査 (colonoscopy) (図1)

大腸の内部を直接観察し、ポリープやがんを早期発見し、必要に応じてポリープの切除や組織の生検を行います。

- ●患者さんは検査前に腸内洗浄を行い、絶食状態で臨みます。
- ●患者さんは膝を曲げ左側臥位となります。内視鏡を肛門から挿入して大腸全体を詳細に観察します。不快感を軽減させるために鎮静薬を使用することもあります。

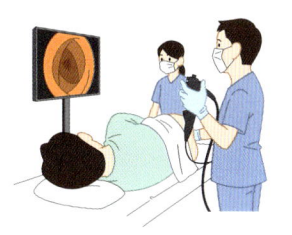

図1 大腸内視鏡検査中の患者、看護師、施行医

画像診断 (CT、MRI、PET-CT など)

腫瘍の位置、大きさ、周囲の組織への影響を評価し、遠隔転移の有無を確認します。

CT (computed tomography)

X線を利用して体内の詳細な断層画像を作成します。場合によっては、造影剤を使用して画像の精度を高めます。CTにより腫瘍の大きさや深達度、リンパ節転移の有無（疑い）、遠隔転移の有無などを評価します。

MRI (magnetic resonance imaging)

強力な磁場と無線波を使用し、特に軟部組織の詳細な画像を提供します。主に直腸がんの診断で行います。直腸がんの大きさや深達度、骨盤内リンパ節転移の有無を評価します。

PET-CT (positron emission tomography)

放射性トレーサーを体内に注入し、がん細胞の代謝活動を捉えて画像化します。CTやMRIで遠隔転移が疑われたときに行う場合があります。

CT コロノグラフィー (CT colonography)

X線を使用して大腸の画像を撮る非侵襲的な検査です。この検査はしばしば「バーチャル大腸内視鏡検査」とも呼ばれます。

下部消化管透視検査 (Barium enema)

下部消化管透視検査は、X線とバリウム（造影剤）を使用して大腸の画像を撮る検査です。

生検

　疑わしい組織からサンプルを採取し、顕微鏡下でがん細胞の存在を確認します。

●内視鏡検査中にみつかった異常な組織から小さなサンプルを採取します。

●特殊な針を使用して組織サンプルを採取することもあります（針生検）。

大腸生検組織診断分類（Group 分類）

　大腸内視鏡検査で得られた生検組織を、顕微鏡で Group 分類します（表1）[7]。

そのほか

　血液検査で腫瘍マーカー（CEA、CA19-9）を測定します。大腸がん症例すべてで上昇するわけではありませんが、上昇していれば治療の効果判定にも使用できます。

病期分類について

　大腸がんの病期分類には、わが国で用いられる『大腸癌取扱い規約』[7] に掲載されている病期分類（図2）[7, 8] と国際的に用いられる TNM 分類があります。TNM 分類では原発腫瘍の浸潤度（T）、リンパ節転移の有無（N）、および遠隔転移の有無（M）を基に決定されます。具体的な分類基準は表2 のとおりです。

　わが国では、図2 の分類に基づいて、病期は Stage I〜IV に分かれ、治療方針が決定されます。

表1 Group 分類（文献 7 を参考に作成）

Group X	生検組織診断ができない不適材料
Group 1	正常組織および非腫瘍性病変
Group 2	腫瘍性か非腫瘍性か判断の困難な病変
Group 3	腺腫（良性腫瘍）
Group 4	腫瘍と判定された病変のうち、がんが疑われる病変
Group 5	がん

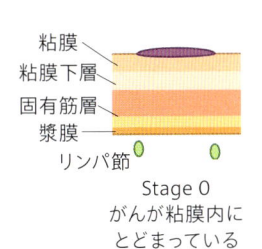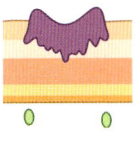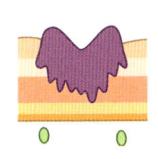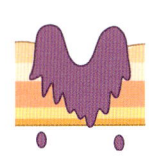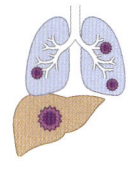

粘膜				
粘膜下層				
固有筋層				
漿膜				
リンパ節				

Stage 0	Stage I	Stage II	Stage III	Stage IV
がんが粘膜内にとどまっている	がんが固有筋層までにとどまっている	がんが固有筋層を越えて広がっている	深達度に関係なく、リンパ節に転移している	肝臓や肺、腹膜播種など離れた臓器に転移している

図2 大腸がんの病期（Stage）（文献7を参考に作成）

まとめ

　本項目では、大腸がんの診断における主要な検査手順と看護師の役割について詳細に説明しました。便潜血検査、大腸内視鏡検査、画像診断、生検といった検査が、大腸がんの発見、診断、および治療計画立案にどのように貢献するかを理解することは、看護師にとってきわめて重要です。

　本稿の内容が、看護師が大腸がんの診断と患者ケアにおいて重要な役割を果たすための参考になれば幸いです。

表2 TNM 分類

T（原発腫瘍）	
Tis	上皮内がん
T1	粘膜下層に限局
T2	固有筋層に浸潤
T3	固有筋層を越えて浸潤
T4	他臓器や組織に浸潤

N（リンパ節転移）	
N0	転移なし
N1	1〜3 個の地域リンパ節に転移
N2	4 個以上の地域リンパ節に転移

M（遠隔転移）	
M0	遠隔転移なし
M1	遠隔転移あり

引用・参考文献

1) 平成 16 年度厚生労働省がん研究助成金「がん検診の適切な方法とその評価法の確立に関する研究」版. 有効性評価に基づく大腸がん検診ガイドライン. 2005. http://canscreen.ncc.go.jp/guideline/colon_full080319.pdf（2024 年 8 月最終閲覧）
2) 大腸癌研究会. Multi-Institutional Registry of Large Bowel Cancer in Japan. Vol. 41. Cases treated in 2015. https://jsccr.jp/registration/pdf/Vol_41.pdf（2024 年 8 月最終閲覧）
3) 岡野恵美. 大腸癌検査における便潜血検査の意義. 検査と技術. 50 (1), 2022, 64-7.
4) 塚本俊輔ほか. 直腸癌に対する画像診断. 日本消化器病学会雑誌. 117 (7), 2020, 552-8.
5) 永田浩一ほか. エビデンスに基づいた大腸 CT 検査の位置づけ. 日本消化器がん検診学会雑誌. 55 (2), 2017, 175-83.
6) 曽根康博ほか. FDG-PET/CT で発見された大腸限局性集積の臨床的検討. 日本消化器がん検診学会雑誌. 50 (5), 2012, 520-8.
7) 大腸癌研究会編. 大腸癌取扱い規約. 第 9 版. 2018, 132p.
8) 大腸癌研究会編. 患者さんのための大腸癌治療ガイドライン 2022 年版. 第 4 版. 東京, 金原出版, 2022, 88p.

大腸切除術

日本赤十字社 大阪赤十字病院 消化器外科　桂 隆介、野村明成

大腸切除術の 3Point サマリー

Point 1 大腸がんの手術には多様な術式がありますが、外科医が最も気を付けている合併症は「縫合不全」です。

Point 2 縫合不全を避けるためには、術前の準備・術後の管理が非常に重要です。

Point 3 合併症は発症早期であれば、重症化を防ぐことが可能となります。起こり得る合併症を予想し、疑えば早期に担当医へ報告することが、患者さんの利益へつながります。

大腸がんの手術は、腫瘍が大腸のどこにあるかによって、手術方法（術式）が大きく変わります →豆知識① 。いずれの術式も、大腸がんそのものだけを切除するのではなく、転移し得るリンパ節を包む脂肪組織（腸間膜）を含めて切除します（リンパ節郭清）。大腸そのものは、がんの口側を10cm、肛門側を10cm（ →豆知識① の⑥〜⑨の直腸切除術では2〜3cm）と広く切除します。リンパ節郭清では、腫瘍を栄養している血管に沿った切除が行われています。一般的に、右半分の大腸がんでは上腸間膜動静脈に沿った腸間膜切除、左半分の大腸がんでは下腸間膜動脈に沿った腸間膜切除が必要となります。

いずれの術式も、腹腔鏡下手術が広く行われています。開腹手術と比較して、創部が小さいという整容面だけでなく（図2）、術後の回復が早いなど、多くのメリットがあります。さらに、近年はロボット支援下手術も普及してきており、より繊細な操作による合併症の軽減が期待されています。腹腔鏡下手術やロ

知っておきたい豆知識①

代表的な術式として、①回盲部切除術、②結腸右半切除術、③横行結腸切除術、④結腸左半切除術、⑤S状結腸切除術、⑥直腸高位前方切除術、⑦直腸低位前方切除術、⑧括約筋間直腸切除術（ISR）、⑨直腸切断術が挙げられます（図1）。

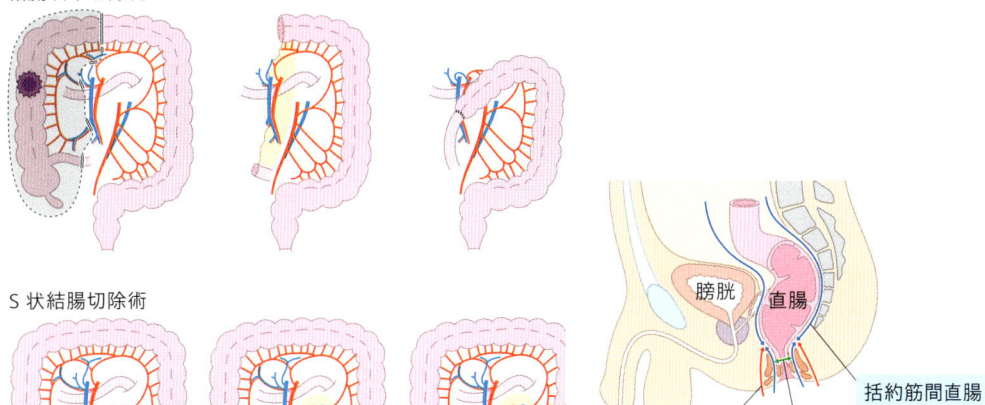

図1 大腸がんの術式の例

括約筋間直腸
切除術（ISR）

直腸切断術

直腸（超）低位
前方切除術

開腹手術

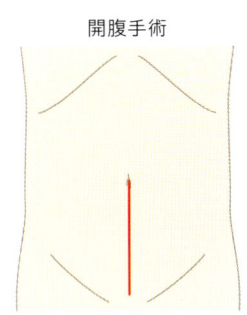

お腹を15〜20cm切開して、手などで直接小腸や大腸を牽引・展開しながら手術を行う

腹腔鏡下手術

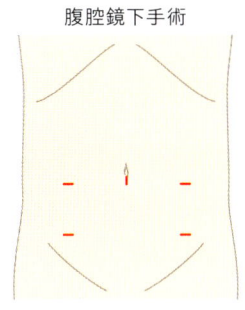

お腹を炭酸ガスで膨らませ（気腹）、体壁の小さな傷から内視鏡・細い手術器具を入れて手術を行う

図2 手術の傷（S状結腸切除）

ボット支援下手術では、従来の開腹手術では死角となる狭い空間の深部まで直視することが可能なため、より精密な手術を行える可能性があります。ただし、緊急手術や患者さんの状態によっては、開腹手術が必要となる場合もあります ➡豆知識②。

大腸切除術の主な合併症 ➡ポイント①

縫合不全

　大腸がんの手術は、大腸を切除することが目的ですが、食事摂取のために腸管をつなぎなおす工程（吻合）が不可欠となります。術後数日〜1週間に好発するため、縫合不全の心配が少なくなった時点で食事が開始されます。手術中は吻合が問題な

知っておきたい豆知識②

腹腔鏡下手術の除外症例
・高度な癒着（複数回の開腹歴）
・小腸の拡張（大腸がんによる腸閉塞状態）
・重度の呼吸機能障害（気腹と頭低位の影響で横隔膜が押し上げられて換気量がさらに減少するため）
・高度な他臓器浸潤（根治性の観点から）

いことを確認しますが、つないだ腸がきちんとつながるためには、患者さん本人の治癒能力が不可欠です。そのため、糖尿病、肝硬変、腎不全などの基礎疾患を有する患者さんやステロイドを長期間内服している患者さん、さらには大腸がん部での通過障害があり口側の大腸が脆弱になっている（閉塞性腸炎）患者さんは、特に注意が必要です。

　一般的に縫合不全は、小腸と大腸の吻合であれば約1%、大腸と大腸の吻合であれば3〜5% に起こるといわれています。ただし、==肛門に近いところで吻合する手術（直腸［超］低位前方切除術、括約筋間直腸切除術［intersphincteric resection；ISR]）では、縫合不全の確率が約10〜20% と非常に高くなります==。そのため、肛門ドレーン ➡用語解説① を用いるなど予防に努めますが、縫合不全の危険性が高いと判断した場合には、予防的に一時的人工肛門（ストーマ）を造設する場合もあります（術後半年ほどで閉鎖して肛門から大便が出るようにします）。また肛門に非常に近い直腸がんでは肛門ごと切除するため（直腸切断術）、永久ストーマとなります。

　==縫合不全になれば、腹腔内が便汁で汚染されるため腹膜炎を発症します==（図3）。発熱、腹痛が持続し、一般的に腹部は板のように硬くなります（板状硬）。ドレーンが腹腔内に挿入されている場合は、排液が便汁様になります。重症感染症の状態であり、血圧低下、頻脈、尿量減少など敗血症に移行していくため、素早い対応が必要です。治療としては、絶食、抗菌薬などで保存的に軽快する場合もありますが、通常は腹腔ドレナージやストーマ造設など再手術を要する場合が多いです。

術後出血

　術後2日以内に発症することが多く、腸のつなぎ目から腸管内に出血する「吻合部出血」と、切離した血管や剥離した組織から腹腔内に出血する「腹腔内出血」とに分けられます。吻合部出血は血便が出るため、早期発見されることが多いです。一方腹腔内出血は、腹部膨隆などで発見されることが多く、わかりくい場合もありますが、腹腔内にドレーンが挿入されている場合、排液が血性となります。大量出血時には、血圧低下、

ポイントアドバイス①

合併症は早期発見することで、重症化を防ぐことができます。患者さんの自覚症状だけでなく、腹部所見、バイタルサインなどに反映されることも多いです。またドレーンが留置されている場合、排液の性状によって診断できることもあります。起こり得る合併症を知っておくことで、速やかに担当医へ報告することが可能となり、患者さんの利益につながります。

用語解説①

肛門ドレーン

吻合部の安静・減圧を行い、縫合不全を回避するための大切なドレーンです。吻合部が肛門にきわめて近い術式（直腸超低位前方切除術、ISR）の際に、挿入されることが多いです。肛門ドレーンの事故抜去が起こっていないか、浅く抜けてきていないかどうかを常に観察したり、肛門ドレーンの脇から大便が漏れるときはチューブの閉塞がないかも確認する必要があります。

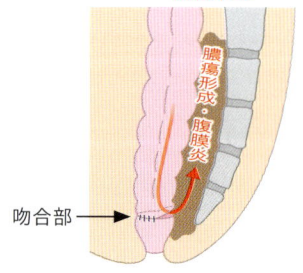

図3 縫合不全による膿瘍形成・腹膜炎発症

頻脈、尿量減少などショックの状態となり、意識消失を起こすこともあります。吻合部出血では、まず大腸内視鏡による止血を試みます。腹腔内出血は、血管造影の手技での止血を試みる場合もありますが、緊急での再手術を要する場合もあります。

他臓器損傷

手術操作空間を確保するために排除した臓器（小腸、大腸など）の損傷、さらには視野外での損傷が手術後に顕性化して腹膜炎などを引き起こすことがあります。また、上腸間膜静脈周囲のリンパ節郭清にともなって膵臓を損傷して膵液が漏れ出ることがあります（膵液漏）。

手術中にわからないこともあり、注意が必要です。縫合不全と同様に、発熱、腹痛、血液検査所見の悪化がないか観察します。ドレーン排液の性状を観察したり、画像検査を行ったりすることで診断します。損傷した臓器にあわせて、適切な対応が必要です。

肺動脈塞栓症

術後の臥床などによって生じた下肢静脈の血栓（深部静脈血栓症）が、歩行した際などに血流にのって肺動脈に詰まることによって発症します。胸痛、呼吸苦、酸素飽和度低下といった症状を呈し、心肺停止など急変する場合もあります。循環器内科医による診察を含め、きわめて迅速な対応が必要です。

創部感染

腹腔鏡下（ロボット支援下）手術では小さい傷口であるため、起こることはかなり少なくなっています。創部痛や発赤、膿が出ることで発見されます。発症した際は、洗浄や抗菌作用のある軟膏で対処します。それでも改善しなければ、創部に機械を装着して治癒を図る場合もあります（陰圧閉鎖療法）。

術前術後の看護

術前処置

大腸がん手術を行う前に前処置（準備）を行います。前処置には「機械的前処置」と「化学的前処置」の2種類があります。機械的前処置とは、手術前に下剤を内服して、腸管内を空

虚にしておくことです。残便が多ければ、吻合の際に腹腔内へ便がこぼれ、縫合不全のリスクが高まるとされています。排便を促すために、下剤を飲んだ後に、==手術前でも離床を促すことが重要です==。ただし、==大腸がんの影響などで便が詰まりかけている患者さんでは、下剤が禁忌となる==ため、担当医へ確認する必要があります ➡ポイント②。

化学的前処置とは、手術前に抗菌薬を内服して、腸管内の雑菌を減らすことです。これにより、術後の創部感染のリスクが減ることが示されています。

早期離床

==術後の早期離床は、深部静脈血栓症、肺塞栓症の予防のために何より重要です==。弾性ストッキング、フットポンプも血栓予防に有用とされ、抗凝固薬が使用される場合もあります。また、術後は腸管が麻痺するため、腸管蠕動が低下して腸閉塞のような状態になり、嘔吐することがあります。腸管蠕動回復のためにも、早期離床は有効であることが知られています。早期離床を促すために、==膀胱留置カテーテルは術後早期に抜去します==。

退院指導

食生活の注意点は、特にありません。ただし術後は腸閉塞となることがあるため、排ガスの停止、腹部膨満、腹痛、悪心・嘔吐を自覚した場合は、病院を受診するよう指導します。

ポイントアドバイス②

術前の下剤はクリニカルパスに組み込まれている場合が多いので、注意が必要です。嘔吐、腹部膨満、排便回数の減少といった症状のある患者は、通過障害を伴う大腸がんとなっている可能性があります。下剤を緩くする、術前の絶食期間を長くする、イレウス管を挿入するといった対応がとられることもあります。

用語解説②

癒着性腸閉塞
過去の手術や腹腔内の炎症（虫垂炎など）によって、腸管同士・腸管と腹壁が癒着することがあり、癒着した腸管の屈曲などにより腸閉塞を発症します。まずは保存的治療（絶食、経鼻胃管、イレウス管留置）を行いますが、改善しない場合には手術が必要です。ただし、腸管虚血を伴う場合は緊急手術が必要です。

引用・参考文献
1) Nomura, A. et al. Robotic Total Mesorectal Excision. Sakai, Y. ed., Laparoscopic Surgery for Colorectal Cancer. Japan, Springer Japan, 2016, 197-238.
2) 野村明成ほか. 腹腔鏡下直腸低位前方切除術. 消化器外科. 41 (7), 2018, 1009-27.
3) 大阪赤十字病院. 消化器外科.
https://www.osaka-med.jrc.or.jp/department/s11.html (2024 年 8 月最終閲覧)
4) 大阪赤十字病院. 市民公開講座 ロボット手術〜未来に向けた最先端医療〜.
https://www.osaka-med.jrc.or.jp/cancer2/education/pdf/about_21.pdf (2024 年 8 月最終閲覧)
5) がんに関する無料動画視聴サイト.【ちゃやまちキャンサーフォーラム 2018】ここまで広がった！！大腸（直腸）がんのダヴィンチ手術〜可能性と展望〜.
http://www.cancerchannel.jp/post35711 (2024 年 8 月最終閲覧)

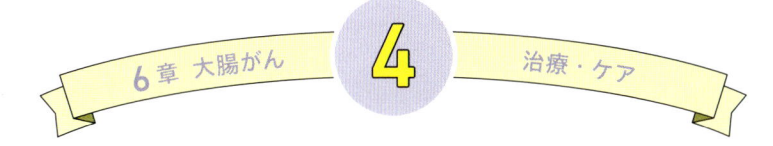

内視鏡的切除術
（ポリペクトミー、EMR、ESD）

国立研究開発機構 国立がん研究センター中央病院 内視鏡科／遺伝子診療部門　**山田真善**

内視鏡的切除術（ポリペクトミー、EMR、ESD）の 3Point サマリー

Point 1　内視鏡的切除術にはポリペクトミー、EMR と ESD の 3 つの方法があり、腫瘍の大きさや深達度などの腫瘍学的な観点と、術者の技術に応じて選択されます。技術的難易度はポリペクトミー＜ EMR ＜ ESD の順で高く、難易度に伴い手技時間や穿孔や出血などの合併症のリスクも上がります。

Point 2　内視鏡的切除術では、止血や穿孔の準備を事前に行い、治療中はバイタルサインや腹部症状を監視します。

Point 3　合併症が発生した場合は、輸血や緊急手術など、次に必要な処置に対応する必要があります。

内視鏡的切除術の適応

　内視鏡的切除術には大きく 3 つ、ポリペクトミー、EMR、ESD があり、腫瘍学的には腫瘍の大きさと深達度で適応を変えています　➡豆知識① 。がんが疑われる場合では一括切除が基本となり、大腸癌治療ガイドラインには①内視鏡的に粘膜内から粘膜下層浅層にとどまると判断される病変、②大きさは問わない、③肉眼型は問わない、が内視鏡治療の適応病変と記載されます[1]。リンパ節転移の可能性がある病変は外科手術の適応となり、安易に内視鏡治療は行いません。深達度診断が困難な病変は、診断目的に内視鏡的切除術を行うことがあります。

　一方で、腺腫などの良性が明らかに疑われる病変では分割切除も許容されますが、分割切除では正確な病理診断が困難になること、腫瘍が遺残することから再発に注意が必要になります。

知っておきたい豆知識①

ESD の登場で、腫瘍の大きさが 100mm を超えるような病変でも内視鏡的にきれいに一括切除する事が可能になりました。最近では、underwater-EMR や underwater-ESD、water pressure method（WPM）を用いた ESD などが、より安全に切除できる新しい方法として注目されています。

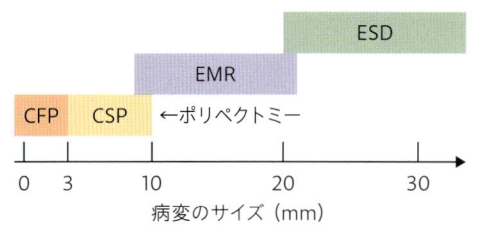

図1 内視鏡的切除の方法と適応

3mm までの病変は鉗子切除、3〜10mm の病変はスネアでコールドポリペクトミー、10〜20mm の病変は EMR、20mm 以上の病変は ESD を考慮する。

再発は良性（腺腫）であることがほとんどのため、再発した場合でも内視鏡的切除術が行われますが、切除後の瘢痕を伴うため、技術的困難度が高まります（図1）。

内視鏡切除の解説

ポリペクトミー

局注をせずに鉗子あるいはスネアで病変を切除する方法で、がんの頻度が極めて低い 10mm 未満の病変に対して行われます ➡用語解説① 。通電せずそのまま切除するコールドポリペクトミーと、通電するホットポリペクトミーがありますが、ポリペクトミーは基本的に良性の病変に対して行うため、通電しなくても根治が得られるとしてコールドポリペクトミーの有効性が示されていること、また切除後の出血リスクから、最近ではほとんど通電していません。コールドポリペクトミーでは通電していないため切除直後に出血しますが、数時間経過した後の後出血率はきわめて低いことが特徴です。鉗子かスネアの選択は病変のサイズで決めており、CFP を行うジャンボ鉗子の先端のカップ外径が 2.75mm であるため、病変サイズが 3mm 未満の病変に対しては鉗子を、3mm 以上の病変に対してはスネアを選択しています（図1）。

ポリペクトミーでは看護師が内視鏡的切除術の介助に入ることが多いです。実際にはまず、施行医がモニタの 5〜6 時の方向に病変がくるようにスコープを操作します（図2A、B、E、F）。そのほうがスコープの鉗子口から近く、デバイスを操作しやすいためです。看護師（介助者）は鉗子かスネアか、必要なデバ

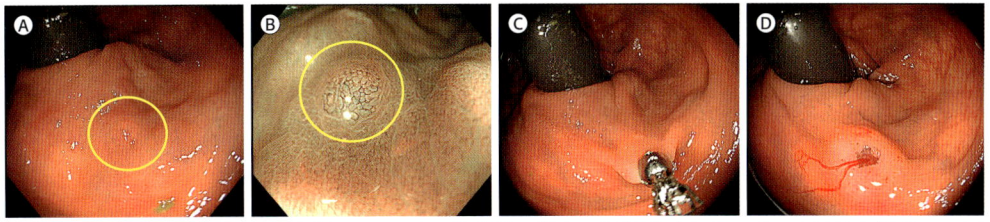

A〜D：CFP／A：反転観察で下部直腸に 2mm 大の発赤調のポリープが観察される。／B：NBI 拡大観察で JNET 分類 type 2B に分類され、腺腫性ポリープと診断できる。／C：ジャンボ鉗子で病変を切除。／D：切除後。通電していないのでいったんは出血する。

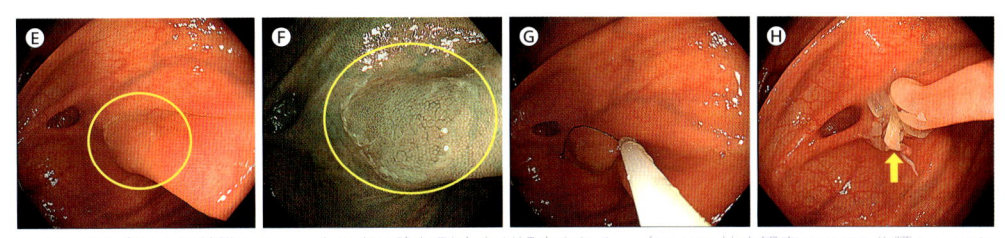

E〜H：CSP／E：上行結腸に 8mm 大の表面隆起型病変が観察される。／F：NBI 拡大観察で JNET 分類 type 1 に分類され、鋸歯状病変（sessile serrated lesion）であると診断できる。／G：コールドポリペクトミー用の 10mm スネアで病変を絞扼し、通電せずにそのまま切除する。／H：切除後。中心に白い繊維状の組織が観察される（⇨）。

図2 コールドポリペクトミーの例

イスを医師の指示に従って準備し、施行医に手渡します。施行医の号令とともに、鉗子あるいはスネアを開き、病変を把持するように、愛護的にゆっくり鉗子あるいはスネアを抵抗のある部位まで絞扼します（図2C、G）。スネアの場合は最後に施行医の号令でスネアを締め切って切除します（➡ポイント①）。

　CSP では切除後の潰瘍底の中心に白い繊維状の組織が観察され、この組織は粘膜筋板と粘膜下層の組織の混在と報告されます[2]（図2H）。そのため、切除した腫瘍ががんであった場合は深部断端の評価が困難になってしまい、切除後の対応に困ることがあります。よって、==がんを少しでも疑う場合は粘膜下層までしっかり切除したほうがよく、CSP ではなく EMR を選択==します。

EMR

　EMR は生理食塩水などを病変直下の粘膜下層に局注し、粘膜下層を立ち上がらせてからスネアで病変の基部を絞扼し、通電して病変を切除する方法です（図3）。局注してから通電することにより粘膜筋板を容易に切除し、粘膜下層からしっかり

<aside>

ポイントアドバイス①

勢いよく鉗子あるいはスネアを締めるとデバイスが滑り、病変が残ってしまうことがあるため注意が必要です。また、CSP では組織を大きく掴むとなかなか切除できない場合があります。5〜10 秒くらい待っているとゆっくり切除される場合がほとんどですが、切除されない場合はスネアをいったん緩めてから締め直すことや、通電する（HSP に変更する）などの対応が必要になります。

</aside>

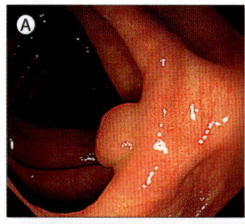
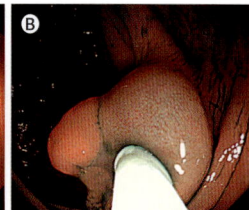
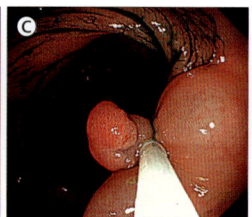
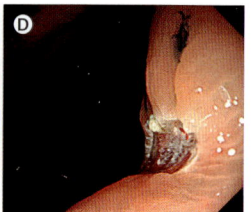
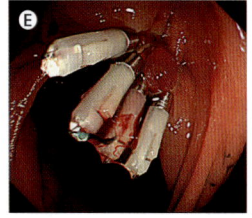

A：反転操作で上行結腸の回盲弁と同心円状に 10mm 大の隆起性病変が観察される。／B：局所注射で生理食塩水を一カ所に注入し、病変が頂上にくるように丈の高い膨隆を作成する。／C：スネアリング。病変の断端がスネアの中に入っていることを確認し、スネアを絞扼する。／D：切除後。潰瘍の辺縁に腫瘍組織の残存がないことを確認する。／E：クリップによる切除後潰瘍の縫縮。

図3 通常の EMR 例

切除することで、深部切除断端に余裕を持たせることができることが利点です。一般的な従来のスネアのサイズから、がんを疑う 20mm 未満の病変が適応となります（ 図1 ）。一括切除が難しくなる 20mm を超える病変や、20mm 以下でも線維化を伴う病変は ESD を選択 しています。

看護師（介助者）は、まず局注針を準備し、施行医に手渡します。EMR の成功は局注で決まる と言っても過言ではなく、いかにスネアリングしやすい膨隆を形成できるかが重要になります。局注液には生理食塩水やグリセオール、ヒアルロン酸 ➡ポイント② などがあり、施行医に何を局注するか確認してください。スネアリングしやすい膨隆とは、局所注射液が粘膜下層で側方にあまり広がらず、膨隆の丈が高い状態 のことで、病変が頂上にくる丈の高い膨隆が理想です（ 図3B ）➡ポイント③ 。最近では ESD の普及に伴い、EMR でも ESD のように局注している場合があり、「EMR の局注はなるべく１カ所」という施行医の意識付けも必要です（ 図3B ）。局注が終われば、いよいよスネアリングです（ 図3C ）。看護師（介助者）は指示されたスネアを手渡し、前述のポリペクトミーと同じ要領で病変をその周囲の粘膜とともにスネアリングし、施行医の号令とともに切除します ➡ポイント④ 。平坦・陥凹型や再発病変の場合はスネアリングが困難な場合があり、20mm 未満の病変でも無

理せず ESD や周囲切開 EMR（precutting EMR）**→用語解説②**、Hybrid ESD/EMR **→用語解説③** を考慮します。切除後は、切除後潰瘍の辺縁の粘膜に腫瘍の遺残がないことを確認します（**図3D**）。抗血栓薬服薬患者など、出血リスクが高い場合は潰瘍をクリップで縫縮しておくとよいです（**図3E**）。

　最近では、この従来の EMR に代わり、underwater EMR（UEMR）**→用語解説④** が実施されるようになっており、筆者も頻用しています。UEMR では浸水下で病変を浮遊させ、局注をせずにスネアで通電しながら切除します。送気していないため管腔の緊張があまりなく、局注をしていなくても粘膜下層までしっかり切除できます（**図4**）。また、病変が水の浮力で浮くため、スネアリングしやすく、局注を省略できるため従来の EMR より手技が簡便というのが利点です。水中では対象物が約1.3倍に描出されるため視野も確保しやすく、送視野の確保、病変の浮力、水のヒートシンク効果の3つの利点から、より安全に切除できる新しい方法として注目されています **→豆知識②** 。

ESD

　ESD は粘膜下層に局注後、病変周囲の粘膜切開と粘膜下層の剥離を専用の高周波ナイフ（電気メス）で直視下に行う方法です（**図6**）[5]。現在では多くの施設で導入されていますが、大腸は長い、消化管壁が薄いなど解剖学的な特徴により技術的難易度が高く、後述する穿孔の頻度が高いです（2〜3%）。

　実際には、まずスコープ先端にアタッチメントを装着します（**図6C、D**）。これにより病変との適切な距離が保たれ、良好な視野を確保できます。続いて、粘膜下層に生理食塩水やヒアルロン酸、グリセリンなどを局注して粘膜下層にクッションを作製し、高周波ナイフを用いて粘膜切開と粘膜下層剥離を行います。高周波ナイフには、先端系（**図6C**）、先端絶縁体を有する IT 系（**図6D**）、ハサミ型の3種類があり、それぞれ特徴が異なります。ESD には戦略が大切で、施行医は ESD 前にどうやって切除するかイメージをしています。

　介助には医師や専門の内視鏡技師がつくことが多く、看護師の役割は患者さんのバイタルサインの監視と医師の指示にした

用語解説②

周囲切開 EMR

通常の EMR より少し進んだ技術で、局所注射後に病変の周囲の粘膜をスネアの先端で切開し、スネアを切開した部位にあててスネアリングする方法です。周囲を切開したことでスネアリングしやすくなります。

用語解説③

Hybrid ESD/EMR

周囲切開 EMR より少し進んだ技術で、局所注射後に電気メスで病変の周囲の粘膜を切開し、粘膜下層剥離を適切に加えてから、病変をスネアリングする方法です。EMR と ESD の利点を併せ持ちます。

知っておきたい豆知識②

10〜20mm の大腸病変を対象とした UEMR と従来の EMR のランダム化比較試験では、一括切除率（89 vs 75%）と R0 切除率（69 vs 50%）ともに UEMR で従来の EMR に比べて有意に高いことが明らかになり、安全性（後出血と穿孔）で差がないことが明らかになっています[3]。さらに、20mm 以上の大きな病変を対象としたランダム化比較試験でも UEMR で効果が有意に高かったことから、UEMR が従来の EMR に代わりつつあります[4]。また、腫瘍が SM がんである可能性がある場合は、垂直断端を確保するために浸水下に局注を行うこともあります（**図5**）。

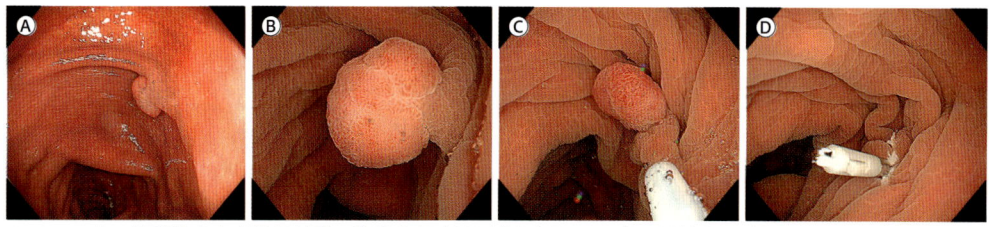

A：8mm 大の隆起性病変が横行結腸の脾彎曲部よりに観察される。／B：腸管内を脱気し、代わりにスコープの送水機能を用いて病変を水に浸すと病変が浮力で管腔側に浮き、さらに近接して観察される。／C：病変を水に浸したまま基部をスネアリング。／D：切除後、浸水のまま潰瘍周囲に腫瘍の遺残がないことを確認し、クリッピングをすると潰瘍が縫縮しやすい。

図4 Underwater EMR の例

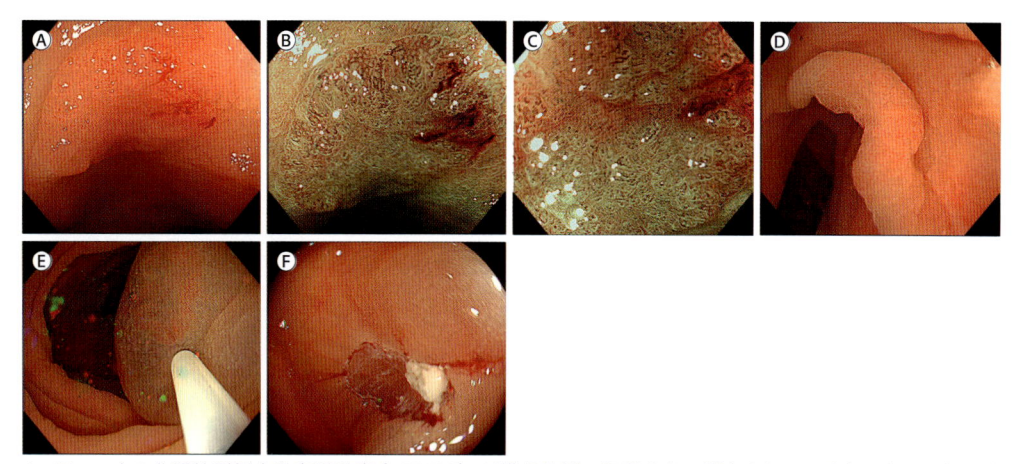

A：17mm 大の非顆粒型側方発育型腫瘍（LST-NG）が横行結腸の肝彎曲部に観察される。病変は中心に相対陥凹を伴う。／B：NBI 観察像。／C）相対陥凹部の NBI 拡大観察像。不均一な血管密度、太い血管が観察され、JNET 分類 type 2B と評価される。SM がんの可能性を考慮して、一括切除が望まれる病変である。ESD も許容される。／D：浸水像。脱気後に病変を浸水すると、腸管の緊張がとれ、病変は浮上し、スネアリングしやすくなった。／E：浸水下で局注像。本例では SM 浸潤の可能性を考慮し、深部切除断端を確保するために局注を行った。浸水下で局注を行うとよい膨隆が得やすい。／F：スネアリング後潰瘍。合併症なく病変は切除された。

図5 Underwater-inject EMR の例

がった投薬、それらの記録が主になります。**50mm を超える大きな病変でも断端陰性で一括切除が得られる**ことが ESD の利点ですが、**EMR に比べると手技時間が長い**ことが欠点として挙げられます（**図6A、B**）。鎮静薬と鎮痛薬、鎮痙薬を使用して鎮静下に施行するため、厳重なバイタルサインなどの監視が必要となります（➡**ポイント⑤**）。

穿孔や出血に対する対処法

　内視鏡的切除術での最重要事項は、穿孔や出血などの合併症対策です。出血は**切除直後の出血**と**数時間経過してから出血する後出血**に、穿孔は**手技中の術中穿孔**と**切除の翌日などに発生**

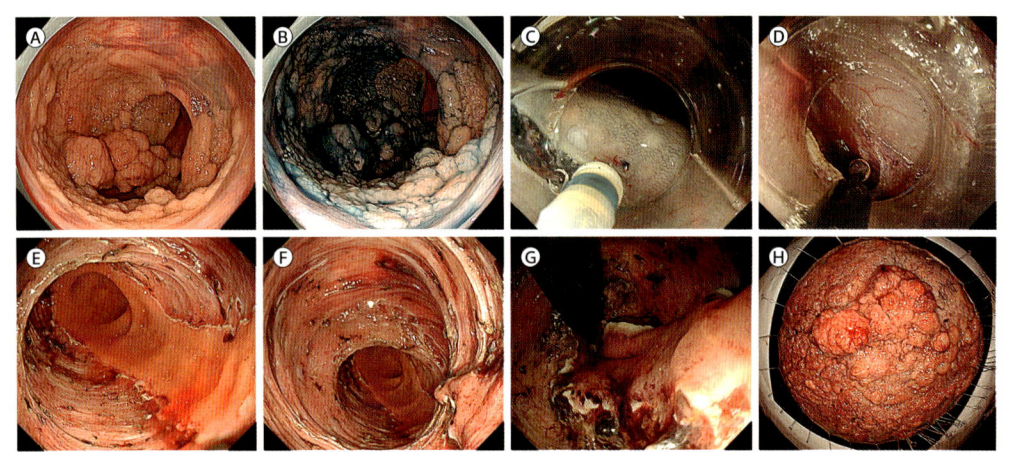

A：直腸 S 状結腸部からヘルマン線近傍の下部直腸まで、亜全周性の顆粒型側方発育型腫瘍（LST-G）が観察される。大きさは長軸径で約150mm ある。／B：インジゴカルミン散布像。／C：粘膜切開。／D：IT ナイフによる粘膜下層剥離。肛門側から粘膜切開と粘膜下層剥離を進め、口側の粘膜切開とトンネルを作成する。／E：ESD 後潰瘍。切除時間は 3 時間 30 分であった。口側は亜全周。／F：ESD 後潰瘍。下部直腸の一部で全周性の切除となった。／G：ESD 後潰瘍。肛門側は亜全周性。／H：ESD 切除検体。腫瘍は 150 × 150mm の粘膜内がんで治癒切除が得られた。狭窄予防に ESD 後潰瘍にステロイド局注と複数回の内視鏡的拡張術を行った。

図6 大きな病変に対する ESD の例

する遅発性穿孔に分類されます。合併症のリスクはポリペクトミー＜ EMR ＜ ESD の順で高く、ポリペクトミーあるいは EMR の出血は 0.05〜1.8%、穿孔は 0.04〜1.1% と報告され、特にコールドポリペクトミーでは後出血・穿孔などの合併症がきわめて少ないことが前向き試験から示されています[6]。ESD の後出血は約 1%、術中穿孔が約 3%、遅発性穿孔が 0.2% です。したがって、ESD は一括切除の確実性が高い一方で、合併症リスクも増加することから、施行医の技術面も踏まえて慎重に適応を判断する必要があります。

　実際には、穿孔や動脈性出血の発生時には、施行医が看護師にその発生を伝え、看護師はバイタルサインを頻回に監視し、全身状態の把握、腹部膨満の確認を繰り返し行います。出血時は内視鏡モニタが血液で真っ赤になり、穿孔時は腸管が虚脱するため、施行医は余裕がなくなることが多いです。そこで、看護師は医師に代わって頻回にバイタルサインを監視します。施行医は、穿孔の場合はクリップ縫縮 ➡ 豆知識③ を、出血時は、止血鉗子かクリップで止血を行います。このとき、患者さんの体位が重要であり、出血、穿孔部位が水没しないように、患側

知っておきたい豆知識③

従来のクリップでは対応が困難であった難治性出血や大きな穿孔に対して、最近では Mantis™ クリップ（Boston Scientific Corporation）や OTSC®システム（Ovesco Endoscopy AG）など大きなサイズのクリップが登場し、高い成功率が報告されています。1,517 例のレビューから OTSC® の出血と穿孔に対する成功率はそれぞれ 85% と報告され[7]、筆者らの経験でも右半結腸切除後の吻合部出血に対して成功が得られています。

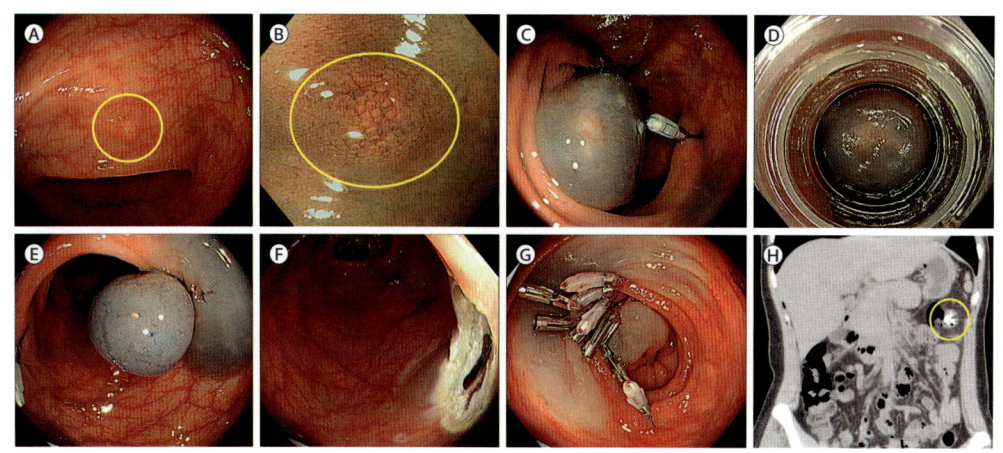

A：下行結腸の脾彎曲部に 3mm 大の黄白色調の粘膜下腫瘍が観察される。／B：NBI 拡大観察像。／C：局注後。粘膜下腫瘍が膨隆の中心に視認される。／D：直腸の粘膜下腫瘍の内視鏡切除で広く用いられている結紮バンドを用いた内視鏡的粘膜下層結紮下切除術（ESMR-L）という EMR の一つの方法で病変を切除。／E）結紮後。／F：切除後。潰瘍内に穿孔が観察される。／G：クリッピング。体位変換により視野を確保し、クリッピングを端から行う。本例は脾彎曲部に位置したため、スコープの操作性が悪く、縫縮に難渋した。従来のクリップに加え、Mantis™ クリップ（Boston Scientific Corporation）を 2 本使用して、穿孔部位を縫縮した。／H：縫縮直後の CT 像。脾彎曲部にクリップが描出される。保存的に加療し、POD5 に無事退院となった。

図7 EMR 後の穿孔例

が重力の上側になるように患者さんの体位を変換し、視野を確保することが重要です（➡ポイント⑥）。繰り返しになりますが、合併症発生時に施行医には余裕がなくなるため、==落ち着いてチーム全体で==合併症に対応することが大切です。

> ### ポイントアドバイス⑥
>
> EMR で穿孔をきたすと、穿孔の大きさが大きく、動脈性の出血を伴うことも経験され、ESD に伴う穿孔より対応が困難なことが多いです（図7）。

> ### ポイントアドバイス⑦
>
> **患者さんへの声掛け例**
> **切除前**：内視鏡で病変を切除しましょう。内視鏡的切除で通常は痛みを感じません。痛いときは施行医と看護師に教えてください。内視鏡からの送気により腸管にガスがたまり、お腹が張ることがあります。そのときは遠慮なくガスを出してください。
> **切除中**：（通電したとき）お腹は痛くないですか？ ガスは出してください。
> **切除後**：帰宅後に出血や強い腹痛があった場合には緊急連絡先までご連絡ください。切除後1週間は運動、旅行、お酒を控えてください。重い荷物は持たないようにしてください。

引用・参考文献
1) 大腸癌研究会編. 大腸癌治療ガイドライン 医師用 2019 年版. 東京, 金原出版, 2019, 152p.
2) Tutticci, N. et al. Characterization and significance of protrusions in the mucosal defect after cold snare polypectomy. Gastrointest Endosc. 82 (3), 2015, 523-8.
3) Yamashina, T. et al. Comparison of Underwater vs Conventional Endoscopic Mucosal Resection of Intermediate-Size Colorectal Polyps. Gastroenterology. 157 (2), 2019, 451-61.
4) Nagl, S. et al. Underwater vs Conventional Endoscopic Mucosal Resection of Large Sessile or Flat Colorectal Polyps. Gastroenterology. 161 (5), 2021, 1460-74.
5) Yamada, M. et al. Long-term clinical outcomes of endoscopic submucosal dissection for colorectal neoplasms in 423 cases: a retrospective study. Endoscopy. 49 (3), 2017, 233-42.
6) 斎藤 豊ほか. 大腸内視鏡スクリーニングとサーベイランスガイドライン. 日本消化器内視鏡学会雑誌. 62 (8), 2020, 1519-60.
7) Kobara, H. et al. Over-the-scope clip system: A review of 1517 cases over 9 years. J Gastroenterol Hepatol. 34 (1), 2019, 22-30.

大腸がん薬物療法

独立行政法人 地域医療機能推進機構 横浜中央病院 総合診療科　**谷江智輝**

東京大学医科学研究所附属病院　腫瘍・総合内科　**馬場啓介、朴 成和**

大腸がん薬物療法の 3Point サマリー

Point 1　切除不能な進行・再発大腸がんに対して行う全身薬物療法と術後補助化学療法に分かれます。

Point 2　薬物療法は、主に「殺細胞性抗がん薬（フッ化ピリミジン系など）」「分子標的薬（抗 VEGF 抗体薬など）」「免疫チェックポイント阻害薬（抗 PD-1 抗体薬など）」を使用します。

Point 3　*RAS*、*BRAF*、MSI などの遺伝子変異の有無と原発巣の位置（右側：盲腸、上行結腸、横行結腸、左側：下行結腸、S 状結腸、直腸）により使用するレジメンが異なります。

　術中の検体で行った病理組織診断で領域リンパ節転移を認めた Stage Ⅲ の大腸がんに対しては術後補助化学療法を行います。また大腸がんのうち、根治切除不能な症例は症状緩和や延命を目的として抗がん薬を用いた全身薬物療法を行います。ただし、当初切除不能と考えられた症例でも、化学療法の効果により切除可能となった場合は、外科的切除を検討します。

　薬物療法のレジメンは、ガイドラインに則って選択します（2024 年 2 月現在の最新のガイドラインは『大腸癌治療ガイドライン 医師用 2022 年版』[1]）。治療全体の戦略を意識して標準治療を実施することが大切です。非標準治療として治験（未来の標準治療候補）がありますが、適応についてはよく相談する必要があります。

　薬物療法で使用する主な薬剤を 表1 [1] に示します。

表1 使用する主な薬剤（文献 1 を参考に作成）

	分類		一般名	商品名
注射薬	代謝拮抗薬		フルオロウラシル	5-FU
	プラチナ製剤		オキサリプラチン	エルプラット®
	トポイソメラーゼ阻害薬		イリノテカン	カンプト®
	免疫チェックポイント阻害薬		ニボルマブ	オプジーボ®
			ペムブロリズマブ	キイトルーダ®
			イピリムマブ	ヤーボイ®
	分子標的薬		ベバシズマブ	アバスチン®
		血管新生阻害薬	ラムシルマブ	サイラムザ®
			アフリベルセプト　ベータ	ザルトラップ®
		抗 EGFR 抗体薬	セツキシマブ	アービタックス®
			パニツムマブ	ベクティビックス®
経口薬	代謝拮抗薬		テガフール・ギメラシル・オテラシルカリウム	ティーエスワン®
			カペシタビン	ゼローダ®
			トリフルリジン・チピラシル	ロンサーフ®
	分子標的薬		レゴラフェニブ	スチバーガ®
			エンコラフェニブ	ビラフトビ®

使用する主なレジメン

切除不能進行・再発例に対する薬物療法の選択手順

①ベースとなるレジメンを選択します。主に殺細胞性抗がん薬を含むレジメンが選択されます（**表2**）[1]。

②遺伝子検査（*RAS* 変異 ➡用語解説①、*BRAF* 変異 ➡用語解説②、マイクロサテライト不安定性［microsatellite instability；MSI]）の結果を確認します。

③ *RAS* 変異を認める場合は血管新生阻害薬を併用し、*RAS* 変異を認めない（野生型）場合は、抗 EGFR（上皮成長因子受容体）抗体薬 ➡用語解説③ を併用します。

用語解説①

RAS
細胞内シグナル伝達経路を構成するタンパク質です。シグナルの上流に EGFR 受容体があり、*RAS* 変異があれば EGFR 受容体を抑える必要があります。*RAS* 変異は、がんで高頻度に認められる遺伝子変異の一つであり、膵がんの 90％、乳がんの 60％、大腸がんの 50％、非小細胞肺がんの 30％ に認められます[2]。

表2 殺細胞性抗がん薬を含む主なレジメン（文献1を参考に作成）

レジメン	使用する薬剤
FOLFOX 療法	フルオロウラシル＋レボホリナート＋オキサリプラチン
FOLFIRI 療法	フルオロウラシル＋レボホリナート＋イリノテカン
FOLFOXIRI 療法	フルオロウラシル＋レボホリナート＋オキサリプラチン＋イリノテカン
CapeOX 療法	カペシタビン＋オキサリプラチン
SOX 療法	S-1＋オキサリプラチン
IRIS 療法	S-1＋イリノテカン

S-1：テガフール・ギメラシル・オテラシルカリウム

フルオロウラシル（5-FU）とカペシタビン（Cape）、どちらを選択するか？ ➡ポイント

　CapeOX 療法と FOLFIRI/FOLFOX 療法の長所と短所の比較を 表3 に示します。

　FOLFIRI/FOLFOX 療法は 5-FU の持続静注に 46 時間かかるため、自宅でも携帯ポンプを通じて血管内に薬剤を投与できるように 500 円玉大のポートを皮下に埋め込み、カテーテルを通します[5]（図1）。

　また、進行大腸がんに使用される代表的なレジメンである CapeOX 療法と FOLFIRI/FOLFOX 療法の有効性は同程度とされていますが[6]、それぞれ副作用が異なるので、どちらがよいか患者さんとよく相談して決めます。

レジメン選択のポイント

　治療選択に際しては、下記の 3 つのポイントに分けて整理して患者に説明するとわかりやすいです。

ベースとなるフッ化ピリミジンを 5-FU の持続静注（2 週間ごと）にするかカペシタビンや S-1 などの経口内服（3 週間ごと）にするか？

　5-FU は 46 時間の持続静注であり、かつ 2 週間ごとの投与であるなど手間がかかりますが、内服薬に比べて抗がん薬の曝露時間が短く、カペシタビンに特徴的な手足症候群や S-1 によくみられる口内炎、下痢などの副作用の頻度・程度が軽い傾向

表3 CapeOX 療法と FOLFIRI/FOLFOX 療法の長所と短所

	長所	短所
CapeOX 療法	・CV ポート造設は不要 ・通院は 3 週に 1 回	・手足症候群（Cape） ・血管痛（OHP）
FOLFIRI/FOLFOX 療法	・CV ポートから投与するので血管痛はない	・CV ポート造設が必要 ・通院は 2 週に 1 回 ・脱毛（CPT-11）

Cape：カペシタビン、OHP：オキサリプラチン、CPT-11：イリノテカン

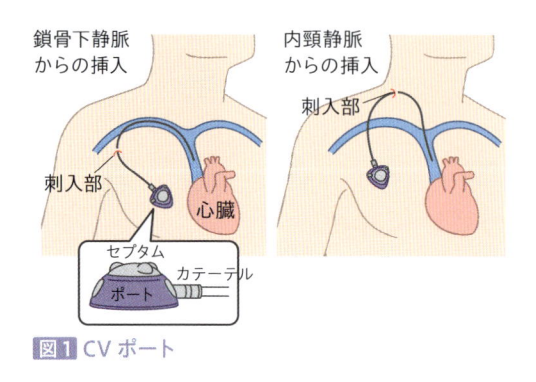

図1 CV ポート

があります。なお、カペシタビンとイリノテカン（CPT-11）の併用は一般的に行われません。

併用薬をイリノテカンとするかオキサリプラチンとするか？

　イリノテカンとオキサリプラチン（OHP）の効果には差がないといわれています。イリノテカンのほうが強い副作用としては、脱毛があります。かつては嘔気・嘔吐が強いといわれていましたが、近年の制吐療法の発達のおかげでコントロール可能なことが多いです。ただし、女性では脱毛のリスクを懸念されるかたも多いです。治療が終われば再度毛は生えること、ウィッグなどを必要とするかどうかを伝えて不安を和らげる必要があります。オキサリプラチンの特徴的な副作用としては、しびれがあります。蓄積性があるため徐々にひどくなり、中止しても回復までには時間がかかります。

分子標的薬を血管新生阻害薬とするか抗 EGFR 抗体薬とするか？

　分子標的薬においては、*RAS*、*BRAF* 変異がなく原発巣が左側にある場合に、FOLFOX または CapeOx 療法との併用で、ベバシズマブと比較してパニツムマブの延命効果が高いことが示

されました。また、腫瘍縮小効果は抗 EGFR 抗体薬のほうが高いですが、ニキビ様皮疹や爪周囲炎などの自覚的な副作用を伴います。血管新生阻害薬でよくみられる副作用としては高血圧とタンパク尿がありますが、1〜2% では血栓・出血・消化管穿孔などの重篤な副作用があります。

レジメン選択の実際

A さんの場合

RAS 野生型、*BRAF* 野生型、MSI-High 陰性の進行直腸がんの一次治療、病院で「血管が細い」とよく言われて、何回も針を刺されることがつらいそうです。

① ベースのレジメンとして CV ポートを造設後、FOLFIRI または FOLFOX 療法 ➡豆知識① を選択します。

② MSI-High 陰性なのでペムブロリズマブは使用しません ➡豆知識② 。

③ *RAS*、*BRAF*^{V600E} ともに変異がなく、原発巣は左側（下行結腸、S 状結腸、直腸）なので、抗 EGFR 抗体薬が使用可能です。

よって、この患者さんの一次治療は、FOLFIRI または FOLFOX ＋ セツキシマブまたはパニツムマブとなります。

知っておきたい豆知識①

FOLFOX 療法と FOLFIRI 療法

ベバシズマブを併用したものとしないものの比較試験が両療法で行われており、一次治療、二次治療でベバシズマブを使う場合は、両療法の効果は同等であることが報告されています。それぞれに特徴的な副作用を説明して患者さんに選択していただくことが大切です。ただし、一次治療で FOLFOX 療法を行った場合には、末梢神経障害が二次治療開始後にも残ります。

知っておきたい豆知識②

MSI-High に対する免疫チェックポイント阻害薬

MSI-High 陽性の固形がんは、遺伝子変異による異常タンパク質の発現により、T 細胞などの免疫細胞の標的となりやすくなります。免疫チェックポイント阻害薬によりがんの免疫逃避機構を解除することで、抗腫瘍効果を発揮します（図2）[7, 8]。

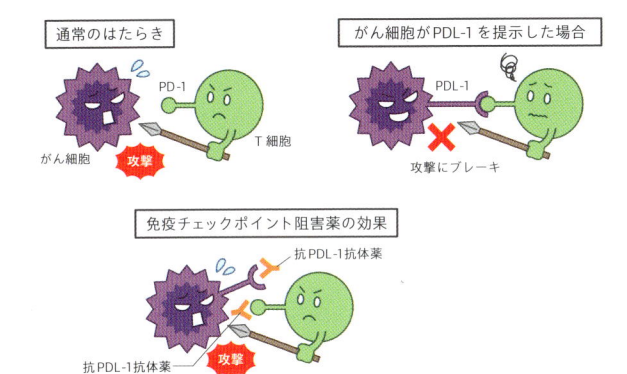

図2 PD-1、PD-L1 と免疫チェックポイント阻害薬

がん細胞が PDL-1 を提示した場合、T 細胞上の PD-1 と PD-L1 が結合することで、T 細胞の攻撃にブレーキがかかる。抗 PD-1 抗体薬や抗 PD-L1 抗体薬により、PD-1 と PD-L1 の結合が阻害されることで、T 細胞の攻撃のブレーキが解除される。

B さんの場合

　RAS 変異型、*BRAF* 野生型、MSI-High 陰性の進行上行結腸がんの一次治療、仕事が忙しく通院間隔はできるだけ長めにしたいと希望されました。

①ベースのレジメンとして CapeOX 療法を選択します。

② MSI-High 陰性なのでペムブロリズマブは使用しません。

③ *RAS* 変異陽性なので、原発巣の部位にかかわらず抗 EGFR 抗体薬の適応はなく、血管新生阻害薬を使用します。

　よって、この患者さんの一次治療は CapeOX+ ベバシズマブとなります。

　なお、一次治療でベバシズマブを使用した場合、一次治療終了に伴う二次治療でもベバシズマブを継続して使用するほうが、治療効果が高まることが知られています[9]。

術後補助化学療法

　術後補助化学療法のレジメンとスケジュールを 表4 [10] に示します。

　術後 4~8 週ごろまでに開始し、8 サイクル行います。CapeOX 療法については、6 カ月間投与と 3 カ月間投与を比較した際に、低リスク群（T1~3、N1）に限り 3 年無病生存率がほぼ同等であるとされているので[11]、副作用や患者さんの体調によっては 3 カ月間投与も選択肢となります。

表4 術後補助化学療法（文献 10 を参考に作成）

	レジメン	スケジュール
フッ化ピリミジン単独療法	S-1 単剤療法	4 週内服 2 週休薬
	Cape 単独療法	2 週内服 1 週休薬
	テガフール・ウラシル+ロイコボリン療法	4 週内服 1 週休薬
	5-FU+ ロイコボリン療法	6 週投与 2 週休薬
オキサリプラチン併用療法	FOLFOX 療法	2 週ごと
	CapeOX 療法	3 週ごと

表5 FOLFIRI+ セツキシマブ療法のレジメン

Day	1	2	3	14
5-FU　2,400mg/m^2 接続静注（46時間）	→————————————→			
5-FU　400mg/m^2 急速静注（5分）	→→			
ロイコボリン 200mg/m^2 点滴静注（2時間）	→→			
CRT-11　150mg/m^2 点滴静注（90分）	→→			
Cmab　500mg/m^2 点滴静注（60分）	→→			
嘔気対策				
5-HT$_3$受容体拮抗薬 点滴静注	→→			
副腎皮質ホルモン 点滴静注	→→	（Day 2、3は内服）		

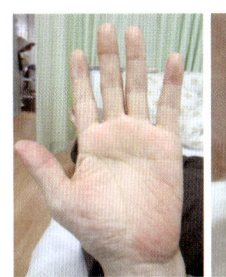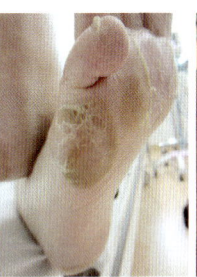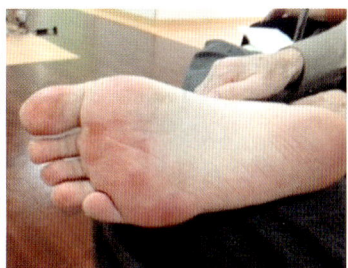

図3 手足症候群（文献12より転載）

化学療法の実際

FOLFIRI+ セツキシマブ療法

　FOLFIRI+ セツキシマブ療法のレジメンを **表5** に示します。

・1コースは2週間です。病気の悪化、重篤な副作用の出現、患者さんの治療継続拒否まで継続します。

・カペシタビンの代表的な副作用に手足症候群があります（**図2**）[12]。手足症候群は、手掌や足底などの手足の先に起こる、発赤、腫脹、うずきや不快感などの総称です[12]。カペシタビンの投与開始時から薬剤師が介入することで手足症候

群が発現するまでの日数を延長させ、手足症候群が原因で化学療法を中止せざるを得なくなった患者さんの数が減少したことがわかっています[13]。看護師、薬剤師、医師、患者家族など患者さんにかかわるすべての人で連携して、患者さんのQOL の向上を目指しましょう。

引用・参考文献
1) 大腸癌研究会編. 大腸癌治療ガイドライン 医師用 2022 年版. 東京, 金原出版, 2022, 34-8.
2) 川西正祐. RAS を分子標的としたがん治療：創薬不可能分子からの脱脚. 薬局. 74 (2), 2023, 308-9.
3) 日本臨床腫瘍学会編. 新臨床腫瘍学. 改訂第 7 版. 東京, 南江堂, 2024, 25.
4) Douillard, JY. et al. Panitumumab-FOLFOX4 treatment and RAS mutations in colorectal cancer. N. Engl. J. Med. 369 (11), 2013, 1023-34.
5) 山梨高広. CV ポート留置. 消化器外科ナーシング. 22 (9), 2017, 813-5.
6) Cassidy, J. et al. Randomized phase III study of capecitabine plus oxaliplatin compared with fluorouracil/folinic acid plus oxaliplatin as first-line therapy for metastatic colorectal cancer. J. Clin. Oncol. 26 (12), 2008, 2006-12.
7) Akagi, K. et al. Real-world data on microsatellite instability status in various unresectable or metastatic solid tumors. Cancer Sci. 112 (3), 2021, 1105-13.
8) 宮澤真帆. 免疫チェックポイント阻害薬. YORi-SOU がんナーシング. 10 (4), 2020, 380-4.
9) Bennouna, J. et al. Continuation of bevacizumab after first progression in metastatic colorectal cancer (ML18147): a randomised phase 3 trial. Lancet Oncol. 14 (1), 2013, 29-37.
10) 谷口浩也. 大腸がん. Medical Practice. 39 (10), 2022, 1494.
11) Grothey, A. et al. Duration of Adjuvant Chemotherapy for Stage III Colon Cancer. N. Engl. J. Med. 378 (13), 2018, 1177-88.
12) 末武千香. 皮膚障害・手足症候群. 消化器ナーシング. 26 (9), 2021, 853-7.
13) 高橋恭平ほか. カペシタビン内服患者の手足症候群に及ぼす薬剤師介入の効果. 日本医療薬学会年会講演要旨集. 2021, 31, 28-56.

大腸がんの放射線治療

国立研究開発法人 量子科学技術研究開発機構 QST 病院 治療課　**瀧山博年**

大腸がんの放射線治療の 3Point サマリー

Point 1 大腸がんの放射線治療は、手術の補助療法として化学療法とともに手術前後に行われることがありますが、補助目的の放射線治療だけで完治することはまれです。

Point 2 術後再発時や症状緩和などにも、目的に応じて強度の異なる放射線治療が行われます。

Point 3 骨盤内の局所再発に対して、粒子線治療が新たに保険適用となりました。

大腸がんに対する放射線治療

　大腸がんに対する放射線治療は、手術の補助として用いる周術期放射線治療と、再発病変に対して用いる根治的放射線治療、有症状病変に対して用いる緩和的放射線治療があります。

補助的な周術期放射線治療

　手術の補助として行われるのは、原発巣が肛門に近い下部直腸にあるときで、がんが腸管の筋層まで達した進行がんの状態のものです。放射線治療単独ではなく、化学療法（抗がん薬）と同時に併用することもあります。主な目的は、術前に行う場合はがんを縮小させて切除によって完治する可能性を高めたり永久ストーマとなる可能性を回避したりするためで、術後に行う場合には微小な取り残しがありそうな場合（切除標本の断端付近にがんが残っていた場合）に完治率を高めるためです。しかしこの補助療法を行っても長期的な生存予後は改善しないと

いわれています。したがって、欧米では標準的に行われるこの方法ですが、手術の成績が世界と比較して十分に良好である日本ではあまり行われません。『大腸癌治療ガイドライン 医師用』でも弱い推奨にとどまり[1]、各施設で採用する方針が異なるので、注意と理解が必要です。

治療方法は1日1回1.8〜2.0Gy の放射線治療を 25〜28 回行い、内服の抗がん薬（カペシタビンなど）を併用する方法が主流ですが、1日1回 5Gy の放射線治療を 5 回で行う方法もあります。治療は通院で行われることがほとんどです ➡豆知識①。

副作用

放射線治療の副作用（有害事象と呼ぶ）については、皮膚障害、消化管障害、神経障害などが挙げられます。そのほか、同時に化学療法を併用する場合には薬物による副作用についても理解が必要です。（p.150「胆道がんの放射線治療」参照）

皮膚障害

皮膚障害は主に照射中〜照射終了1カ月程度にみられることがあり、日焼けによく似た皮膚の発赤や痒みなどの症状がみられます。特に臀部などで患者本人が視認できない部分である場合には思わず掻いてしまい皮膚剥離を起こしてしまうことや、肛門周囲では下痢による皮膚のかぶれも重なって重度な皮膚炎に至ることもあります。患者さんの訴えを聞くだけではなく、直接観察することがとても大切です ➡ポイント。

消化管障害

消化管障害も照射中〜照射終了1カ月程度にみられることがあります。特に内服の抗がん薬を併用する場合には、それらの副作用の症状と重なって重篤になることもあるので注意が必要です。最も気を付けたいのが腸炎による出血・下血です 図1。そのほかには嘔気や嘔吐、下痢や腹痛、倦怠感、食欲低下などがあります。副次的に脱水や栄養状態の偏りなどにもつながるため、全身的な観察と評価が大切です。

神経障害

神経障害ですが、治療中は排尿にかかわる神経などの過敏によって頻尿や尿意切迫感などとして一過性に出現することがあ

知っておきたい豆知識①

術前補助治療だけでがんがほぼ消失してしまう症例もまれにあります。その後手術をしないで経過観察を続ける non-operative management（NOM）や Watch and Wait 療法も注目されていますが、早々に再発したり全身転移した進行状態でみつかったりすることもあるため推奨されていません。

ポイントアドバイス

保湿薬はずっと使おう
放射線による皮膚障害は入念なケアにより、治療だけではなく予防することも可能です。毎日使っていて医師から処方された保湿薬がなくなった場合は市販の保湿薬でも十分な効果を発揮します。一部尿素配合系の保湿薬は、保湿力は高いのですがやや皮膚への刺激が強いので、選べるのであれば避けたほうがよいです。製品によって混合物や基材が異なるので、患者にはしみる感じが強ければ別のものを使うよう説明するとよいでしょう。

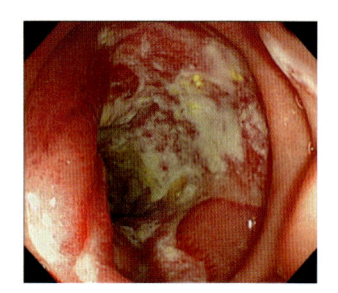

図1 放射線によってできた腸潰瘍

ります。一方、治療後１年程度と遅れて出現するものもあり、肛門機能の低下、性機能の低下などの可能性が知られています。

再発病変に対する根治的放射線治療

　肺や肝臓などの遠隔転移や骨盤内の局所再発病変 **➡豆知識②** で、手術が不可能な場合には根治を目的とした放射線治療が行われることがあります。補助療法よりも線量が高く設定されるため、有害事象が出現する可能性も高いことから、より入念な観察と評価が必要です。局所再発については2022年から粒子線治療（**図2**）も保険適用となり、従来のＸ線治療に加えて治療選択肢が増えました。また、放射線治療前に再発腫瘍と保護したい消化管などの正常臓器の間に手術によってスペーサ（**図3**）　**➡用語解説** を挿入することもあります。

有症状病変への緩和的放射線治療

　骨転移や脳転移などの痛みや神経症状が出現している場合には、早期の除痛や症状の改善を目的とした短期的な放射線治療が行われます。短期間で治療することと安全性を重視するため、線量はそれほど高く設定されません。治療期間中は反応性の浮腫などによりごく一時的に症状が悪化することもありますが、治療後症状が予定通りに緩和されるかアセスメントが必要です。

知っておきたい豆知識②

大腸がんの術後に骨盤内に再発した病変を局所再発と呼び、肺や肝臓などの遠隔転移とは分けて扱うことがあります。一般に局所再発の治療は困難で、専門施設で放射線治療などと組み合わせて再手術を行うこともあります。

用語解説

放射線治療用吸収性組織スペーサ

手術の際に用いる吸収性縫合糸と同じポリ乳酸を編みこんだ厚さ10mmのシートです。手術で腹腔内に留置・固定することで消化管と腫瘍の間の距離を離すことができ、より安全に高線量を照射することができるようになります。6カ月程度で分解吸収されるので抜去の必要がありません。

Ⓐ従来のＸ線治療　　　　Ⓑ重粒子線治療

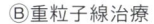

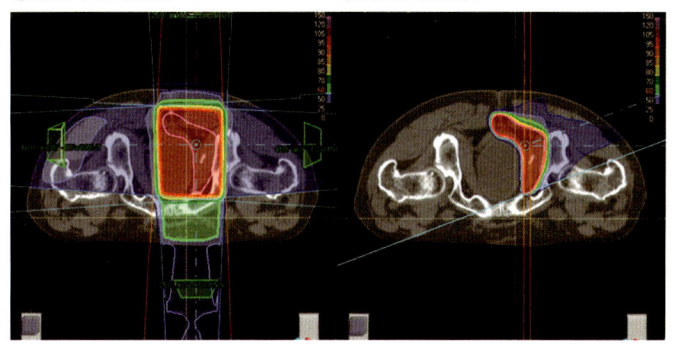

図2 従来のＸ線治療と重粒子線治療の線量分布の違い

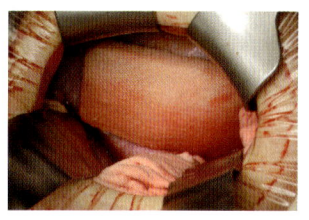

図3 吸収性のスペーサー留置の様子

引用・参考文献
1)　大腸癌研究会編. 大腸癌治療ガイドライン 医師用 2024 年版. 東京, 金原出版, 2024, 188p.
2)　大西洋ほか編. がん・放射線療法. 改訂第8版. Gakken, 2023, 1498p.

大腸がん症状への対症療法

国立研究開発機構 国立がん研究センター中央病院 内視鏡科／遺伝子診療部門　**山田真善**

イレウス症状への対症療法

　大腸がんの症状には初期のころから発症する便潜血、血便、貧血などから、進行した状態では局所の通過障害や体重減少、便秘、下痢、便の狭小化などがあります。そのなかで緊急性を要する症状として腸閉塞があります。局所で進行して大きくなった大腸がんにより管腔が閉塞してしまい、患者さんは<mark>排便や排ガスがなくなり、腹部膨満、腹痛、嘔吐などのイレウス症状を訴えます</mark>。その対症療法として、緊急手術（ストーマ造設術）、自己拡張型金属ステント（self-expandable metallic stent；SEMS）留置術（以下、大腸ステント）、経肛門的イレウス管留置術の3つがあり、大腸ステントが大腸悪性狭窄に伴う閉塞の解除として2012年から保険適用となったことで選択肢が増えました。これらの手技を行うタイミングは狭窄症状が発現した時点で、それぞれの手技で患者さんへの侵襲が異なります（**表1**）[1]。

従来の管理：ストーマ造設・経肛門的イレウス管

　実際には、緊急手術でストーマを造設する場合、大腸がんを同時に切除する場合でも手術が複数回になります。また、緊急手術に伴うリスクや創感染、ストーマ周囲膿瘍などの手術関連リスク、術後のストーマの管理など、患者さんの負担が大きいです。このため、従来は

表1 手技別の特徴（文献1を参考に作成）

	ストーマ造設術 （緊急手術）	大腸ステント （自己拡張型金属ステント）	経肛門的イレウス管 留置術
有効期間	長期的	短期的	超短期的
安全性	高い	穿孔、逸脱、閉塞	穿孔、閉塞、逸脱
侵襲性	高い	低い	低い
食事制限	術後の経過による	閉塞が解除すれば 速やかに食事再開	不可能
コスト	高い	高い	比較的安価
管理	慣れが必要 ストーマ外来	不要	入院

経肛門的イレウス管を留置し、腸閉塞が改善してから待機的に大腸がんの手術を行っていました。経肛門的イレウス管は内視鏡的に留置できますが、長さの問題で深部結腸（右側結腸）への留置は困難なことが多いです。また、留置後は肛門からイレウス管が出たままの状態になるため入院管理が必要で、患者さんの QOL は低いです。病棟で看護師と医師は、イレウス管が抜けていないか、詰まっていないかを確認し、イレウス管からの排液量を毎日チェックします。また、イレウス管挿入時のガイドワイヤー操作、あるいは減圧後にイレウス管先端の物理的な刺激でまれに穿孔が発生することがあり、医師と看護師は患者さんの腹部症状、バイタルサイン、腹部 X 線写真を確認します。大腸がんの部位が盲腸あるいは上行結腸の閉塞性大腸がんでは、経鼻イレウス管で腸管内を減圧できることがあります。

新たな管理：大腸ステント

大腸ステントは肛門から管は出ず、留置後に患者さんの自己管理も必要ないため、身体的・精神的苦痛が少ない治療法です。また、内視鏡の鉗子孔を通して留置するため、イレウス管が苦手とする深部結腸（右側結腸）でも留置可能な強みがあります。大腸ステントの適応には、手術前減圧を目的とした大腸がんの狭窄解除（Bridge-to-surgery；BTS）と、緩和治療目的の悪性大腸狭窄に伴う腸閉塞の解除（Palliative）の 2 つがあります。破裂しそうな腸閉塞（腹膜刺激症状がある場合や、CT で 10cm 以上の盲腸の拡張、炎症反応高知など）がある場合には慎重に適応を検討します。

実際には、透視下に内視鏡から閉塞部位を造影し、造影を参考にしながら、ガイドワイヤーを狭窄部位から口側の拡張した腸管まで慎重に進めます（図1）。造影で狭窄が強くて長い場合は、0.035 インチの細くて先端が軟らかくなっているガイドワイヤーと胆管造影用のカテーテルを用いて、狭窄部位を突破します。ガイドワイヤーを口側の拡張した腸管まで進めることに成功すると、再度造影し、同部位が腸管内であることを確認し、狭窄の長さを計測します。この情報をもとに適切な大腸ステントを選択し、内視鏡の鉗子孔から狭窄部位に留置します。

大腸ステントを展開する際に、ステントが口側にかなり引き込まれるので医師は注意を要します。また、ガイドワイヤー操作による穿孔が最も多く、造影して腸管外が描出された場合は、穿孔が発生したことを看護師へ伝え医師に代わってバイタルサインを頻回にとってもらい、医師が外科医へ連絡します。なお、ガイドワイヤーで穿孔した場合の穿孔は小さく、適切な部位に大腸ステントを留置できれば保存的に経過を観察できることが経験されます。そのほかの大腸ステントに関するリスクとして逸脱（ずれ）とステント閉塞があるため、年単位の長期的な効果は見込めません。このため、Palliative の目的の場合には原因となる疾患の予後を考慮する必要があります。

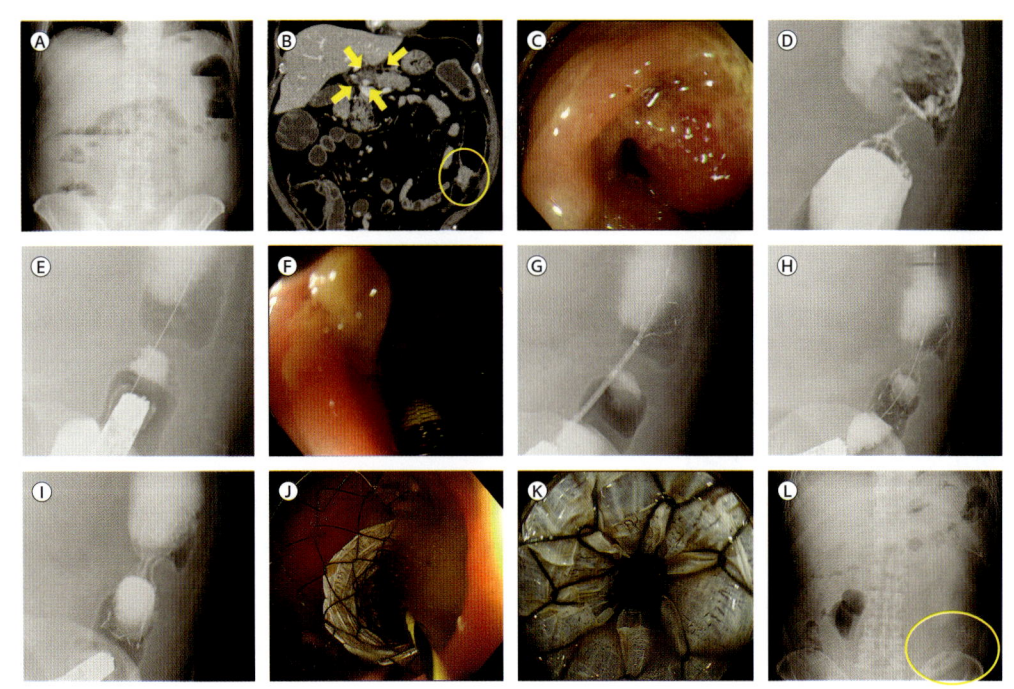

図1 リンチ症候群患者に発生した閉塞性大腸癌に対する大腸ステントの留置例

A：腹部 X 線でニボーが確認でき、大腸イレウスの状態と診断される。
B：腹部造影 CT で下行結腸に大腸がんが確認される（◎）。本例ではリンパ節転移を伴う切除不能の膵頭部がんとの同時性重複がんであり（⇨）、大腸がんは mFOLFOX で治療されていた。
C：大腸内視鏡で下行結腸に亜全周性の 2 型大腸がん（化学療法後）が観察される。
D：造影で狭窄部位を確認。
E：ERCP 用カテーテルで造影しながら 0.035 インチのガイドワイヤーで慎重に狭窄を突破する。ガイドワイヤー操作時の穿孔が最も頻度が高いため慎重に行う。
F：内視鏡的大腸ステント留置術。透視で位置を確認しながらステントを留置する。透視で指標に乏しければ、内視鏡的にクリップを肛門側に留置するとよい。
G：ステント留置開始。ステントの口側を少し展開し、適切な位置にステントを合わせる。展開時に Niti-S ステントは口側に引き込まれやすいため注意が必要。
H：ステント留置直後。適切な位置にステントが留置されている。
I：造影で通過がよいことを確認する。
J：カバードステント留置直後の内視鏡像。口側から貯留していた腸液が排出されてくる。本例では大腸がんが MSI-H であり、免疫チェックポイント阻害薬が検討されていたため、カバードステントを選択した。
K：カバードステントの内部。留置したステント（Niti-S 大腸用コンビステント）は部分的にカバーされており、ステント内腔への腫瘍の ingrowth 予防が期待でき、さらに、口側がフレア状になっているため逸脱しにくい。
L：大腸ステント（カバード）留置約 1 年後（343 日後）の腹部 X 写真（◎ステント）。イレウスの所見はなく、ステント留置期間中に逸脱や閉塞、穿孔はなかった。本例は免疫チェックポイント阻害薬が大腸がんにも膵頭部がんにも奏功し、ステント留置 1 年後に大腸がんと膵臓がんともに根治を目指したサルベージ手術が行われた。

引用・参考文献

1) 斉田芳久ほか. 悪性大腸狭窄に対する姑息的大腸ステント挿入術―自験例 17 例を含む本邦報告 94 例の集計と検討. 日本大腸肛門病会誌. 2006, 59, 47-53.

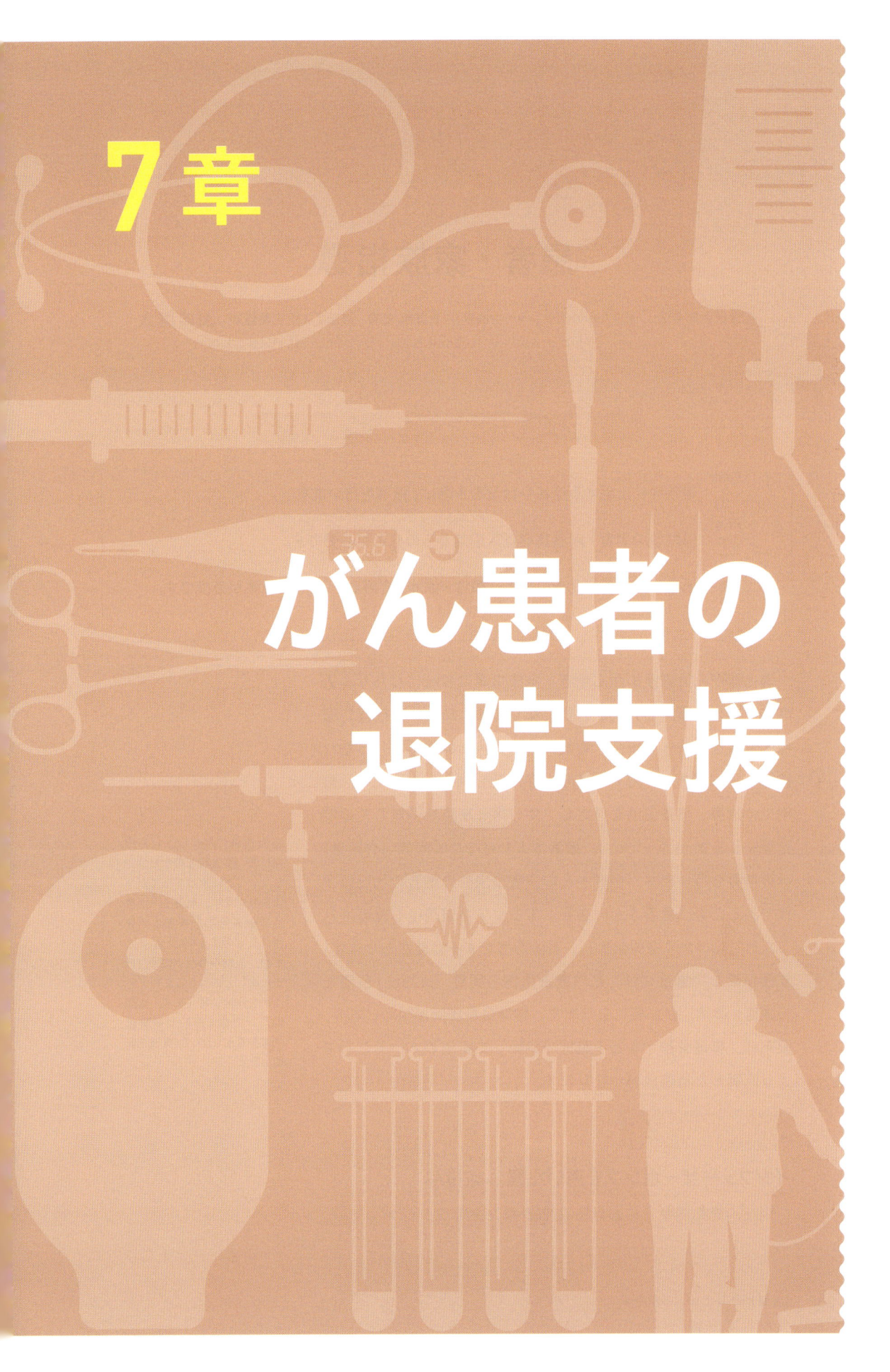

7章

がん患者の退院支援

患者・家族指導

国立研究開発法人 国立がん研究センター中央病院 看護部 皮膚・排泄ケア認定看護師　**眞崎健太**

患者・家族指導の 3Point サマリー

Point 1 退院後に出現する症状や状況を予測して指導を行います。

Point 2 退院後の患者・家族指導は入院前からの介入が必要です。

Point 3 患者背景の多様化をふまえ、患者・家族（介護者）の情報収集が必須です。

消化器がん治療後のがん患者・家族指導は多岐にわたり、==入院前からの看護師の介入が必要になります==。特に、退院後に医療的処置を継続する場合、看護師は患者さんの状態をしっかり確認し、医療チーム内で今後の治療方針を共有したうえで、自宅での治療・療養生活を推定し、生じ得る事態を予測して退院指導をします（➡ポイント①）。==患者本人だけでなく家族（介護者）への指導も行います==。患者さんの療養環境や介護者の状況は多様であるため、患者さんの必要とするケアが退院後も継続されるためにしっかり情報収集し、退院指導をする必要があります。支援が乏しい場合には、在宅療養環境の調整（p.236「在宅との調整」参照）が必要になります。指導は看護師が中心となり、薬剤師、管理栄養士など多職種で協働して実施していくことでより充実した退院指導となります。

> **ポイントアドバイス①**
>
> 退院指導の際には、自宅療養において入院と異なり、できないことに焦点を当てがちになりますが、患者さんが自宅で継続可能な療養生活を考え、どのようなことができるか、入院中のケアに近付けるためにどのように工夫できるかを一緒に考えます。看護師だけでなく医師や多職種で意見を出し合い、指導を計画します。

がん薬物療法

インフューザーポンプを用いた経静脈投与

現在、消化器がんにおける在宅治療の主要なレジメンでは、

インフューザーポンプと専用針（ポート針）を用いてCVポート（皮下埋め込み型中心静脈アクセスポート）から抗がん薬を投与します（図1〜3）。そのため、抗がん薬を安全に投与するための患者指導が必須です。筆者の施設では初回投与は原則入院して指導をしながら実施、2コース目以降は外来で実施し、抜針は患者または家族が自宅で実施します。そのため在宅においてインフューザーポンプが適正に使用されているか、ポート針を患者・家族が抜針できるかといった指導が必要になります。

インフューザーポンプ使用中の指導のポイント

以下を患者本人と家族に指導します。

● ポンプバルーン内の薬液が減っているか、1日最低でも2回は確認すること。

● 皮膚に直接温度センサーが接触することで薬剤が一定速度で投与されるため、温度センサーが皮膚に密着しているか、確認する。固定するテープが剝がれかけている場合は剝がさずに上から重ねて貼付すること。

● ポート刺入部周囲に腫れや痛みはないか、テープは湿っていないか確認すること。ポート周囲に腫れや痛みがあるような場合やテープが濡れているような場合は、抗がん薬が皮下組織に漏出している可能性があるため、病院に連絡すること。

投与完了後、抜針したポート針はインフューザーポンプの側面にガムテープなどで貼り付け、チューブごと針が貫通しない

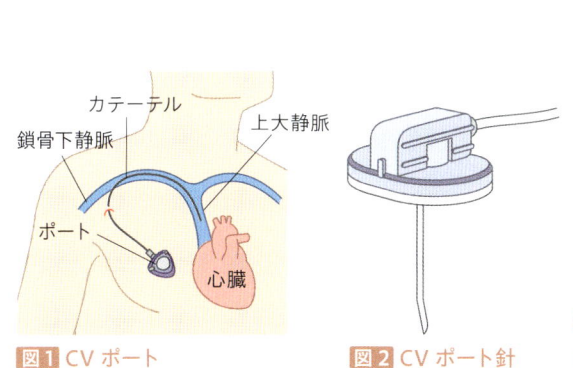

図1 CVポート

図2 CVポート針

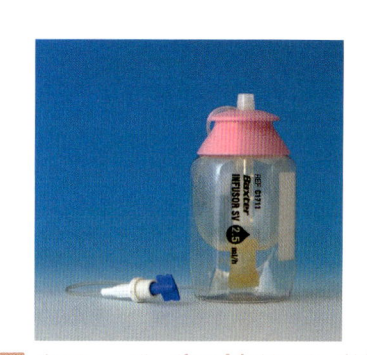

図3 インフューザーポンプ（バクスター社製）
（画像提供：バクスター・ジャパン株式会社）

容器（牛乳パックなど）に入れ、外来受診時に持参し、病院で医療廃棄物として破棄します。インフューザーポンプ、ポート針は医療廃棄物となるため自宅では廃棄しないよう伝えます。

経口抗がん薬 ➡ポイント②

　経口抗がん薬は、入院中は与薬することが多いですが、自宅では患者自身で確実に内服する必要があります。過少投与、過剰投与、飲み忘れなどが直接有効性や副作用発現に関連するため患者の理解が不可欠です。療養環境に応じて、家族など介護者への指導と、訪問看護やかかりつけ薬局などと協力する体制構築を行います。

退院後の有害事象の発生について

　入院中～退院後の副作用症状の出現時期を予期して指導します。一般的な殺細胞性抗がん薬の副作用発現時期を 図4 に示します。副作用に対する「〇〇の症状が出たときに△△を飲む」という頓用薬の指導だけでなく、患者さんの重症化を防ぐために、たとえば、発熱時であれば具体的にどんなときに病院への連絡が必要なのか、どういったときは入院が必要になってくるのかという、患者さんにとって理解しやすい言葉で、具体的な指導が必要です。筆者の施設では薬剤師と看護師が協働して退院前に内服薬、抗がん薬の副作用症状の指導を行っています。

　また分子標的薬やホルモン薬など薬剤により副作用のプロファイルが異なるため、薬剤特有の副作用、予防方法、出現時の対処法を伝え、患者自身が予防し、症状出現時に冷静に対処できるようにセルフケア力の向上を支えます。

手術・内視鏡治療

　早期がんの内視鏡治療後や、手術後には消化管の安静を保つため管理栄養士と協働した栄養食事指導が必要になります。退院後の食事について、入院時から誰が食事を提供しているのか聴取し、治療後の経過に沿った食事形態について指導します。本人が準備できない場合や家族の協力が得られない場合は、食事形態を考慮した宅食サービスの使用が必要になることもあります。

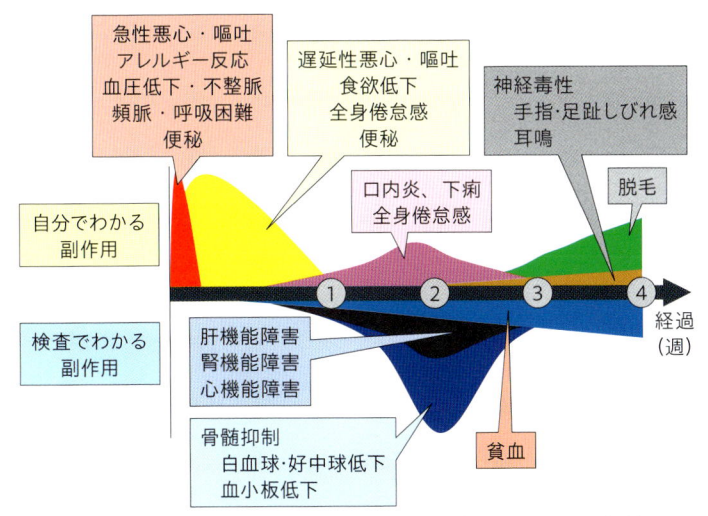

※国立がん研究センター中央病院抗がん剤治療教室より許可を得て掲載

図4 殺細胞性抗がん薬投与による副作用発現時期

術後では、創部の痛みによる日常生活への影響が懸念されます。疼痛時の鎮痛薬の内服や疼痛が持続する場合の病院への連絡のタイミングなどの説明も必要です。

また、創部の自宅での清潔ケアの方法の指導も重要です。自宅でどのようにケアするのか、洗浄していくか、保護していくのかを具体的に説明していきます。

ドレーン留置

入院中にドレーンやカテーテル（腎瘻、経皮経肝胆道ドレナージ［PTCD］、イレウス管、経皮内視鏡的胃瘻造設術［PEG］、経皮経食道胃管挿入術［PTEG］など）を留置した場合、排液があるかの確認方法、排液バック内容の廃棄方法、ドレーン刺入部の包交の指導が必要になります。包交の際、抗がん薬投与例では、感染しやすく皮膚が脆弱であり愛護的なケアが望ましいです。固定は、医療関連機器褥瘡（medical device related pressure ulcer；MDRPU）予防のためにΩ固定（オメガ固定、オメガ留）を行います[1]（**図5**）。またテープを剥離する際、患者さん、家族は痛みを避けるために勢いよく剥がすことがしばしばありますが、皮膚裂傷やびらん形成を避けるため、「剥

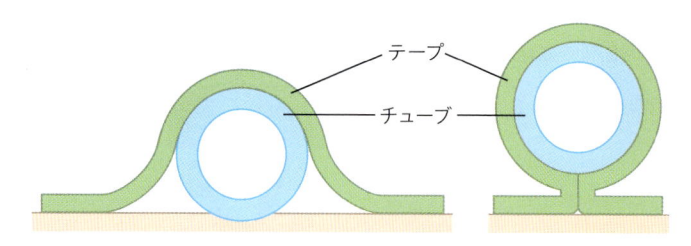

図5 Ω固定

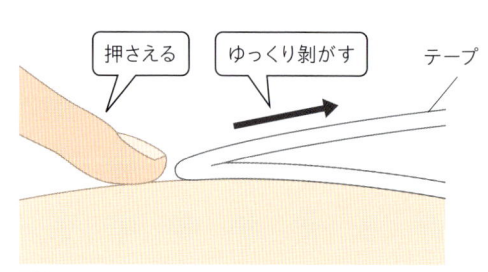
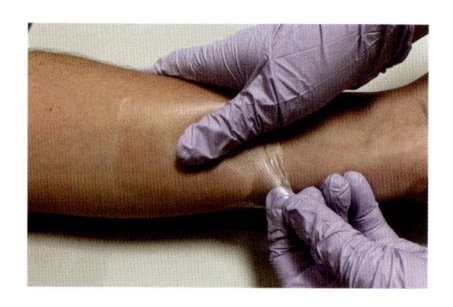

押さえる　ゆっくり剥がす　テープ

図6 固定テープの愛護的な剥離の仕方

がしかた」も指導する必要があります（**図6**）　➡豆知識 。

　ドレーンやカテーテルの刺入部の包交については、造設部位が腹部前面にあれば自己で交換が可能です。しかし腎瘻など側腹部〜背側に刺入部がある場合は自己での包交は原則困難で、家族への指導や訪問看護の調整が必要になります。また、終末期の在宅移行では、全身状態が不良である患者さんが、中心静脈栄養（total parenteral nutrition；TPN）とそのポンプ、ドレーンやカテーテルと排液バック、医療用麻薬と自己調節鎮痛法（patient controlled analgesia；PCA）のポンプなど複数機器を持ち帰ることになります。そのような場合には、訪問看護、訪問診療の利用と、介護者を含めた退院前カンファレンスでの情報共有が重要です。

放射線治療

　直腸がんや肛門がんでは放射線治療により会陰部の皮膚粘膜障害、下痢、疼痛が出現し、退院後の生活に大きな影響があります。そのため退院に向け排便コントロール、スキンケア指導、疼痛管理が必須です。治療前の排便パターンと緩下薬服用の有無を把握し、症状の程度を評価して指導していきます。

知っておきたい豆知識

テープを愛護的に剥がす際、通常のテープはテープを180度反転させて剥がしますが、フィルムの場合は肌に対して水平に引っ張るように剥がします。いずれの場合も剥がす手前の皮膚を抑えて剥がすことで肌に対して愛護的なケアとなります。テープが固着し剥がれにくい場合や皮膚が脆弱で損傷するリスクが高い場合には、剥離剤を使用し愛護的に剥がす指導も必要です。

また抗がん薬やオピオイドを併用する場合、下痢だけでなく便秘も認めることがあり、緩下薬、止痢薬の服用タイミングを患者さんと相談します。下痢時のスキンケアでは予防的に愛護的なケアとして、温水洗浄便座では洗浄強度を控えること、頻回の温水洗浄により悪化することがあるため清潔に留意するとともに洗浄しすぎないことを伝えます。頻回の下痢によりびらんや潰瘍が生じる場合は亜鉛華軟膏を塗布し、排泄物が会陰皮膚に直接付着することを予防します。

おわりに

　退院決定は、患者さんと家族にとって喜ばしいことです。一方で、症状の持続や新たな出現の可能性や、セルフケアを必要とする状況に直面することから、不安が大きいことを理解しましょう。また退院後、患者さんの置かれる環境も刻々と変化します。自宅療養を経て、職場復帰し就労するかた、介護者とともに療養が始まるかた、オストメイトになり基本的な生活が大きく変わるかたなどさまざまです。患者さんが戸惑う場面があれば相談ができることを伝え、新たな治療・療養生活に向けた支援を医療チームで担うことが重要です。

引用・参考文献
1) 日本褥瘡学会編. ベストプラクティス：医療関連機器圧迫創傷の予防と管理. 東京, 照林社, 2016, 113p.
2) 祖父江由紀子ほか編. がん放射線療法ケアガイド. 第3版. 東京, 中山書店, 2019, 122-33.

在宅との調整

国立研究開発機構 国立がん研究センター中央病院 看護部 緩和ケア認定看護師　**木嶋あすか**

在宅との調整の 3Point サマリー

Point **1** 今後、患者さんに起こり得る症状を予測し、対応方法をともに検討します。

Point **2** 症状やケアの共有にとどまらず、患者・家族が希望する療養に合わせた支援を検討します。

Point **3** 退院前カンファレンスで顔の見える関係を築き、切れ目のない医療やケアの提供につなげます。

消化器がん患者の在宅との調整における特徴

　「食べる」「排泄する」ことは、私たちが生活するうえで必要不可欠な行為です。しかし消化器がんの場合、病気によりそれが難しくなる可能性が高く、そのため栄養を輸液や経管で補ったり、排泄経路をストーマやカテーテルで確保したりする必要があります。

　退院調整では、自宅で患者・家族が生活しながら医療処置を継続できるよう、手技の簡素化や生活に合わせた管理方法を検討します。また、病状の進行により経口摂取ができなくなると症状コントロールを内服以外の方法に変更する必要があるため、患者さんの先々の病状変化を見据えた療養環境調整が求められます。さらに、消化器がんの治療は手術や薬物療法、放射線治療など多岐にわたります。特に薬物療法は外来を中心に行われることが多く、患者さんは仕事や家事、育児、介護などの日常

生活を送りながら治療を継続するため、患者・家族の社会生活をふまえた支援が必要となります。

主なサービスの調整

在宅サービス導入

在宅サービスには、訪問診療、訪問看護、ケアマネジャー、訪問介護などの制度に基づいたサービス（フォーマルサービス）のほか、友人やボランティアなど制度には基づかないサービス（インフォーマルサービス）があります。これらのサービスを組み合わせて患者・家族の療養を支えます。

サービスは、患者・家族の希望をふまえ、患者さんの退院後に予測される困りごとに対して、誰がどのような支援を提供できるか、院内だけではなく地域を含めた多職種で検討します。

訪問診療との調整

自宅で医療の管理が必要な場合は、患者・家族やかかりつけ医と相談し訪問診療を選定します。消化器がんでは病状の進行により経口摂取が難しくなった場合、薬剤の投与経路の変更や輸液の対応が可能かを確認したり、疼痛や腹水貯留など、今後予測される症状が出現したときの対応も確認します。

情報共有について

患者さんの治療経過や既往歴、薬剤、医療処置（輸液やドレーン管理など）の現状や自宅での管理方法などを共有します。医療処置は、患者・家族が自宅で管理できるよう手技を簡素化します。また患者さんが望む生活を共有し、生活に合わせた医療（薬剤の服用時間・投与経路など）も検討します。

衛生材料や保険医療材料などについて

自宅で使用する医療材料（注射針・輸液ルートなど）は、訪問診療が在宅療養指導管理料に基づき、患者さんに提供します。安全な管理を継続するため、病院で使用している物品の詳細（サイズや種類など）を共有します。

訪問看護ステーションとの調整

医療の管理やケアが患者・家族のみで難しい場合や、服薬管理など看護による支援が必要な場合に訪問看護を調整します。

そのため、患者さんに必要なケア（ストーマや輸液などの医療処置、治療に伴う症状マネジメント、看取りなど）に対応できる訪問看護ステーションを選定します。

情報共有について

情報共有は治療経過や既往歴、体内の留置物、医師の説明内容や患者・家族の理解度などを電話やカンファレンス、看護サマリーで行います。看護サマリーは、"受け取った側がその情報で継続した看護ができるか"という視点で作成するとよいでしょう。

患者・家族指導について

医療処置や介護が必要な場合は、本人・家族へ手技を指導します。患者・家族が退院後にも継続して支援が受けられるよう、手技の獲得状況や指導用パンフレットなどのツールを含めた情報を訪問看護師へ提供します。指導ツールの共有は、退院後に手技の変更が必要な場合に、入院中の指導内容をふまえて対応することができ、患者・家族の混乱を防ぐことができます。

自宅で使用する物品について

訪問看護ステーションは、自宅で使用する針や点滴ルートなどを提供することはできません。病院や診療所など医療機関が、在宅療養指導管理料や訪問看護指示書（衛生材料等提供加算）などの診療報酬に基づき、医療材料を提供します。ストーマ用装具などの診療報酬に基づかない物品は、患者自身が購入します。物品の不足で患者さんが困ることがないよう、入手方法を共有します。

ケアマネジャー（介護支援専門員）との調整

介護保険サービス（訪問介護、デイサービスなど）を利用する場合、ケアプランに基づいたサービスが提供されます。そのケアプラン作成や各種事業所との調整を行う担当者として、ケアマネジャーを選定します。選定の相談は地域包括支援センターやすでに在宅サービスを利用している場合はそこに相談してもよいです。介護度が要支援の場合は、地域包括支援センターが担当となります。

退院前カンファレンスの実施

目的

　退院前カンファレンスは、退院後に利用する在宅サービス担当者と情報共有を行うことで、医療や看護の継続性を担保することを目的とします。患者・家族は、カンファレンスへの参加を通して医療者間の連携が取れていることや、在宅サービス担当者の顔を確認でき、安心することができます。

　医療者にとっても互いの顔を見て対話することにより、紙面では伝わりにくい情報についても共有することができます。<mark>顔の見える関係は、切れ目のない良質な医療やケアの提供にもつながります。</mark>

開催

　カンファレンスの目的をふまえて、医師、看護師、薬剤師、リハビリスタッフなどのメンバーを召集します。時間は 30 分～ 1 時間を目安とし、時間厳守で行います。

　カンファレンスは、退院時共同指導料 2 や介護支援等連携指導料の診療報酬に関連します（ 表1 ）。

表1【参考】2024 年度診療報酬点数早見表

診療報酬名	内容	点数
退院時共同指導料2 （入院医療機関） ＊地域保険医療機関は 　退院時共同指導料1	訪問診療や訪問看護などと退院後の在宅での療養上必要な説明および指導を共同して行ったうえで、文書により情報提供した場合	400 点
加算 共同して指導	入院中の医療機関の医師と在宅療養担当医療機関の医師が共同して指導を行った場合	300 点
加算 多機関共同指導加算	入院医療機関の医師または看護師などが医療機関の医師・看護師・訪問看護師・介護支援専門員などの3者以上と共同して指導を行った場合	2,000 点
介護支援等連携指導料	入院中から介護支援専門員（ケアマネジャー）と共同して、退院後に導入が望ましい介護等サービスの説明及び指導を行った場合（入院中2回まで算定可能）	400 点

事例

患者：50 歳代、男性、事務職、進行性食道がんで化学放射線療法後。

家族：妻（50 歳代）と 2 人暮らし、成人した子供 1 人（独立、家庭なし）。

現病歴：飲み込みにくさを自覚し、近医を受診したところ進行性食道がんと診断された。化学放射線療法中、放射線性食道炎のため経口摂取できず症状緩和目的で入院した。患者さんは、オプソ®（モルヒネ）で症状が緩和し飲水可能となったが、早期退院の希望があり、自宅で中心静脈栄養を継続して行う方針になった。患者さんは退院後の生活について「平日の点滴は夜だけにしたい」と話していた。

実際の調整

● 訪問診療には CV ポートからの中心静脈栄養の処方・管理、食道炎の症状コントロールを依頼しました。訪問看護には症状に対するセルフケア支援、輸液管理指導、輸液をしながらの生活支援を依頼しました（医療保険）。

● 退院 7 日前、退院後の輸液管理方法の共有を目的とした退院前カンファレンスを実施しました。参加者は訪問診療医、訪問看護師、病院主治医、病棟看護師、入退院支援看護師です。カンファレンスでは、平日の輸液は夜間のみを希望していることを共有しました。患者自身が輸液開始から終了、生食ロックまで実施できれば在宅療養可能とのことであり、退院までに病棟看護師が患者さんに輸液管理方法を指導しました。

● 指導管理料は、退院時共同指導料 2（保険医共同加算）、在宅中心静脈栄養法指導管理料（注入ポンプ加算、輸液セット加算）を算定しました。

● 退院後は訪問看護師が継続して指導を行い、セルフケアを獲得できるよう支援しました。

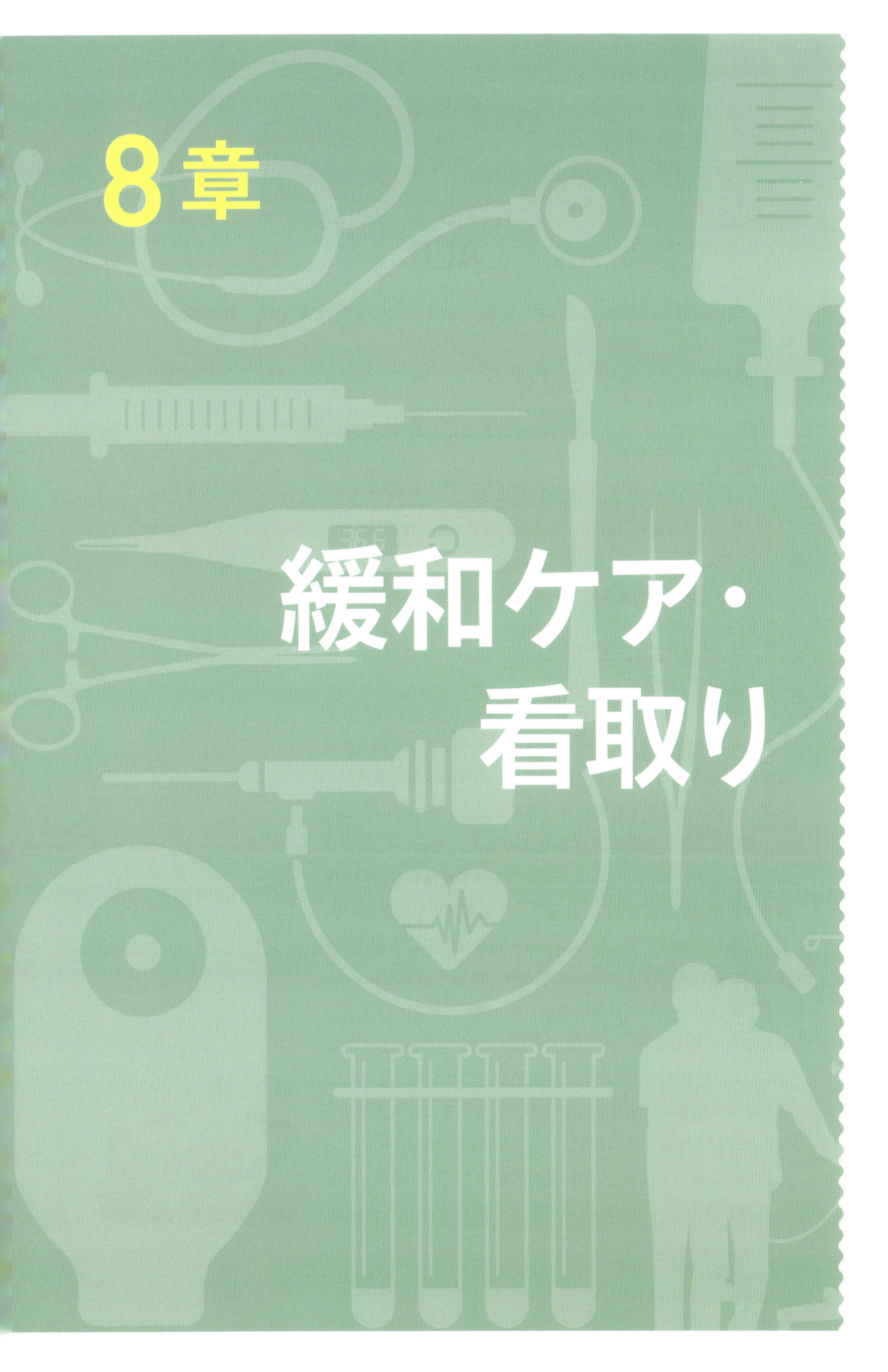

8章

緩和ケア・看取り

ACP

公益財団法人がん研究会有明病院 腫瘍精神科 主任公認心理師 / 臨床心理士　**厚坊浩史**

ACP の 3Point サマリー

Point 1　ACP（advance care planning）だけでは医学的なアウトカムは変わりません。

Point 2　基本的に ACP に「やった、終わった」はありません。継続することが大切です。

Point 3　未来、将来を知るには、過去を知ることです。

　ACP（advance care planning）とは、「がんなどの病気に伴う症状による生活への支障や療養場所の変化などを予測し将来の変化に事前に備えることを目的とし、将来の医療介護体制やケアについて患者とその関係者（医療者含む）を中心に話し合い、意思を決定、確認するプロセスのこと」を指します。「プロセス」と明記しているのは、一度ですべてが決まるという意味ではなく、意思決定を行うにあたってさまざまな意見があり、それらを話し合いながら共有していく過程を大切にすることを示しているためです。患者さんや家族の希望や望まないこと、尊重してほしいことなどを繰り返し話し合い、意思決定を支援することを指します。ACP 研究の第一人者である Sudore は「ACP は年齢や病期を問わず、患者が自身の価値観、生活の目標、今後の治療に対する意向を理解・共有することを支援するプロセス」と定義しています。

　わが国においては 2018 年に厚生労働省が「人生会議」という名前を標榜し、その後 ACP の啓発を行いました。その後、

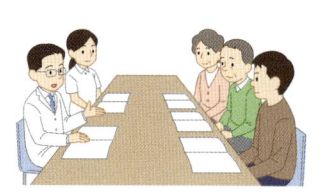

各種研修などで取り上げられる機会も多くなり、実施している医療機関は増えていると思います。

ACP の効果

　まず、どうしても押さえておきたい話をします。前述したように ACP の活動は確実に普及しています。そこでさまざまな実証研究や系統的レビューが行われました。大きな点としては、患者さんと医療者間のコミュニケーションの改善といった短期アウトカムに関しては一定の効果が確認されたものの、中・長期的なアウトカム（患者さんの意向に合致したケア・QOL の向上）といった面では、実は negative study も多く報告されているということです。患者さんの長期的な QOL の維持・向上を目指した取り組みであるはずなのに、どうしてでしょう。

　S. Morrison は 2020 年に「Advance Directives/Care Planning: Clear, Simple, and Wrong」[1]、2021 年に「What's Wrong With Advance Care Planning?」[2] と題した論文の中で「ACP はわかりやすく、本質的には理屈が通るものであり、患者のためになる理想的なものと信じられてきた。しかし過去の研究の成果を見る限りそれは幻想にすぎない。望むような効果がないことをエビデンスが示唆している」と述べています。この背景として「必要な意思決定が求められる前段階で患者・家族との会話を促進しても、その後のケアが期待どおりに改善されなかったことに患者が失望しているのだろう」と述べています。また Morrison は、患者さんや家族と価値観や目標についての話し合いを行うことは重要であるものの、それ自体が ACP であると誤解し、かつ絶対視し、唯一の解とするのが適切でないことを示しています。したがって、ACP はただ行うだけでは有意義ではないといえそうです。

目標の共有

共同意思決定 (SDM)

　がん患者の QOL 向上を目的とし、価値観や将来的な意向に配慮した目標を共有することは非常に重要です。人間は本来、

さまざまな意向や価値観、人生観を持っているものですが、一方でがんの治療場面においては、診療方針の決定が行われる時間や回数は非常に短いことが多いです。

私たちには、この診療方針決定に関する ACP において共同意思決定（shared decision making；SDM）という姿勢が必要になります。患者、家族は各自の価値観や思い、希望を話し、医療者は知識や経験を伝え、一緒に答えを探していく、創っていく姿勢のことです。これは「〇〇のような痛みが続いています。どうしたらいいでしょう？」といった問いかけに対して「〇〇のような痛みには△△のようなお薬が有効です」といった evidence based medicine（EBM）に基づく応答とは異なった性質があります。EBM に対する概念に narrative based medicine（NBM）というものがあり、1998 年に英国の Greenhalgh T、Hurwitz B によって提唱されました[3]。EBM を補完する医学／医療の概念であり、わが国では EBM と NBM は「患者中心の医療を実現するための車の両輪」と理解されています。Narrative は直訳すると「物語」であり、患者さんのきわめて主観的な体験を指すことが多いと思います。このきわめて主観的な部分が患者の価値観であり、ACP において重要になります。

ACP の本質

多くの場合、患者さんにとって死や衰え、病気の悪化はできるだけ考えたくないものです。また考えていたとしても、医療者や家族に言葉にすることに抵抗がない人は少なくないと思います。皆さんは、たとえばある日「あなたはいつか定年が来るし、身体が動かなくなったり、今の仕事を継続できなくなったりするかもしれない。そうなったら一体どうする？」と尋ねられたら、どのように答えるでしょうか？ 多くのかたは「実感がわかない、状況によるし、そのときに考える」と回答するのではないでしょうか。これは明確な根拠があるわけではないですが、筆者は「物事を前もって決めることができるのは 1 カ月程度が限度ではないか」と考えています。ACP を説明する書籍や書物には必ずといっていいほど「考えは変わっていい」と書かれています。それはそのとおりなのですが、考えが変わっ

たり、以前の発言や決定を保留したりしたいときにそのことをきちんと誰かに伝えられる、共有できるかどうかが大切です。これが本項目のテーマである「ACP に"やった、終わった"はない。継続することが大切」という本質の部分です。

　ちなみに下記のような意思決定の普遍的バイアスがかかることを事前に理解しておけば、言葉の額面どおりに受け止めることなく、患者さんの思いの背景が想像できるかもしれません。

① Disability paradox（障害評価矛盾）：元気なときは治療の打ち切りをすると話しても、状態が悪化したときには自分の QOL が高いと判断し中断しない思考。
② Prospect theory（過剰期待理論）：非常に小さい可能性であっても実現すると考える。
③ Hot-cold バイアス（不利益の過小評価）：起こり得る不利益を過小評価し、生命の危機にあるときもリスクを過小評価する。
④ Availability バイアス（可能性過大評価）：客観的情報より身近な主観性が決定に影響を与える。
⑤サンクコストバイアス：今まで費やしたお金や時間、エネルギーが大きいほど、中断できない。

未来、将来を知るには過去を知ること

　ここまでお読みいただけると「これは私たちが日々の臨床のなかで行っているコミュニケーションだ」と感じるかたが多いのではないでしょうか。そのとおりです。ACP は決して特定の質問や特定のディスカッションを行う場ではなく、私たちが日々のケアを通じて行っていることかもしれません。「ケア」と説明すると、非常に守備範囲が広く感じるかたもいるかもしれません。私たちが日々患者さんに接するなかで大切にしていることや、患者さんに声掛けを行っていること、また患者さんが話してくださることをまとめたものが ACP なのです。「ACP を行う」となると、どこか仰々しく感じるのはそのためです。ただ、日ごろの情報収集を行いつつも、大切な話し合いなどはテーブルを囲んで、患者さんと患者さんの大切な人と一緒に考えていくことが大切なことも多いでしょう。特に重要な意思決定は、一人で一度に決めないということも重要です。

質問の仕方を変えてみる

　ここでもう一つ皆さんにお尋ねしたいことがあります。皆さんのなかの多くはさまざまな支援職に就いていると思います。では、①これからどういう専門職になっていきたいですか？②今の仕事に就く動機やきっかけはなんですか？ という質問には、①②のどちらが答えやすいでしょう。質問の仕方を変えると「過去と未来のこと、どちらのほうが回答しやすいですか」ということです。これは未来と答えるかたもいれば、過去と答えるかたもいらっしゃると思います。今後の方向性や自らの志向がある程度見通せているかたは未来のことも考えられるでしょう。一方、将来のことについてまだ具体的ではなく、不安がたくさんある場合は、過去のことのほうが答えやすいとおっしゃるかたもいるかと思います。これはどちらが正解、どちらが間違いというわけではありません。もし、将来のことや未来のことを語ることが難しい患者さんがいたら、迷わず過去の生活歴や生活史を聞いてみることをお勧めします。

　たとえば「自分がどこで生活をしたいか」という質問に対して答えが出ないとします。その際、今まで住んできた場所や家への愛着、引っ越しの回数など、患者さんの narrative に問いかけることを行うと、意外と現在の思考が明確になり、その結果「おそらくこういうことを大切にしたいんだな」というポイントがみえてくるのではないかと思います。筆者は公認心理師ですが、ACP に携わるさまざまな職種のなかで、最も患者の過去のことを尋ねていると思います。職種的に患者さんの人格形成や思考・感情の発達状況などのアセスメントを行う目的があるのですが、これらの情報が、患者さんの価値観を知るには重要であることが多いのです。未来のことを考えるうえで過去のことを聞くことは無駄ではありません。

ポイントアドバイス

私たちの多くは、幼少期から自分の意見よりも他者の気持ちへの配慮を中心に考え、自分の意見を述べるトレーニングを受けていないかたも多いと思います。したがって、急に生活全般について自分の意見を述べる全体的要求よりも、「せめて〇〇したい」といった部分的要求を積み重ねたほうがスムーズかもしれません。

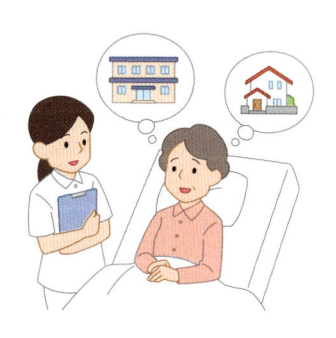

引用・参考文献

1) Morrison RS. Advance Directives/Care Planning: Clear, Simple, and Wrong. J. Palliat. Med. 23 (7), 2020, 878-9.
2) Morrison RS, et al. What's Wrong With Advance Care Planning?. JAMA. 326 (16), 2021, 1575-6.
3) Greenhalgh T, eds. Narrative Based Medicine: dialogue and discourse in Clinical Practice. BMJ Books. London, 1998.
4) Sudore, RL. et al. Defining Advance Care Planning for Adults: A Consensus Definition From a Multidisciplinary Delphi Panel. J. Pain. Symptom Manage. 53 (5), 2017, 821-32.

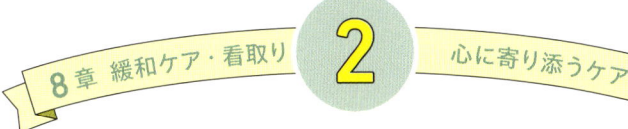

メンタルのケア

公益財団法人がん研究会有明病院 腫瘍精神科 主任公認心理師 / 臨床心理士 **厚坊浩史**

メンタルのケアの 3Point サマリー

メンタルケアは、次に挙げる 3 つのポイントを抑えることで、患者さんや家族にかかわるすべての職種が実施可能です。

Point 1 不安になることは悪いことではありません。現実を受け止める過程と理解しましょう。

Point 2 あまりにも不安が続く場合は、生活への支障がどの程度生じているかを確認しましょう。

Point 3 対応困難なケースは、私たちの傷付きも自覚しましょう。

強い不安への理解

　不安が強いときは、現実を受け止める過程にあると理解しましょう。通院や治療、生活や経済面、仕事との両立など、患者さんは常に不安を抱えており「あるかないか」ではなく、不安は常在しています。患者さんにとっては、日々や人生の優先順位が絶えず変化することが苦痛であると話すかたも多いです。ライフワークバランスに柔軟性があるかたはよいのですが、仕事などの役割に没頭しているかたは「大事なことを二の次にすること」が非常に苦手です。不安は、予期しないことが生じた際のセンサー的な役割を果たしており、気持ちの動揺が続いている状態下では不安は頻発します。現状に対する過剰・過多な期待や希望を手放し、現状を受け止めることは非常に苦しいものです。だからこそたくさん泣き、悲しむことが重要です。ネ

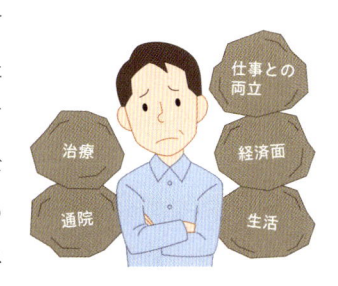

ガティブな感情や思考は否定的な文脈で捉えられることも多い
ですが、いくら落ち込みや不安が強くなってもがんの進行には
何も影響はありません。私たち医療者からすると心配でも、==患==
==者さんがしっかりと流涙し、弱音や愚痴を言葉にする時間や場==
==所は、長い目で見た際には生活を維持するうえで必要なプロセ==
==ス==であることを理解することが==重要です==。

不安が続く場合の対応

　あまりにも不安が続く場合、生活への支障がどの程度あるか
を確認しましょう。

　上述した反応を「正常反応」と考えた場合、どこからが「正
常ではない反応」でしょうか。精神科領域では、「苦痛の自覚」
と「生活への影響」の2本を軸に考えます。不安や落ち込み
が2週間以上毎日持続することや、今まで好んでいた趣味や
気分転換ができなくなった、家庭での役割が遂行できなくなっ
たときに「生活への支障」が生じたといえるでしょう。このよ
うな状態に陥ると、患者は自らの感情調整機能が低下します。
落ち込みや不安が自分で制御できなくなってしまい、気分転換
や趣味によって気分を晴らすことは難しくなり、精神症状の強
弱に翻弄されることになります。「今はあがいても仕方ない」
と割り切ることができたらよいのですが、人間はついつい「こ
こで頑張らないと」と自分にむちを打ってしまいます。今まで
「頑張る」ことで乗り切ってきたかたは、それ以外の対処を知
らずに生きてきたため、従来のストレスコーピング方法を見直
すことになります。

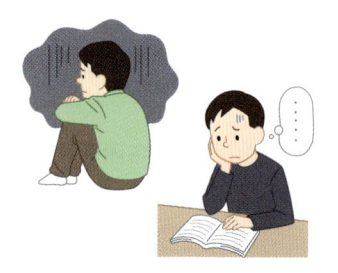

　精神科で仕事をしていると、身体科治療モデルと精神科治療
モデルが異なることを実感します。身体科治療モデルは、疾病
をいち早く確実に治療し、回復することを目指します。もちろ
ん精神科でも苦痛を低減することは確実に重要です。しかし、
一方でさまざまな心理社会的課題が降りかかった状況は、一朝
一夕に改善することはあまり多くありません。ここで大切なこ
とは、==積み重なった心理社会的苦痛に対して落ち込んでいるこ==
==と==ではなく、==苦痛に対する対処がうまくいかずに落ち込んでい==

ることのほうが圧倒的に多いという事実です。ただ、「精神科専門職にお話を聞いてもらいませんか？」と患者さんに勧めることは、2つのリスクがあります。一つ目は、精神科医療と無縁の生活を送ってきている患者さんは精神科受診に抵抗があるかもしれないこと、もう一つは「相談に乗ってもらう、話を聞いてもらう」ことは、自らの立場を一段下げることになり、より自尊心が傷付くこともあるということです。頑張る人に共通すること、それは周囲の人に頼り慣れていないことでもあります。自分がちゃんとしなければ、しっかりしなければと思うことは美しい姿かもしれませんが、一方で苦痛を伴うことでもあります。ここで大切なことは、押し付けすぎない程度に、周囲を頼ることを勧め、十分に頑張っていることを保障することです。「味方を増やしましょう」や「多くのかたにお勧めしていますが、睡眠の相談に乗ってもらいましょう」と勧めるほうが受け入れやすいと思います。

対応困難なケースとスタッフの傷付きについて

　私たち対人援助職は、目の前の患者さんの力になりたい、困ったことを助けたいという思いを持っています。しかし、精神的に大きな課題を抱えていたり、適切な援助希求が不得手であったりする患者さんへの対応に困ることも少なくありません。特に怒りをぶつけてくる患者さんや、こちらの要求や提案がうまく通じない患者さんへの対応は常に疲弊を伴います。

　怒りそのものを取り扱うことは困難かもしれません。ただ怒りの背景には必ず「不安や恐怖」があります。怒りに変えないと伝わらない「恐怖」を想像し、「〇〇が怖いんですね」といった同調であれば対応可能かもしれません。「何とかしないと、と思うからこそ、できない自分に焦ってしまいますよね」といった、相手の心境をなぞった声掛けは「わかってもらえた」体験を増すことにつながります。不安の訴えや泣くことは信頼できない人に見せることはありません。「この人ならわかってくれる」という期待があるからこそ見せるのです。

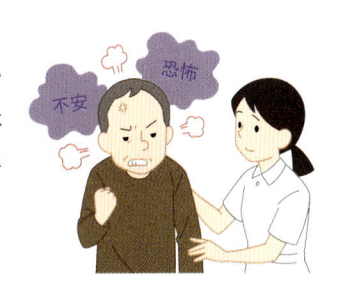

ただし私たちは医療者である前に、一人の人間です。度重なる要求や強い感情に触れることで疲弊や傷付きを味わうことも決しておかしいことではありません。コミュニケーションの本来の意味は「共有すること」であり、医療者が患者さんのことを理解するだけではなく、双方向の理解が重要です。あまりにも一方的かつ横柄な要求の場合はコンプライアンス的な判断に委ねることも重要です。従来のがん看護は全人的な寄り添いを掲げてきましたが、今後は安全かつ安心な医療を遂行するために「その患者さんに合わせた適度な寄り添い」を心掛けていきたいものです。

> **ポイントアドバイス**
>
> 私たちが傾聴を行う際、話をうかがうほうがいいか、アドバイスをしたほうがいいか、迷うことがあります。私たちがアドバイスをしたくなることの多くは、すでに患者は試そうとされていたり、実行した経緯があったりすることも多いと思います。なかなかうまくいかないことへの同調を行うことを中心にし、アドバイスは「求められたときに行う」ほうがよさそうです。

引用・参考文献
1) 厚坊浩史ほか. リエゾン精神医学に見られる不安. 精神科治療学. 35 (12), 2020, 1317-22.
2) 厚坊浩史. "第6章がん・難病". 健康・医療心理学：ウェルビーイングの心理学的支援のために. 川畑直人ほか監. 京都, ミネルヴァ書房, 2022, 101-15.

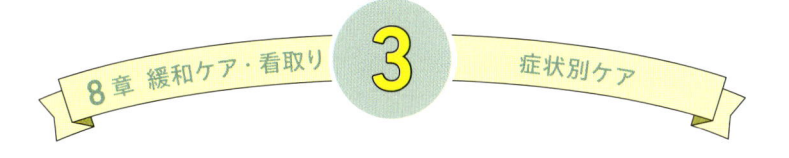

痛み

東京大学医科学研究所附属病院 先端緩和医療科　**伊藤哲也**

　痛みはがん患者に頻繁にみられる症状であり、治療中の患者さんの55.0%に、進行がんもしくは終末期の患者の66.4%にみられると報告されています[1]。痛みそのものが苦痛であることはもちろんのことですが、これがADL低下をもたらし、ときに不安などの心理的問題に関連することもあるため[2]、重要な課題となります。

痛みの分類

　痛みは大きく分けて、組織の損傷などによる侵害受容性疼痛と、感覚神経への影響による神経障害性疼痛に分類されます。侵害受容性疼痛はさらに、皮膚などの体性組織に関連する体性痛、内臓に関連する内臓痛の2つに分類されています[3]。実際には、これらが組み合わさって患者の症状を形成していることもあります。

痛みに対する薬剤

　これらの痛みに対応するための薬剤には、主に以下の薬剤が選択されます[3]。

非オピオイド鎮痛薬（表1）

非ステロイド性抗炎症薬（non-steroidal anti-inflammatory drugs；NSAIDs）

　抗炎症作用、解熱鎮痛作用があります。汎用される薬剤の一つですが、消化管障害や腎障害を引き起こしたり、また血小板凝集へ影響することで出血傾向が現れることがあり、注意が必要です。

表1 非オピオイド鎮痛薬の特徴

	鎮痛作用	解熱作用	抗炎症作用	主な副作用
NSAIDs	○	○	○	消化管障害、腎障害、出血傾向など
アセトアミノフェン	○	○	×	肝機能障害など

アセトアミノフェン

解熱鎮痛作用を示す一方で、抗炎症作用は非常に弱いとされています。肝機能障害を呈することがあるため、肝機能の低下が懸念される患者さんなどでは特に注意が必要です。

オピオイド鎮痛薬

モルヒネやヒドロモルフォン、オキシコドン、フェンタニルなどの鎮痛薬は、脊髄や視床、大脳皮質からの痛覚伝導を抑制し、また下行性疼痛抑制系を賦活化することで効果を発揮します。それぞれの薬剤に特徴があり、適切な使い分けが必要です。便秘や悪心・嘔吐、眠気、せん妄などのほか、重篤なものとして呼吸抑制の副作用に注意が必要です。

鎮痛補助薬

特に神経障害性疼痛を疑う患者さんには、プレガバリンやミロガバリン、アミトリプチリンなどの三環系抗うつ薬や、デュロキセチンなどのセロトニン・ノルアドレナリン再取り込み阻害薬などを投与することがあります。

これらの薬剤を投与するにあたり、WHO のガイドライン（2018 年改訂）[4] では、鎮痛薬の投与にあたり以下の原則を提案しています。

「可能な限り経口で、時間を決めて規則正しく投与し、その上で痛みの種類や場所を患者ごとに注意深く評価して最適な治療を決定しマネジメントする。その上で細かい配慮を持って患者に投与することが大切です。」

Column

WHO 三段階除痛ラダーのいま

WHO の三段階除痛ラダーについて学んだことがあるというかたも、読者の皆さんのなかにはいらっしゃるかもしれません。痛みの程度にあわせて、非オピオイド鎮痛薬に、中等度の痛みに用いる弱オピオイド、中等度〜高度の痛みに用いる強オピオイドを追加し、必要に応じて併用することを提唱するものでした[3]。ここでいう強オピオイドにはモルヒネやオキシコドンなど、弱オピオイドにはトラマドールやコデインが含まれます。しかしながら、弱オピオイドと少量の強オピオイドの投与について効果と安全性を比較した検討で少量の強オピオイド投与の優位性が示されたため[5]、現在は概略的な指針として扱われています[6]。それでも、トラマドールのセロトニン・ノルアドレナリン再取り込み阻害作用、コデインの鎮咳作用など、弱オピオイドと分類される薬剤にはそれぞれに特徴的な作用があります[3]。これらの薬剤も患者さんの状況によって選択していくことが求められます。

引用・参考文献は p263 に掲載

呼吸困難

東京大学医科学研究所附属病院 先端緩和医療科　**伊藤哲也**

呼吸困難の原因

　呼吸困難はがん患者の病状の進行とともに増え、予後不良因子でもあります[1~3]。不快な症状は患者さんの日常生活における活動に影響するだけではなく、抑うつや不安を含めた精神症状と関連します[4, 5]。

　呼吸困難が生じる原因はさまざまで（**図1**）[6]、腫瘍病変の肺実質や胸膜への進展のほか、気道の閉塞や塞栓などによる血管の閉塞も鑑別に挙がります。そのほか、横隔膜神経麻痺や呼吸筋の疲労、貧血も想定されます。治療に関連して薬剤性もしくは放射性肺障害も鑑別しましょう。肺切除による影響もあるかもしれません。また、既往歴としての閉塞性肺疾患や心不全、またパニック発作や過換気症候群の可能性にも留意が必要です。まずは呼吸困難の原因として解除できるものがないのか、十分に検討を行い対応することが必要です。

呼吸困難に対する治療

酸素療法

　酸素療法は、低酸素血症を改善するだけではなく呼吸努力を軽減させ、循環器への負荷も

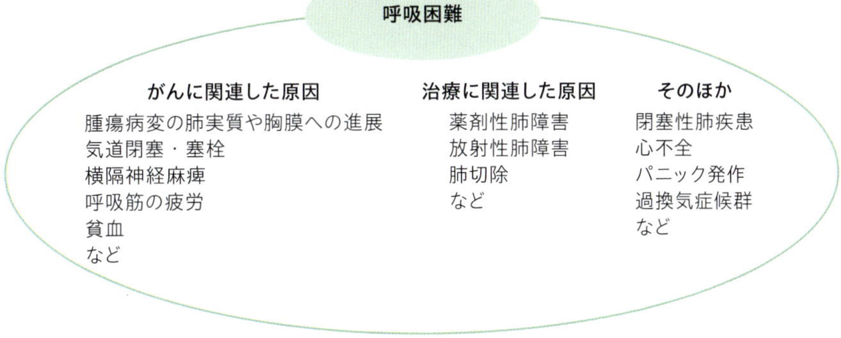

呼吸困難

がんに関連した原因	治療に関連した原因	そのほか
腫瘍病変の肺実質や胸膜への進展	薬剤性肺障害	閉塞性肺疾患
気道閉塞・塞栓	放射性肺障害	心不全
横隔神経麻痺	肺切除	パニック発作
呼吸筋の疲労	など	過換気症候群
貧血		など
など		

図1 呼吸困難の原因（文献6を参考に作成）

軽減させます。鼻カニュラやマスクを使用する投与方法のほか、非侵襲的陽圧換気（non-invasive positive pressure ventilation；NPPV）や高流量鼻カニュラ酸素療法（high flow nasal cannula oxygen；HFNC）を使用することもあります[7, 8]。

==酸素療法は比較的簡便に実施できる一方で、CO_2 ナルコーシスなどの副作用に注意する必要があります。また、行動制限や気道の乾燥を生じる可能性、機械作動音による不快感の他、酸素を取り扱うため火気に対して十分な注意が必要です。==

薬物療法

呼吸困難に対する薬物療法はモルヒネ製剤の全身投与が標準的です[9]。有効性を判断しながら、呼吸抑制や過鎮静などの副作用に注意し適切な投与量を決めていきます。モルヒネ以外のオピオイド製剤について呼吸困難に対する効果は現時点で明確になっていませんが、腎機能の低下がある症例など、モルヒネを投与しづらい患者さんの場合はほかのオピオイド製剤を経験的に使用することがあります。

また、ステロイド製剤を呼吸困難に対して使用することがあります。現時点で明確なエビデンスはありませんが、ステロイドの抗炎症作用や腫瘍周辺の浮腫を軽減する作用によってがん性リンパ管症や気道の狭窄による呼吸困難の改善が期待できるような症例などに対しては、病態に応じて使用を検討することがあります[7]。

そのほか

これらの治療に並行して、呼吸リハビリテーションや心理的な支援、リラクセーションも必要に応じ導入することがあります。呼吸を妨げないような着衣の工夫や室温、湿度にも配慮してケアにあたってください。

Column

酸素飽和度と呼吸困難

呼吸困難はあくまで主観的な症状です。酸素飽和度は呼吸状態を把握するための一つの指標として重要なものですが、酸素飽和度の低下がなくても呼吸困難を生じていることがあります。このような場合の酸素療法の有効性は確立していませんが、気体の吸入による呼吸困難の改善が報告されており、メリットとデメリットのバランスを考慮し、経時的な評価を行いながら酸素吸入を試みることがあります[6, 10]。

引用・参考文献は p263 に掲載

悪心・倦怠感

東京大学医科学研究所附属病院 先端緩和医療科　**伊藤哲也**

悪心

悪心はがん患者にみられる症状として少なくないものの一つであり、進行がん患者の60%にみられると報告されています[1, 2]。悪心の原因は多岐に渡り（図1）[3, 4]、化学的な原因としては治療に用いられた薬剤などの化学物質によるものや肝不全、腎不全、電解質異常などの代謝異常が、消化器系の原因としては消化管運動の異常や閉塞、便秘が、中枢神経系の原因としては頭蓋内圧の亢進をもたらす脳転移などが挙げられますが、一方で不安により悪心が生じることもあります[3]。悪心に対応するにあたり、まず原因として想定される病態が何なのか、解除できるものがないのか、十分な検索を行う必要があります。

薬物療法

薬物療法として、次のような薬剤が選択されます[3, 4]。化学的要因が想定されるのであれば、ハロペリドールやメトクロプラミドなどのドパミン D_2 受容体拮抗薬、がん薬物療法にあたってはセロトニン 5-HT_3 拮抗薬や NK_1 受容体拮抗薬、ステロイドなどが検討されます。中枢神経系の異常や前庭系の関与が原因であれば、ジフェンヒドラミンなどのヒスタミン H_1 受容体拮抗薬やスコポラミンなどの抗コリン薬を投与することもあります。脳浮腫を抑える目的で投与されるステロイド、腸閉塞の場合は消化管の分泌を抑えるオクトレオチドも効果が期待されます。そのほか、オランザピンなどの複数の受容体に作用する非定型抗精神病薬も検討されることがあります。

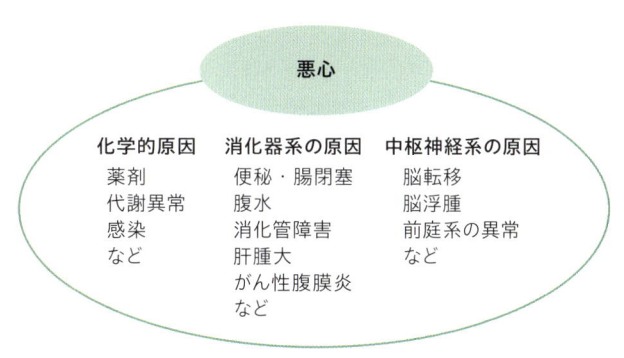

悪心

化学的原因	消化器系の原因	中枢神経系の原因
薬剤	便秘・腸閉塞	脳転移
代謝異常	腹水	脳浮腫
感染	消化管障害	前庭系の異常
など	肝腫大	など
	がん性腹膜炎	
	など	

図1 悪心の原因（文献 3、4 を参考に作成）

そのほかの対応

これらの治療に並行して、不快な臭気を避けるなどの環境調整、また食事の工夫や口腔ケアなども大切な役割を持ちます [3]。

倦怠感

倦怠感もまたがん患者に頻繁にみられる症状で [5, 6]、患者さんの QOL に大きな影響を及ぼします。倦怠感の原因としては、がんそのものにより産生される炎症性サイトカインが原因とされる一次的倦怠感のほか、悪液質、貧血、感染症、精神症状、脱水や電解質

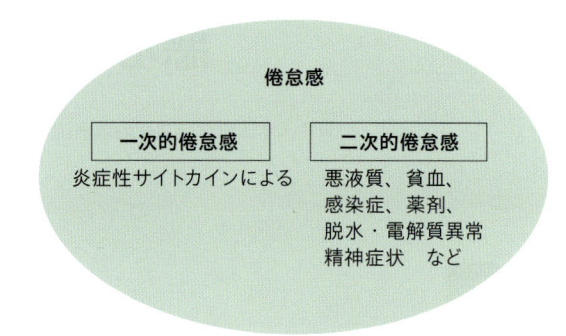

図2 倦怠感の分類（7〜9 を参考に作成）

異常、睡眠障害、また治療や薬剤などに起因する二次的倦怠感が含まれます（図2）[7〜9]。倦怠感の評価にあたっては、BFI（brief fatigue inventory）[10] や cancer fatigue scale [11] のほか、ほかの症状の評価にも用いられる VAS（visual analogue scale）や NRS（numerical rating scale）などが用いられます。倦怠感の原因となる病態として解除できるものがあるのかどうか、まずは十分に検索を行い、治療を進めていきます。

薬物療法

薬物療法としてはステロイド製剤が用いられることが多くその効果が報告されていますが [9, 12, 13]、その種類や投与量、期間について十分な知見は得られていません [8]。

そのほかの対応

そのほか、運動療法やカウンセリング、活動時間を工夫するなどの対応を検討することがあります [8]。

Column

「つらさ」のお国言葉

悪心や倦怠感に限ったことではありませんが、症状のつらさを表現する言葉は地方によって差異があります。北日本を中心とした「こわい」、東海地方の「えらい」などがその例でしょうか。不慣れな土地で勤務した際のこと、聞いたことのない患者の表現に少なからず困惑しながらも、そうしたやり取りを通して患者さんやご家族と打ち解けることもありました。

患者さんと医療者の十分な意思疎通はラポール形成へつながる大切な要素です。そのつらさがその地域でどのような表現をされているのか、住んだことのない地方で勤務することになったら、まずは患者さんの声にゆっくりと耳を傾けてみてください。

引用・参考文献は p263 に掲載

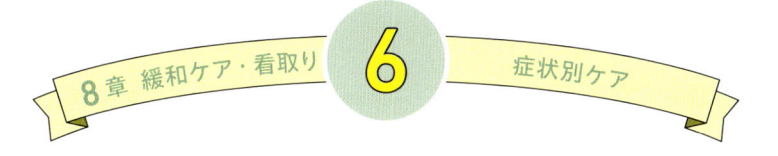

便秘

東京大学医科学研究所附属病院 先端緩和医療科　**伊藤哲也**

　便秘はがん患者で多くみられる症状の一つであり[1]、排便困難だけでなく腹痛や腹部膨満感、鼓腸、悪心のほか、かえって溢流性の下痢を生じるなど患者のQOLに大きな影響を及ぼします[2]。特に消化器がんの患者ではその病態から注意が必要なものとなるでしょう。

便秘の原因

　便秘にはさまざまな原因が考えられますが（図1）、腸管の閉塞や狭窄、脱水、活動性の低下、神経障害や高カルシウム血症、糖尿病や甲状腺機能低下症などの併存疾患のほか、薬剤性や排泄環境にも注意を払う必要があります[3, 4]。オピオイド製剤は腸管の蠕動を抑制することでオピオイド誘発性便秘を引き起こすことが知られており、これは耐性を生じません。その他に抗コリン薬も便秘を引き起こします。消化器がんの患者さんであれば、どちらも投与される頻度の高い薬剤です。また抗うつ薬や抗精神病薬により便秘が生じることもあるため、使用している薬剤は一通り確認することが必要です。

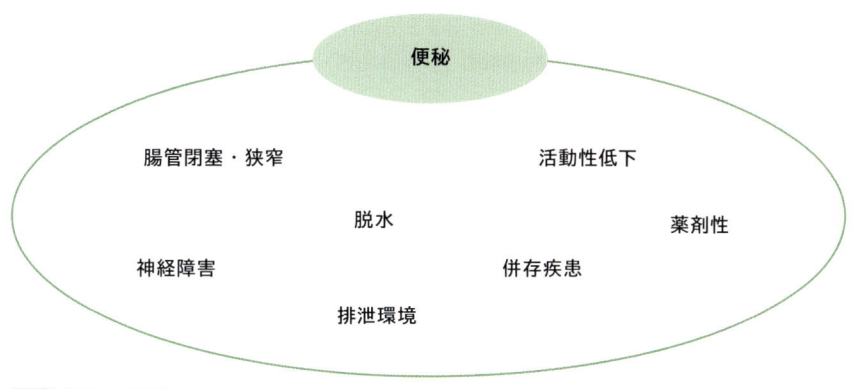

図1 便秘の原因

便秘に対する対応

薬物療法

　便秘に対する薬物療法を検討する際には、まずその原因を把握することが大切です。特に蠕動亢進がリスクともなり得る腸閉塞を除外したうえで、方針を検討する必要があります。

　硬便が確認されるのであれば腸管内に水分を保持する浸透圧性下剤、また腸蠕動が低下しているのであれば大腸刺激性下剤を使用します[2]。浸透圧性下剤としては酸化マグネシウムやラクツロース、大腸刺激性下剤としてはピコスルファートナトリウムやセンノシドが代表的な薬剤として汎用されています。そのほか、腸液分泌と腸管運動促進を生じさせるリナクロチド、腸管内への水分分泌を促進するルビプロストン、胆汁酸による大腸管腔内への水分分泌と蠕動亢進を生じさせるエロビキシバットなどが投与されることもあります。オピオイド誘発性の便秘については、便秘の機序に関与する末梢性オピオイド受容体の拮抗薬としてナルデメジンが承認されています。内服薬で対応できない場合は、グリセリン浣腸やビサコジル坐薬、炭酸水素ナトリウム・無水リン酸二水素ナトリウム坐薬などの経肛門的下剤を検討します。大建中湯などの漢方薬も効果が期待されます。

そのほかの対応

　便秘は不快な症状をもたらし、患者の日常生活に大きな影響を及ぼします。身体活動の促進や温罨法、姿位の工夫などを取り入れながらケアにあたってください[2, 4]。

Column

オピオイドと便秘の関係

　オピオイド製剤はがん患者に使用される頻度の高い薬剤の一つですが、副作用として便秘が知られています。ナルデメジンを含め、さまざまな下剤を使用して対応していく必要がありますが、経口投与ではなく静脈投与もしくは皮下投与を選択する[5]、また投与中のオピオイドをフェンタニルへ変更することで便秘が改善する可能性が報告されています[6, 7]。オピオイドの投与にあたって、投与経路や薬剤選択の工夫をすることで改善が得られるかもしれません。

引用・参考文献は p264 に掲載

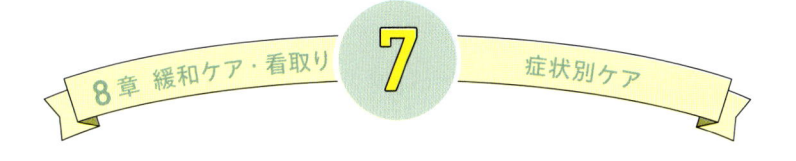

腹水

東京大学医科学研究所附属病院 先端緩和医療科　**伊藤哲也**

　腹水の貯留は、腹腔内圧の上昇により **図1** [1~3] に示すような多彩な身体症状を呈し、腹部膨満感だけではなく悪心や食思不振のほか、呼吸困難などの原因となるだけではなくボディイメージにも悪影響を及ぼし [1~4]、患者さんの QOL に大きな影響を及ぼします。

　悪性腫瘍に関連する腹水は、その産生と吸収のバランスが崩れることで生じるとされていますが、あわせて肝硬変や心不全などの病態がないか留意する必要があります。腹水は、腹膜播種などに伴う滲出性腹水、門脈圧亢進などに関連する漏出性腹水、またリンパ管閉塞に関連する乳び腹水などに分類されます。血清腹水アルブミン勾配（serum-ascites albumin gradient）のほか [5]、腹水細胞診も腹膜播種の関連を判断するうえで有用ですが、腹水の性状や生化学検査、細菌学的検査により腫瘍破裂や細菌性腹膜炎を判断できることもあります [6~8]。

腹水による苦痛に対する治療

腹腔穿刺

　腹水貯留に関連した苦痛をコントロールするために行われる一般的な治療に、治療的腹腔穿刺があります [9]。腹水を排液することで症状に関連する腹腔内圧を低下させることが目的ですが、数 L の排液であっても速やかに効果が得られ、およそ 90% の症例で平均 10 日程

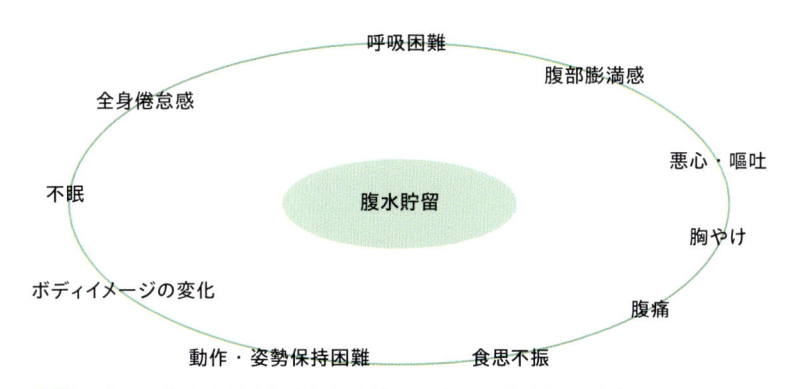

図1 腹水の貯留により生じる身体症状（文献 1~3 を参考に作成）

度の症状改善を得られることが報告されています [10, 11]。悪性腹水に対して利尿薬を投与することがあり、これは漏出性腹水では効果を期待できる可能性がありますが、現時点で利尿薬の効果について明確なエビデンスはありません [1]。

　そのほか、頻回に腹腔穿刺を必要とする症例では腹水を中心静脈に還流させる腹腔 - 静脈シャント（peritoneovenous shunt；PVS）を検討することがありますが、シャント閉塞や凝固異常など合併症のリスクに留意する必要があります [12]。また、腹腔穿刺で排液された腹水からタンパク質を回収し再静注する腹水濾過濃縮再静法（cell-free and concentrated ascites reinfusion therapy；CART）も行われており、倦怠感を含む身体症状の改善などが報告されていますが [13]、有効性と安全性について十分な検討はされていません。

そのほか

　これらの治療に並行してできる日常的なケアとして、体位の工夫や排便コントロール、また衣類による圧迫を避ける工夫などが有用でしょう [1]。腹水貯留によるものに限らず、ADLの低下は患者さんの不安に関連するとされています [14]。患者さんの心理面にも十分な配慮をしてください。

> Column
>
> ### 腹水、抜いていいの？？
>
> 　腹腔穿刺にあたって、患者さんから「腹水を抜くと弱ってしまうのではないか？」と不安の声が聞かれることがあるかもしれません。1回あたり5L程度までの排液は安全とされていますが、全身状態によっては少なくすることが提案されています [2, 6]。国内の緩和ケア病棟入院患者を対象とした多施設共同研究では、終末期のがん患者については1回あたり1.5～2.5L程度の排液がバランスの取れたものではないかと報告されています [15]。腹水の排液と予後の関連については、腹水貯留そのものは不良な予後と関連しますが、腹水を貯留した患者さんについて腹水排液の有無による予後の差はなかったとの報告もあります [16, 17]。明確な回答を得るにはさらなる研究結果を待つ必要がありますが、腹水排液によって生命予後が大きく変化するということはないのかもしれません。

引用・参考文献は p264 に掲載

不眠

東京大学医科学研究所附属病院 先端緩和医療科　**伊藤哲也**

　がん患者の不眠は、おおよそ 20～50% で生じるとされており、QOL に障害を与える要因となり得ます[1]。不眠はおおよそ入眠困難・中途覚醒・早朝覚醒の 3 つに分類されますが、<mark>他覚的には十分な睡眠を確保できているようにみえても本人には十分な実感を伴わない熟眠障害についても、臨床の現場では留意が必要です。</mark>

　不眠についても、図1 に示すようにまずはその原因を探索し[2~4]、解除できるものがないか考えることが大切です。不安や抑うつ症状に関連するもの、またはせん妄の症状をみている可能性もあります。そのほかに、疼痛や呼吸困難などの身体症状はないでしょうか。気温や照明、騒音などの環境が原因となっているかもしれません。またほかにも、ステロイドなどの薬剤によって不眠が生じることもよく知られています。夜間の補液や利尿薬が原因となることもあります。カフェインなど刺激物の摂取を避ける、日中の睡眠を取りすぎないなどの工夫も大切です。患者さんが不眠を訴えた際には、まずはその原因を検索したうえで、ケアにおいて工夫できる面がないか考えてみましょう。

不眠に対する対応

　不眠に対する薬物療法について、次のような薬剤が選択されます[4, 5]。ベンゾジアゼピン

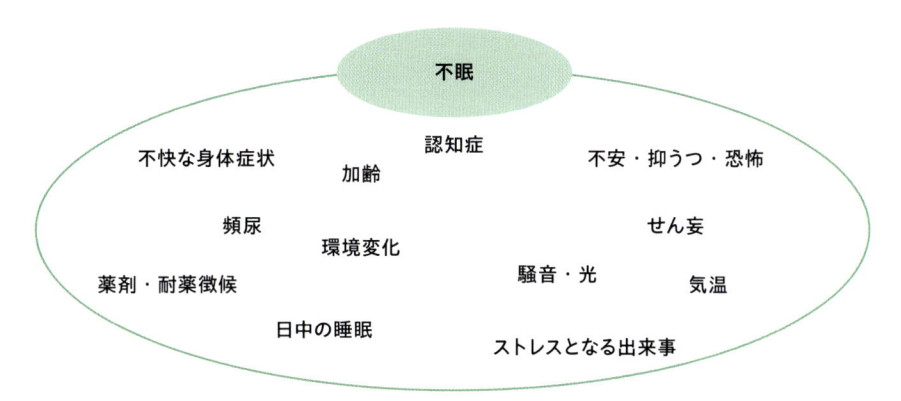

図1 不眠の原因（文献 2～4 を参考に作成）

系薬剤は頻繁に選択される薬剤の一つです。作用時間により分類されており、短時間型は入眠困難による不眠や夜間覚醒時の頓用に、また中間型や長時間型は中途覚醒や早期覚醒による不眠、また熟眠障害に対して選択していきます。そのほか、脱力や転倒などの副作用が少ないとされる非ベンゾジアゼピン系薬剤も多く選択される薬剤です。いずれもふらつきや転倒、効果の遷延などに留意しながら、効果と副作用のバランスが取れる適量を投与します。そのほか、特に高齢者においては睡眠相に効果を生じるメラトニン受容体作動薬やオレキシン受容体拮抗薬を選択することがあります。また、せん妄の合併を想定する場合には抗精神病薬を投与することもあるでしょう。これらの薬物療法に加え、認知行動療法や自律訓練法、リラクセーションなどを組み合わせることもあります[1, 3]。

　不眠については、主な問題として取り上げられないことも少なくないとの報告もありますが[6]、結果として日中の活動に影響を及ぼすこともあり、患者さんの QOL に大きな影響を与える因子となります。目の前の患者さんがなぜ眠れないのか、まずはしっかりと原因を考えながら、必要に応じて薬物による対応を進めていくことが大切です。

Column

消化器がんと不眠

　不眠に限らず、目の前の患者さんに起こっている問題の原因を考えることは、とても大切なことです。消化器がんの患者さんであれば、高カロリー輸液を 24 時間持続投与していることで夜間の尿意につながり、これにより不眠が生じていることもあるかもしれません。また、悪心による身体的苦痛が背景になっているかもしれません。不眠に対して使用する薬剤は脱力や転倒を生じさせ、かえって患者さんを危険にさらすこともあります。もしかして思いもよらない見落としがあるかもしれません。睡眠の確保ができない場合には、眠れない原因がどこにあるのか改めて振り返ってみてください。

引用・参考文献は p264 に掲載

引用・参考文献まとめ

8 章 -3　痛み

1) van den Beuken-van Everdingen, MH. et al. Update on Prevalence of Pain in Patients With Cancer: Systematic Review and Meta-Analysis. J. Pain. Symptom Manage. 51 (6), 2016, 1070-90.e9.
2) Ito, T. et al. Experience of symptom control, anxiety and associating factors in a palliative care unit evaluated with Support Team Assessment Schedule Japanese version. Sci. Rep. 11 (1), 2021, 19321.
3) 日本緩和医療学会編. 専門家をめざす人のための緩和医療学. 改訂第 2 版. 東京, 南江堂, 2019, 60-88.
4) World Health Organizatio. WHO Guidelines for the pharmacological and radiotherapeutic management of cancer pain in adults and adolescents. 2018.
5) Bandieri, E. et al. Randomized Trial of Low-Dose Morphine Versus Weak Opioids in Moderate Cancer Pain. J. Clin. Oncol. 34 (5), 2016, 436-42.
6) 日本緩和医療学会ガイドライン統括委員会編. がん疼痛の薬物療法に関するガイドライン. 2020 年版. 東京, 金原出版, 2020, 200p.

8 章 -4　呼吸困難

1) Mercadante, S. et al. The course of symptom frequency and intensity in advanced cancer patients followed at home. J. Pain. Symptom Manage. 20 (2), 2000, 104-12.
2) Currow, DC. et al. Do the trajectories of dyspnea differ in prevalence and intensity by diagnosis at the end of life? A consecutive cohort study. J. Pain. Symptom Manage. 39 (4), 2010, 680-90.
3) Chan, KS. et al. "Dyspnoea and other respiratory symptoms in palliative care". Cherny, N. eds. et al. Oxford Textbook of Palliative Medicine. 5th ed. Oxford, Oxford university press, 2015, 421-29.
4) Tanaka, K. et al. Factors correlated with dyspnea in advanced lung cancer patients: organic causes and what else? J. Pain. Symptom Manage. 23 (6), 2002, 490-500.
5) Tanaka, K. et al. Impact of dyspnea, pain, and fatigue on daily life activities in ambulatory patients with advanced lung cancer. J. Pain. Symptom Manage. 23 (5), 2002, 417-23.
6) 森雅紀. "呼吸困難". 専門家をめざす人のための緩和医療学. 改訂第 2 版. 日本緩和医療学会編. 東京, 南江堂, 2019, 162-71.
7) 日本緩和医療学会ガイドライン統括委員会編. 進行性疾患患者の呼吸困難の緩和に関する診療ガイドライン. 第 3 版. 東京, 金原出版, 2023, 208p.
8) Nava, S. et al. Palliative use of non-invasive ventilation in end-of-life patients with solid tumours: a randomised feasibility trial. Lancet Oncol. 14 (3), 2013, 219-27.
9) Hui, D. et al. Management of breathlessness in patients with cancer: ESMO Clinical Practice Guidelines. ESMO Open. 5 (6), 2020, e001038.
10) Abernethy, AP. et al. Effect of palliative oxygen versus room air in relief of breathlessness in patients with refractory dyspnoea: a double-blind, randomised controlled trial. Lancet. 376 (9743), 2010, 784-93.

8 章 -5　悪心・倦怠感

1) Glare, P. et al. Systematic review of the efficacy of antiemetics in the treatment of nausea in patients with far-advanced cancer. Support. Care. Cancer. 12 (6), 2004, 432-40.
2) Davis, MP. et al. Treatment of nausea and vomiting in advanced cancer. Support. Care. Cancer. 8 (6), 2000, 444-52.
3) 新城拓也. "悪心・嘔吐". 専門家をめざす人のための緩和医療学. 改訂第 2 版. 日本緩和医療学会編. 東京, 南江堂, 2019, 103-8.
4) Robert Twycross ほか編. トワイクロス先生の緩和ケア：QOL を高める症状マネジメントとエンドオブライフ・ケア. 武田文和監訳. 東京, 医学書院, 2018, 122-8.
5) Hui, D. et al. Symptom Expression in the Last Seven Days of Life Among Cancer Patients Admitted to Acute Palliative Care Units. J. Pain. Symptom Manage. 50 (4), 2015, 488-94.
6) Radbruch, L. et al. Fatigue in palliative care patients -- an EAPC approach. Palliat. Med. 22 (1), 2008, 13-32.
7) Prue, G. et al. Cancer-related fatigue: A critical appraisal. Eur. J. Cancer. 42 (7), 2006, 846-63.
8) 神谷浩平. 前掲書 3), "倦怠感". 89-95.
9) 前掲書 4), 219-21.
10) Mendoza, TR. et al. The rapid assessment of fatigue severity in cancer patients: use of the Brief Fatigue Inventory. Cancer. 85 (5), 1999, 1186-96.
11) Okuyama, T. et al. Development and validation of the cancer fatigue scale: a brief, three-dimensional, self-rating scale for assessment of fatigue in cancer patients. J. Pain. Symptom Manage. 19 (1), 2000, 5-14.
12) Yennurajalingam, S. et al. Reduction of cancer-related fatigue with dexamethasone: a double-blind, randomized, placebo-controlled trial in patients with advanced cancer. J. Clin. Oncol. 31 (25), 2013, 3076-82.
13) Yennurajalingam, S. et al. Effects of Dexamethasone and Placebo on Symptom Clusters in Advanced Cancer Patients: A Preliminary Report. Oncologist. 21 (3), 2016, 384-90.

8 章 -6 便秘

1) Larkin, PJ. et al. The management of constipation in palliative care: clinical practice recommendations. Palliat. Med. 22 (7), 2008, 796-807.

2) 関本剛. "便秘". 専門家をめざす人のための緩和医療学. 改訂第 2 版. 日本緩和医療学会編. 東京, 南江堂, 2019, 116-23.

3) Sykes, NP. "Constipation and diarrhoea". Cherny, N. et al. eds. Oxford Textbook of Palliative Medicine. 5th ed. Oxford, Oxford university press, 2015, 833-50.

4) 日本緩和医療学会ガイドライン統括委員会編. がん患者の消化器症状の緩和に関するガイドライン 2017 年版. 東京, 金原出版, 2017, 176p.

5) Cherny, N. et al. Strategies to manage the adverse effects of oral morphine: an evidence-based report. J. Clin. Oncol. 19 (9), 2001, 2542-54.

6) Mystakidou, K. et al. Long-term cancer pain management in morphine pre-treated and opioid naive patients with transdermal fentanyl. Int. J. Cancer. 107 (3), 2003, 486-92.

7) Radbruch, L. et al. Constipation and the use of laxatives: a comparison between transdermal fentanyl and oral morphine. Palliat. Med. 14 (2), 111-9.

8 章 -7 腹水

1) 日本緩和医療学会編. "腹水・腹部膨満感". 専門家をめざす人のための緩和医療学. 改訂第 2 版. 東京, 南江堂, 2019, 132-7.

2) Keen, J. "Jaundice, ascites, and encephalopathy". Cherny, N. eds. et al. Oxford Textbook of Palliative Medicine. 5th ed. Oxford, Oxford university press, 2015, 686-701.

3) Chung, M. et al. Treatment of malignant ascites. Curr. Treat. Options. Oncol. 9 (2-3), 2008, 215-33.

4) Gotlieb, WH. et al. Intraperitoneal pressures and clinical parameters of total paracentesis for palliation of symptomatic ascites in ovarian cancer. Gynecol. Oncol. 71 (3), 1998, 381-5.

5) Runyon, BA. et al. The serum-ascites albumin gradient is superior to the exudate-transudate concept in the differential diagnosis of ascites. Ann. Intern. Med. 117 (3), 1992, 215-20.

6) Stephenson, J. et al. The development of clinical guidelines on paracentesis for ascites related to malignancy. Palliat. Med. 16 (3), 2002, 213-8.

7) 秋吉高志ほか. 腹腔穿刺および腹腔ドレナージの実際. 臨床外科. 59 (7), 2004, 873-7.

8) 中川勇人. 腹腔穿刺法. Medicina. 45 (13), 2008, 114-7.

9) Lee, CW. et al. A survey of practice in management of malignant ascites. J. Pain. Symptom Manage. 16 (2), 1998, 96-101.

10) McNamara, P. Paracentesis--an effective method of symptom control in the palliative care setting? Palliat. Med. 14 (1), 2000, 62-4.

11) Ross, GJ. et al. Sonographically guided paracentesis for palliation of symptomatic malignant ascites. AJR. Am. J. Roentgenol. 153 (6), 1989, 1309-11.

12) Ikegami, T. et al. Narrative review of malignant ascites: epidemiology, pathophysiology, assessment, and treatment. Ann. Palliat. Med. 2024. apm-23-554.

13) Ito, T. et al. Effects of cell-free and concentrated ascites reinfusion therapy (CART) on symptom relief of malignancy-related ascites. Int. J. Clin. Oncol. 20 (3), 2015, 623-8.

14) Ito, T. et al. Experience of symptom control, anxiety and associating factors in a palliative care unit evaluated with Support Team Assessment Schedule Japanese version. Sci. Rep. 11 (1), 2021, 19321.

15) Ito, T. et al. Optimal Paracentesis Volume for Terminally Ill Cancer Patients With Ascites. J. Pain. Symptom Manage. 62 (5), 2021, 968-77.

16) Masuda, K. et al. Effect of paracentesis on the survival of patients with terminal cancer and ascites: a propensity score-weighted analysis of the East Asian Collaborative Cross-cultural Study to Elucidate the Dying Process. Support. Care. Cancer. 30 (7), 2022, 6233-41.

17) Kadono, T. et al. Malignancy-related ascites in palliative care units: prognostic factor analysis. BMJ Support. Palliat. Care. 13 (e3), 2024, e1292-e99.

8 章 -8 不眠

1) Savard, J. et al. Insomnia in the context of cancer: a review of a neglected problem. J. Clin. Oncol. 19 (3), 2001, 895-908.

2) Meagher, DJ. et al. Phenomenology of delirium. Assessment of 100 adult cases using standardised measures. Br. J. Psychiatry. 190, 2007, 135-41.

3) Robert Twycross ほか編. トワイクロス先生の緩和ケア：QOL を高める症状マネジメントとエンドオブライフ・ケア. 武田文和監訳. 東京, 医学書院, 2018, 201-2.

4) 上村恵一. "睡眠障害". 専門家をめざす人のための緩和医療学. 改訂第 2 版. 日本緩和医療学会編. 東京, 南江堂, 2019, 239-44.

5) 島田和幸ほか編. 今日の治療薬 2022. 東京, 南江堂, 2022, 891-910.

6) 端詰勝敬ほか. 環境と睡眠障害. 心身医学. 47 (9), 2007, 777-83.

看取り期にできること

東京大学医科学研究所附属病院 先端緩和医療科　**伊藤哲也、藤原紀子**

看取り期にできることの 3Point サマリー

Point 1　看取り期の患者はさまざまな身体症状を経験し、また心理的な課題に直面しています。病態を適切に把握し、タイムリーに対応していく必要があります。

Point 2　看取り期の患者に接する家族の複雑な思いに寄り添い、家族の満足感や達成感、グリーフケアにつながる看護の実践が求められます。

Point 3　死を迎える患者さんとその家族に接する看護師には多大な負担が生じます。このようなストレスに適切に対応していく必要があります。

看取り期の患者

病状の変化

　看取りが近付くにつれて、がん患者はさまざまな身体症状を呈することが知られています（表1）。疼痛に限らず呼吸困難や嘔吐、せん妄がおよそ半数の患者さんに出現し、またこれらのうち複数がみられることも珍しくありません[1]。身体症状やこれに伴う日常生活への支障は、意識の保たれている患者さんの不安とも関連し精神的苦痛につながります[2]。残された時間の限られたなかでの関係性や自律性の喪失は、スピリチュアルペイン ➡用語解説① につながることもあるでしょう。ときに急激な症状の変化は患者だけではなく、家族にとっても大きなインパクトを持つことがあります[3]。また、臨死期では意識レベル低下に加え、チアノーゼや尿量低下、下顎呼吸、死前喘鳴などの循環・呼吸の変化が出現することもあります[3, 4]。

用語解説①

スピリチュアルペイン
「霊的苦痛」などと訳されることがあります。日本のスピリチュアルケアの第一人者である村田久行の解釈によると、時間性・関係性・自律性が失われることにより生じる無意味感や孤独感、無価値観などが含まれます。

表1 死期が近づいたときに生じる身体的な症状変化の例

症状	例	看護
疲労感・脱力感	日常生活動作を適切に行うことが難しくなる、転倒、歩行困難、臥床傾向	安全の確保と尊厳を大事にする、リハビリテーションやマッサージ
経口摂取量の減少	食欲不振、食事・飲水量の減少、口腔内の乾燥、内服がしずらくなる、吐き気	補液管理、保湿、口腔ケア、家族への指導、薬剤の工夫
精神状態の変化	コミュニケーション量の減少、意識レベルの低下、傾眠傾向／不眠、そわそわ、落ち着きのなさ、せん妄、身のおきどころのなさ	安全の確保、環境を整える、夜間睡眠の確保
循環量低下	末梢灌流の低下、冷え、チアノーゼ、尿量の低下、血圧の低下（橈骨動脈が触れにくい）	環境の工夫、家族への声掛け
分泌物の増加	上気道分泌物の増加、嚥下機能の低下（誤嚥）、喘鳴	適切な吸引、口腔内の清潔保持、体位の工夫、専門職との連携
括約筋低下	失禁	清潔保持、感染予防
呼吸の変化	呼吸苦、息切れ、努力様呼吸、浅呼吸、呼吸数の変化	苦痛症状の有無をアセスメント、家族への声掛け

治療の変化

　このような病状変化に伴い、適切な治療も変化していきます。その一例として終末期の適切な輸液に対する捉えかたがあります。経口による栄養や水分の摂取が難しくなった状況で、患者さんや家族から輸液に対する希望が聞かれることもあるでしょう。しかしながら、終末期のがん患者において輸液が、QOLや生命予後だけではなく、口渇感や倦怠感などの症状にも影響することはないとされています[5〜8]。それどころか、特に1L/日以上の輸液は胸腹水の貯留や浮腫、気道分泌に関連した身体症状を増悪させるともいわれています[9]。輸液を控えることを一律に勧めるものではありませんが、臨死期にある患者さんの病態を適切に把握し方針を決定していく必要があります。

　患者さんの身体に生じる変化を事前に予測しながらその都度対応を見直し、可能な限りタイムリーに対応することが求められます。予測予後をふまえつつ、有効な対処が難しいと判断される場合には、その苦痛を治療抵抗性と判断し緩和的鎮静を検討することもありますが、苦痛が治療抵抗性かどうか慎重に判断する必要があります。多様な立場やこれまでの知見などをふまえ、十分なディスカッションが必要です。また、どのような

状況でも、患者さんや家族の希望や意向を確認し、可能な限り寄り添うことも忘れてはいけません。

予後予測ツール

予後を簡便に予測するツールとして、Palliative Prognostic Index（PPI）[10]があります。Palliative Performance Scale（PPS）[11]、経口摂取量、浮腫、安静時呼吸困難、せん妄をもとに6週および3週の生存を予測します（表2、3）。予後予測は、患者の状態によって変わることがありますが、現実的に予想される予後と大きく異なる予後が伝えられていると、患者やご家族の心の準備ができないことや、突然話ができなくなる・会わせたい人に会えなかったなど、望まない状況につながることがあり、また正常な悲嘆プロセスを妨げることにもつながるため、正しく伝えることが重要となります。

患者家族への対応

患者さんへの対応にあわせて、患者さんとの死別を目前にした家族に対しても十分な配慮をする必要があります。患者さん

表2 Palliative Prognostic Index（PPI）（文献10を参考に作成）

項目	評価	点数
Palliative Performance Scale（PPS）	10〜20 30〜50 ≧ 60	4.0 2.5 0
経口摂取量*	著明に減少（数口以下） 中程度減少（減少しているが数口よりは多い） 正常	2.5 1.0 0
浮腫	あり なし	1.0 0
安静時呼吸困難	あり なし	3.5 0
せん妄	あり（原因が薬剤単独によるものは除く） なし	4.0 0

＊消化器閉塞のために高カロリー輸液を施行している場合は0とする。

予測される予後
　6.5点以上：21日以下の可能性が高い
　3.5点以下：42日以上の可能性が高い

表3 Palliative Performance Scale（PPS）（文献 11 を参考に作成）

スコア	起居	活動と症状	ADL	経口摂取	意識レベル
100	100% 起居している	正常活動・仕事が可能 症状なし	自立	正常	清明
90		正常活動が可能 何らかの症状がある			
80		何らかの症状はあるが、正常の活動が可能			
70	ほとんど起居している	明らかな症状があり、通常の仕事や業務が困難		正常もしくは減少	
60		明らかな症状があり、趣味や家事を行うことが困難	ときに介助		清明もしくは混乱
50	ほとんど坐位もしくは臥床	著明な症状があり、どんな仕事もすることが困難	しばしば介助		
40	ほとんど臥床	著明な症状があり、ほとんどの行動が制限される	ほとんど介助		清明もしくは傾眠±混乱
30	常に臥床	著明な症状があり、いかなる活動も行うことができない	全介助	数口以下	
20					
10				マウスケアのみ	傾眠もしくは昏睡

<mark>の状況や予測される変化について、家族の理解を確認し必要な説明を行うことが求められます</mark>。終末期がん患者の家族の看取りに関して、穏やかな最期に向けて患者さんに寄り添いたいと願う一方で、死が近付く患者さんを看る苦悩、またわずかな生への可能性を切望する、という思いがあると報告されています（**図1**）[12]。患者さんと時間を共有し患者さんを看取ることが家族にとっての満足感につながる一方で、これが重圧となることもあるでしょう。同時に患者さんの死が近いことに対する否認が生じることもあります。家族の複雑な思いに対する理解に努め、家族に寄り添う姿勢を持つことが看護師に限らず医療スタッフには求められます。負担のない範囲で、家族にケアへの参加を促す、思い出を共有するなどの支援は家族の満足感や達成感、グリーフケア ➡用語解説② にもつながる可能性があります。患者と家族が時間を共有し、関係性を維持することで生じる相互作用が終末期の穏やかな時間を創り出すという報告も

用語解説②

グリーフケア
死別の経験により生じる心の不安定性と身体的症状の不愉快な反応・違和感をグリーフと呼び、これを抱える人に寄り添い、援助することをグリーフケアと呼びます[13]。

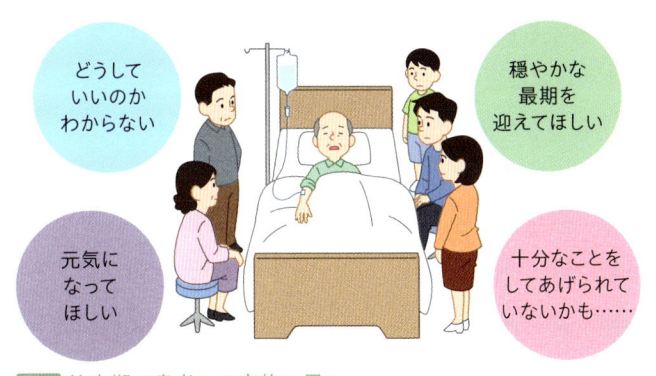

どうして
いいのか
わからない

穏やかな
最期を
迎えてほしい

元気に
なって
ほしい

十分なことを
してあげられて
いないかも……

図1 終末期の患者への家族の思い

ポイントアドバイス

看取りのプロセスにおいて、患者さんや患者さんを取り巻く重要な人々の苦痛を最小限にすることが求められます。そのため、その人々の感じている苦痛がどのようなものかを一緒に考えることが重要です。看護師が活用できるリソースとして、緩和ケア.net に掲載されている看取りに関する患者家族用パンフレット[16]や、日本緩和医療学会が提供する終末期医療に携わる看護師の教育プログラムである ELNEC-J[17] があります。

あり、このなかでは医療者による継続的なフォローアップの重要性も示唆されています[14]。このような家族に寄り添う視点は、特に死亡1週間未満の時期において重視されるようになると報告されています[15]。

看護師自身のケア

　終末期がん患者の看護に従事する看護師にも、さまざまな苦痛が生じることがあります。意思決定支援や家族への対応を進めるなかで、不安定な心理状況にある患者や家族に寄り添うことにより看護師自身にも不安や恐怖感、無力感が生じることがあり、また自身の感情をマネージメントすることに苦慮していることが報告されています[18]。必ずしも達成できない苦痛緩和への思い、喪失されていく患者さんの身体機能、また患者さんとのかかわりを通して形成された関係性から看護師自身にも予期悲嘆 ➡用語解説③ が生じることがあり、またそれが臨床現場を離れた場でも生じることがあります[19]。臨死期の患者や家族に対する配慮と同時に、看護師自身のセルフマネージメントにも十分に配慮し、支援の体制が求められます。

おわりに

　看取りが近付くなかで、患者さんはさまざまな身体症状を経験し、そのなかで心理的な課題にも直面します。適切な病態の把握に努めながら、可能な限り迅速に対応していく必要があり

用語解説③

予期悲嘆
臨死期が迫る患者やその家族が抱く喪失感や悲嘆の体験を意味します。家族が予期悲嘆を体験することは、その後の悲嘆からの回復を早めることがあります。

ます。一方で、そのような患者さんに接する家族に対しても看護の視点を向けていきましょう。家族の複雑な思いに寄り添い、家族の満足感や達成感、グリーフケアにつながるような看護を実践していくことが求められます。その一方で、死を迎える患者さんとその家族に接する看護師に生じる負担に気付き、適切に対応していく必要があります。

引用・参考文献

1) Ventafridda, V. et al. Symptom prevalence and control during cancer patients' last days of life. J. Palliat. Care. 6 (3), 1990, 7-11.
2) Ito, T. et al. Experience of symptom control, anxiety and associating factors in a palliative care unit evaluated with Support Team Assessment Schedule Japanese version. Sci. Rep. 11 (1), 2021, 19321.
3) 内藤明美. "臨死期のケア". 専門家をめざす人のための緩和医療学. 改訂第2版. 日本緩和医療学会編. 東京, 南江堂, 2019, 254-60.
4) Morita, T. et al. A prospective study on the dying process in terminally ill cancer patients. Am. J. Hosp. Palliat. Care. 15 (4), 1998, 217-22.
5) Bruera, E. et al. Effects of parenteral hydration in terminally ill cancer patients: a preliminary study. J. Clin. Oncol. 23 (10), 2005, 2366-71.
6) Cerchietti, L. et al. Hypodermoclysis for control of dehydration in terminal-stage cancer. Int. J. Palliat. Nurs. 6 (8), 2000, 370-4.
7) Morita, T. et al. Determinants of the sensation of thirst in terminally ill cancer patients. Support Care Cancer. 9 (3), 2001, 177-86.
8) Bruera, E. et al. Parenteral hydration in patients with advanced cancer: a multicenter, double-blind, placebo-controlled randomized trial. J. Clin. Oncol. 31 (1), 2013, 111-8.
9) Morita, T. et al. Association between hydration volume and symptoms in terminally ill cancer patients with abdominal malignancies. Ann. Oncol. 16 (4), 2005, 640-7.
10) Morita, T. et al. The Palliative Prognostic Index: a scoring system for survival prediction of terminally ill cancer patients. Support. Care Cancer. 7 (3), 1999, 128-33.
11) Anderson, F. et al. Palliative performance scale (PPS): a new tool. J. Palliat. Care. 12 (1), 1996, 5-11.
12) 佐竹わか菜ほか. 終末期がん患者の家族が抱く看取りへの思い. 群馬保健学研究. 42, 2022, 65-76.
13) 日本グリーフケア協会ウェブサイト. グリーフケアとは. https://www.grief-care.org/about.html
14) 松野史. 終末期がん患者と家族の相互作用により創り出される穏やかさの様相. 死の臨床. 44 (1), 2022, 166-73.
15) 小沼美加ほか. 在宅がん終末期ケアに従事する訪問看護師が重要と判断したケア. 日本がん看護学会誌. 36, 2022, 87-97.
16) 緩和ケア.net. 患者家族用パンフレット. https://www.kanwacare.net/formedical/s_pamphlet/ (2024年8月最終閲覧)
17) 日本緩和医療学会. ELNEC-J について. https://www.jspm.ne.jp/seminar/elnecj/about.html (2024年8月最終閲覧)
18) 橋本周子ほか. 終末期の看護における看護師の困難感に関する文献検討. 看護科学研究. 19 (2), 2021, 57-64.
19) 松浦有沙ほか. 緩和ケア病棟においてがん患者を看取る看護師の予期悲嘆と影響要因. 死の臨床. 43 (1), 2020, 204-9.

索引

このたびは本増刊をご購読いただき、誠にありがとうございました。編集部では、今後も皆様のお役に立てる増刊の刊行をめざしてまいります。読者の皆様のご要望、本書に関するご意見・ご感想など、編集部（e-mail：syokaki@medica.co.jp）までお寄せください。

Syokaki Nursing
The Japanese Journal of Gastroenterology Nursing

消化器ナーシング2024年秋季増刊（通巻387号）

急性期から終末期まで がん看護の最新知識
消化器がんコンプリートBOOK

2024年10月5日発行

監　修　　志田 大

発行人　　長谷川 翔

編集担当　西田麻奈美　上野峰史　鈴木陽子

編集協力　中垣内紗世

発行所　　株式会社メディカ出版

〒532-8588　大阪市淀川区宮原3-4-30ニッセイ新大阪ビル16F
（編集）tel 06-6398-5048
（お客様センター）tel 0120-276-115
（広告窓口／総広告代理店）株式会社メディカ・アド　tel 03-5776-1853
URL　https://www.medica.co.jp/
e-mail：syokaki@medica.co.jp

組　版　　株式会社明昌堂

印刷製本　株式会社シナノ パブリッシング プレス

Printed and bound in Japan

定価（本体4,000円＋税）
ISBN978-4-8404-8333-9